# 養老護理師實務

隋國輝　編

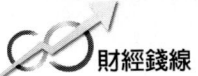
財經錢線

# 序

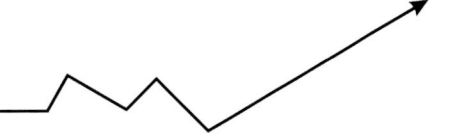

　　隨著人口老齡化程度的加深，社會對老年照護服務的需求不斷上升，對老年照護服務從業者的專業知識、技能、職業道德都有了更高要求，因此培養出養老專業化、職業化的照護隊伍勢在必行。由隋國輝主編的《養老護理師實務》教材，從實際出發，突出實用性，兼顧知識體系的完整性。本書共十九章，內容包含：認識老年人、人體九大系統、生命教育、營養與飲食照料、清潔照料、睡眠照料、排泄照料、輔助工具的使用、扶抱搬移、老年人的安全防護、心理護理方法與技巧、用藥、消毒技術、冷熱應用、常見疾病的護理、老年人常見的急救技術、觀察與記錄、老年運動、養老護理師職位認知。

　　該書在編寫過程中，以養老護理師職位的工作內容、技能要求為依據，設置了「案例導學」，參照國家職業標準，以職業活動為導向，以職業技能為核心，注重對學生實踐能力和職業技能的培養。

　　本教材可作為養老服務行業從業者的職業技能培訓參考教材，也可供職業院校相關專業師生參考使用，助力養老專業照護質量的提升。

# 前言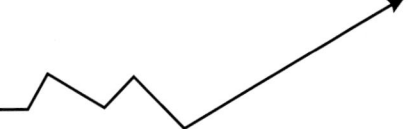

《養老護理師實務》一書是要做到醫養結合。養老照護者不僅要有醫護思維，還要有關注老年人身心需求的能力，做到全方位照護長者。

《養老護理師實務》從一線養老護理師所需知識與技能，滿足長者身體需求、心理需求、社會需要出發，為養老照護者提供理論知識和操作技能的學習，使養老照護者瞭解老年人特有的身心特點，常見疾病的發病特徵及適合老年人的飲食、運動、衛生與安全防護的知識，具備生活照料、基礎護理、心理護理、急救護理等相關知識與技能，熟悉養老行業相關政策、法規，養老機構服務標準及養老護理工作職業規範，達到為不同階段的老年人進行護理服務的職業要求。

本書的編寫人員有長期從事一線臨床養老工作的護理人員，也有社會工作師、心理學教師、藥學教師等。由於時間倉促，編者水準有限，本書難免有疏漏不當之處，懇請讀者批評指正。

編者

# 目錄

第一章　認識老年人 ································································ (1)

　　第一節　人口老齡化的現狀、特點及發展趨勢 ························ (2)
　　第二節　老年人的心理特徵及心理變化影響因素 ······················ (3)
　　第三節　老年人的需求及常見問題 ········································ (6)
　　第四節　與老年人溝通的技巧 ·············································· (8)

第二章　人體九大系統 ······························································ (10)

　　第一節　運動系統 ······························································ (10)
　　第二節　消化系統 ······························································ (13)
　　第三節　呼吸系統 ······························································ (16)
　　第四節　循環系統 ······························································ (19)
　　第五節　泌尿系統 ······························································ (21)
　　第六節　生殖系統 ······························································ (24)
　　第七節　內分泌系統 ·························································· (27)
　　第八節　神經系統 ······························································ (29)
　　第九節　感覺器官 ······························································ (32)

第三章　生命教育 ···································································· (36)

　　第一節　認知死亡 ······························································ (37)
　　第二節　人們面對死亡的心理變化 ········································ (38)
　　第三節　臨終關懷與臨終臨床診斷 ········································ (40)

第四章　營養與飲食照料 ··························································· (43)

　　第一節　老年人對營養素及飲食種類的需求 ··························· (44)
　　第二節　老化對飲食的影響及老年人的不良飲食習慣 ·············· (46)
　　第三節　老年人的飲食常識與飲食原則 ································· (48)

第四節　不同類型老年人的營養補充原則 …………………………………（50）
　　第五節　老年人的進食體位 ………………………………………………（53）
　　第六節　老年人的進食觀察及進食協助 …………………………………（56）
　　第七節　鼻飼老年人的進食照料 …………………………………………（58）

第五章　清潔照料 ………………………………………………………………（60）
　　第一節　老年人的生活環境照料 …………………………………………（61）
　　第二節　床鋪的整理與被服的更換 ………………………………………（64）
　　第三節　老年人的口腔照護 ………………………………………………（67）
　　第四節　老年人的頭髮養護 ………………………………………………（73）
　　第五節　老年人的指（趾）甲修剪 ………………………………………（76）
　　第六節　老年人的皮膚清潔 ………………………………………………（77）
　　第七節　老年人儀容儀表的修飾 …………………………………………（81）

第六章　睡眠照料 ………………………………………………………………（85）
　　第一節　為老年人布置睡眠環境 …………………………………………（86）
　　第二節　老年人的睡眠習慣 ………………………………………………（88）
　　第三節　老年人的睡眠觀察要點 …………………………………………（89）

第七章　排泄照料 ………………………………………………………………（91）
　　第一節　老年人的排泄照料 ………………………………………………（92）
　　第二節　標本的採集 ………………………………………………………（96）
　　第三節　老年人的便秘照料 ………………………………………………（98）
　　第四節　老年人的留置導尿照料 …………………………………………（102）
　　第五節　老年人的嘔吐照料 ………………………………………………（104）
　　第六節　老年人的腸造瘻護理 ……………………………………………（106）

第八章　輔助工具的使用 ………………………………………………………（109）
　　第一節　拐杖 ………………………………………………………………（110）
　　第二節　輪椅 ………………………………………………………………（115）
　　第三節　其他常見的輔助器具 ……………………………………………（116）

## 第九章　扶抱搬移 (118)

　　第一節　協助老年人更換臥位 (119)
　　第二節　床向輪椅轉運 (121)
　　第三節　床向平車轉運 (123)

## 第十章　老年人的安全防護 (127)

　　第一節　老年人的居室安全防護 (128)
　　第二節　老年人的人生安全防護 (129)

## 第十一章　心理護理方法與技巧 (134)

　　第一節　老年人心理健康概述 (135)
　　第二節　老年人常見的心理問題以及識別方法 (136)
　　第三節　老年人的心理健康維護與人際關係調節 (141)

## 第十二章　用藥 (143)

　　第一節　藥物概述 (144)
　　第二節　常見的用藥方法 (145)
　　第三節　用藥後的護理 (148)

## 第十三章　消毒技術 (150)

　　第一節　清潔、消毒和滅菌 (151)
　　第二節　對老年人的常用物品及房間消毒 (153)
　　第三節　監測老年人房間的消毒效果 (154)

## 第十四章　冷熱應用 (156)

　　第一節　老年人的皮膚觀察與體溫測量 (157)
　　第二節　老年人的冷療應用 (160)
　　第三節　老年人的熱療應用 (165)

## 第十五章　常見疾病的護理 (170)

　　第一節　老年人呼吸系統疾病的護理 (170)
　　第二節　老年人循環系統疾病的護理 (172)
　　第三節　老年人內分泌及代謝系統常見疾病的護理 (178)

第四節　老年人神經系統常見疾病的護理…………………………（181）
　　第五節　老年人運動系統常見疾病的護理…………………………（188）
　　第六節　老年人消化系統常見疾病的護理…………………………（192）

第十六章　老年人常見的急救技術……………………………………（194）
　　第一節　老年人的心肺復甦術………………………………………（195）
　　第二節　老年人燙傷、跌倒後的處理方法…………………………（198）
　　第三節　老年人發生異物卡喉的急救措施…………………………（199）
　　第四節　老年人發生低血糖的急救措施……………………………（200）
　　第五節　協助老年人吸氧……………………………………………（201）
　　第六節　為老年人吸痰………………………………………………（202）
　　第七節　老年人外傷後的急救措施…………………………………（203）

第十七章　觀察與記錄…………………………………………………（207）
　　第一節　觀察與記錄…………………………………………………（208）
　　第二節　觀察與記錄的實訓操作……………………………………（214）

第十八章　老年運動……………………………………………………（217）
　　第一節　老年人的運動及安全………………………………………（218）
　　第二節　老年人的手工及休閒娛樂活動……………………………（222）

第十九章　養老護理師職位認知………………………………………（225）
　　第一節　養老護理師的服務禮儀……………………………………（226）
　　第二節　養老護理師的工作內容和職業規範………………………（228）
　　第三節　養老護理師的個人防護……………………………………（231）

# 第一章 認識老年人

## 學習目標

**知識目標**
1. 掌握與老年人溝通的技巧。
2. 熟悉老年人的需求及常見問題。
3. 瞭解中國人口老齡化的現狀、特點及發展趨勢。

**技能目標**
1. 瞭解老年人的心理特徵及心理變化影響因素。
2. 能正確運用溝通技巧與老年人溝通。

## 第一節　人口老齡化的現狀、特點及發展趨勢

### 一、老齡化的基本知識

（1）個體老齡化：指人類的生理機能隨時間推移而逐漸衰老的過程。

（2）群體老齡化（人口老齡化）：是人類發展和社會進步的標誌性表現。

（3）日曆年齡：指個體出現到現在按年月計算的時間而確定的年齡，是隨著時間的推移而增加的。發達國家通常以65歲為標準界定老齡化；發展中國家（包括中國）通常以60歲為標準界定老齡化。

（4）生理年齡：指在一定時期內，人的身體器官達到某種功能持續到的某一年齡，是以個體生理學上和解剖學上的發育狀況為標準而確定的年齡。

（5）心理年齡：指依照個體心理活動的健全程度確定的個體年齡。

（6）社會年齡：指某年齡個體達到的社會化發展水準，即以社會行為成熟程度代表的年齡。

### 二、中國人口老齡化的現狀

由於中國人口老齡化具有人口基數大、老齡化增長速度快、高齡化趨勢明顯、老齡化地區差異較大、失獨和空巢老年人比重高、老齡化與社會經濟水準不相適應等特點，因此，「未富先老」與「未備先老」是中國人口老齡化的最大問題和挑戰。

自改革開放以來，中國經濟保持高速增長的態勢，社會財富不斷累積，國民生活水準明顯提高。歷經幾十年的高速發展，中國已在2010年成功超越日本成為僅次於美國的世界第二大經濟體，但由於中國人口基數龐大，人均國內生產總值的排名依然落後，中國仍然處於發展中國家行列。

嚴格地講，中國人口老齡化超前於現代化，中國的老年人面臨著貧困、疾病、失能、缺乏照料和心理關愛等諸多困難和問題。

經濟增長速度超過人口老齡化速度是解決人口老齡化問題的關鍵。

人口老齡化的加速，使照護老年人的成本上升，公共及個人資源的負荷增大，儲蓄率降低，人口紅利消失，退休金儲備日趨緊張，公共財政負擔加重，甚至會推高債務付息支出，從而對經濟增長產生不可估量的影響。因此，在人口老齡化加速不可避免的情況下，通過合理配置資源，保持經濟持續穩健增長，是應對中國人口老齡化問題的核心和關鍵。

養老保險制度作為社會保障制度中最重要的內容，無論是現收現付制、完全累積制還是目前採用的「統帳結合」部分累積制，都是建立在社會財富不斷累積的基礎上的。從宏

觀上講，只要一個國家每年創造的財富大於每年消耗的財富，這個國家的健康發展將得以持續，人口老齡化的問題則能通過社會財富再分配的方式來解決。

**三、中國人口老齡化的特點與發展趨勢**

（1）老年人口絕對數量大。中國國家統計局發布的數據顯示，截至 2018 年年底，中國大陸人口已經達到 13.95 億。由於人口基數龐大，加之生活水準的提高和醫療技術的發展及國民平均壽命的增加，2018 年年末中國 60 歲以上的老年人口已達到 2.49 億。這表明，在 21 世紀上半葉，中國已成為全球老年人口最多的國家，占世界 60 歲及以上老年人口總量的 15%。

（2）老年人口增長速度快。中國 65 歲以上老年人口占總人口的比例從 2001 年的 6.94% 增加到 2018 年的 10.92%，增加了 3.98 個百分點。據預測，這一比例將來會長時間保持較高的增速。中國已成為全球老齡化速度最快的國家之一。

（3）地區發展不均衡。在中國，最早進入人口老齡化城市行列的是上海，最晚進入人口老齡化城市行列的是寧夏，其時間差長達 33 年。由此可見，中國人口老齡化進程具有由東到西逐漸減緩的區域特徵，因為經濟水準的差異，東部地區顯著快於西部地區。

（4）城鄉倒置顯著。中國是農業大國，農村人口基數大。近年隨著農村青壯年外出務工潮的出現，農村出現了大量的「留守老人」或獨居老人，加之農村經濟欠發達，社會保障體系不健全，農村的養老問題日趨嚴重。這是中國人口老齡化不同於發達國家的重要特徵之一。

（5）老齡化超前於現代化。發達國家的經濟發展水準與老齡化進程同步，而中國是在經濟尚未發達的情況下提前進入老齡化社會的，出現了「未富先老」的特殊現象。中國目前仍是發展中國家，應對人口老齡化問題的經濟基礎還比較薄弱。

（6）高齡化、空巢化進度加速。高齡老人是指年齡在 80 歲以上的老年人，是老年特徵最突出的人口。截至 2017 年年底，中國 80 歲以上的老年人達到 2,600 萬，約占 60 歲以上人口的 11%，每年新增高齡老人 100 餘萬人，增速遠超人口老齡化速度。同時，空巢老人的數量進一步增加。空巢老人是指沒有子女照顧、單居或夫妻雙居的老人。截至 2010 年年底，全國 65 歲以上空巢老年人有 4,150 萬，占老年總人口近 14%。截至 2015 年年底，中國 65 歲以上空巢老人已超過 5,100 萬，中國老年人的養老及照護問題日益突出。

## 第二節　老年人的心理特徵及心理變化影響因素

**一、認識老年人**

老年人是社會中一個獨特且龐大的群體，他們有著豐富的人生經驗，渴望發揮餘熱，渴

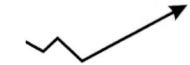

望得到尊重和重視，卻因退休或年齡增大退出了社會舞臺，加之生活「圈子」縮小，社會地位降低，他們難免產生強烈的失落感。此外，老年人由於身體機能下降，難免對自己的身體更為關注，於是在保持健康、對待疾病的態度上就可能有所偏頗。

## 二、衰老的基本知識

衰老是指人體從出生到成熟以後，隨著年齡的增長，在人體形態和生理功能上發生的一種自然且不可逆轉的過程，是所有生物在生命延續過程中的一種自然現象。衰老包含了生理、心理、社會等方面對機體的影響。生理方面主要表現在人體結構與功能的改變，心理方面及社會方面則是受個人文化水準、社會角色變化、自我調節等各方面因素的影響。衰老是不可避免的，但我們可以延緩衰老的進程，進而延長壽命。衰老具有以下特徵：

（1）普遍與累積性。衰老存在於所有生物種類中，且同種生物衰老進程大致相同。衰老是機體結構和生理功能長期變化累積的結果，並不是短時間所致。

（2）漸進與內生性。衰老是循序漸進的過程，並非偶然，而是源於生物固有的特徵。衰老受遺傳因素的影響最大，其次是環境因素。

（3）不可逆與危害性。衰老一旦出現就不會逆轉和消失，只會伴隨個體不斷加速和變得更加明顯。衰老使機體功能衰退甚至喪失，阻礙機體維持基本功能，導致機體產生疾病，最終走向死亡。

## 三、老年人的心理特徵

伴隨著年齡的增長，老年人的生理功能逐漸進入衰退階段，同時也會產生種種心理變化。但由於個體條件的差異，不同年齡階段的老年人，其心理變化有著各自特點。老年人的心理變化有以下特點：

### 1. 感知覺衰退

老年人由於感知器官老化、功能衰退，會出現視力下降、聽力下降、味覺減退等現象，從而引起反應遲鈍、行為遲緩、注意力難集中、易跌倒摔傷等改變。這些現象會給老年人的日常生活和社交生活帶來諸多不便。例如，由於聽力下降，容易誤聽、誤解他人的意思，老年人容易出現悲觀、孤獨、敏感、猜疑的情緒，產生孤獨感、隔絕感、衰老感和依賴感。

### 2. 記憶力下降

老年人的記憶力變化的總趨勢是隨著年齡的增長而逐漸下降的，但是記憶力衰退的速度和程度也因個體差異而各有不同。一般來說，人們從50歲起，記憶力就開始有明顯衰退的現象，70歲以後，記憶力減退更加顯著，過了80歲，記憶力減退尤其迅速。

### 3. 智力減退

智力指人類的學習能力，也是個體對環境的適應能力。智力可分為液態智力（fluid

intelligence）和晶態智力（crystallized intelligence）。液態智力是指人類獲得新觀念、洞察複雜關係的能力，如知覺整合能力、近事記憶力、思維敏捷度及與注意力和反應速度等有關的能力。成年後，液態智力隨著年齡的增長而減退，其在老年期下降最為明顯。晶態智力與後天的知識文化水準及經驗的累積有關，如理解能力和常識等，晶態智力持續到70歲或80歲以後才出現減退，且減退速度較為緩慢。因此，隨著知識和人生經驗的累積，有些老年人會比青年人表現出更多的智慧，對問題和矛盾有著不同尋常的洞察力。

4. 思維能力基本都下降

思維是人類認知過程中的最高形式，是較為複雜的心理過程。老年人由於感知器官老化，記憶力減退，在形成概念、推理邏輯以及解決問題等方面都受到影響，尤其是思維的敏捷性、流暢性、靈活程度相對中青年時期都下降明顯，但個體差異較大。有些文化水準高的老年人思維仍很清晰，特別是對自己熟悉的、與年輕時從事專業有關的領域的思考能力在老年時仍能保持。

5. 人格會變化

人格指個體在適應社會生活的漫長過程中，在與環境的交互作用下，形成的獨特的、相對穩定的身心結構。老年人的性格變化存在因人而異的情況，一般有穩定、連續的特點，又可因生理、心理、社會等方面的影響而發生改變。例如，逐漸由外向變為內向，形成以自我為中心、保守、猜疑、心胸狹隘、愛發牢騷的人格。老年人的人格類型可分為：

（1）整合良好型。大多數的老年人屬於這一類型。這類老年人以高度的生活滿意感、成熟度正視新的晚年生活；具有良好的認知能力和自我評價能力。

（2）防禦型。這類老年人擁有不服老的心態，自認為雄心不減當年，刻意追求目標，對衰老完全否認。

（3）被動依賴型。當年齡日漸增加，該類老年人會過度強調自己的年齡，對周圍親人在生活上和心理上過度依賴。

（4）整合不良型。此類老年人有明顯的心理障礙，需要在家庭的照料和社會的幫助下才能正常生活，是適應老年期最差的一種人格模式。

**四、老年人心理變化的影響因素**

1. 生理功能減退

隨著年齡的增加，老年人的各種生理功能減退，出現一系列老化的現象，如神經組織的老化，尤其是腦細胞逐漸萎縮並減少，造成精神活動減弱、反應遲鈍、記憶力衰退，尤其是近期記憶力的衰退，視力及聽力也逐漸衰退，感知覺能力也隨之降低。

2. 社會地位的變化

離退休對老年人來說是生活的重大轉折點。老年人因離退休而從以往的社會工作、社會生活的參與者轉變為旁觀者，從緊張有序的工作狀態轉變為自由賦閒的居家狀態。社會

地位的改變，使老年人產生一些心理上的變化，如孤獨、自卑、抑鬱、消極等心理，從而加速了心理衰老的進程。

3. 疾病

一些疾病會影響老年人的心理狀態，如突然中風、患老年性癡呆等急、慢性疾病的老年人可能卧床不起，喪失生活自理能力，導致老年人產生悲觀、孤獨等情緒。患病作為一種應激性事件，特別是患有慢性疾病的老年人，需要長期服藥治療、定期檢查，這就容易使老年人產生沉重的心理負擔，常出現過分依賴、恐懼、焦慮、抑鬱等心理。

4. 家庭環境

老年人的家庭狀況發生變化，如子女獨立或結婚、老年喪偶、親人死亡、家庭糾紛及老年夫婦之間的關係不合等，都會對老年人的心理產生明顯的影響。

5. 文化程度

老年人的文化水準、精神素養、宗教信仰、道德倫理觀點等對其心理狀態影響很大，如信仰危機容易使老年人產生空虛等負性心理。

6. 營養缺乏

當人體缺乏某種物質時，人體組織的功能可能會失調，如維生素C嚴重缺乏，不僅會引起壞血病，還可能引起精神淡漠、遺忘、抑鬱、意識障礙等，這些都會給老年人的心理帶來一些不良影響。

## 第三節　老年人的需求及常見問題

### 一、生存需求

（1）老有所依。老有所依是指當老年人喪失全部或部分勞動能力和經濟來源時有人養老和照護。具體來說就是老年人無衣食之憂，無住行之慮，生活上有人照顧和幫助。老有所依是老年人最基本、最低層次的生活和心理需求。

（2）老有所醫。隨著年齡的增長，老年人常有怕老、怕病、懼死的心理活動。老年人普遍希望自己晚年身體健康，希望自己能長壽，希望社會加強醫療保障，能讓他們就醫便捷，老有所醫。

### 二、社會需求

（1）個別老年人為避免家庭矛盾而隱忍。有的老年人喪偶多年，過著孤獨的生活。他們雖然子孫滿堂，卻晚景淒涼。要讓老年人晚年幸福，我們不僅要讓他們生活有保障，還應該讓他們心情愉快，充分享受天倫之樂。親人的精神支持，是老年人最大的幸福。

（2）交往需求。老年人具有通過人際交往獲得外界信息，與他人進行情感交流，並宣洩感情的需要。老年人離退休後，由於人際交往範圍明顯變窄，故老年人期望能在自己的周圍形成新的人際圈子，有可以說心裡話的朋友，更期望加強與老伴和子女的溝通。

### 三、自我價值需求

1. 自主需求

老年人大多性格沉著冷靜，老成穩重，閱歷豐富。心理上的自信、堅定和自主，正是老年人的心理需求。老年人期望自己對他人和社會仍有價值。

2. 求知需求

求知需求指老年人為了事業和生活而勤奮學習，以期有所成就的心理需求。老年人離開工作崗位後，也希望能坐下來認真、系統地學習，為人生揭開新的篇章，這就是求知需求。

3. 尊敬需求

老年人都有渴望受到他人尊重的心理需要，但與中青年人那種因能力、成就、財富而得到他人認同的心理需要不同。老年人更希望的是別人能夠聽取他的建議、重視他的想法、肯定他的過去，希望自己的晚年人生有尊嚴。

### 四、老年人的常見問題

（一）角色轉變與社會適應的矛盾

老年人因為年齡增加而失去了原有的社會角色，這一變化使一部分老年人失去對生活的希望和信心。老年人的角色轉變主要是由離退休造成的。離退休雖然是一種正常的角色轉換，但不同職業的老年人對此產生的心理感受是不同的。有的老年人在離退休前，有較高的社會地位和廣泛的社會聯繫，其生活的重心是工作。離退休後，老年人從往日緊張有序的工作狀態中突然鬆弛下來，整天面對家庭瑣事，社會聯繫也逐漸減少，這使他們短時間內感到不適應，導致角色轉變與社會適應之間產生矛盾。

（二）老有所為與身心衰弱的矛盾

有較高理想追求的老年人在離開工作崗位之後，通常都不甘於賦閒，他們渴望能夠再為社會做一些事情，希望自己能退而不休，老有所為。然而，老年人的身體健康狀況卻並不理想，機體日漸衰老。這使老年人在理想實現與身心衰老之間產生了矛盾，有些老年人為此陷入焦慮。

（三）老有所養與經濟保障不充分的矛盾

研究表明，缺乏獨立、固定的經濟來源或可靠的經濟保障，是困擾老年人的重要原因。一般來說，缺乏經濟來源、社會地位不高的老年人更易產生自卑的心理，他們性情憂鬱，處事小心，容易傷感。所以，老有所養與經濟保障不充分的矛盾既是老年人的心理矛盾，也是社會矛盾。

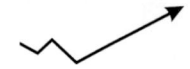

### （四）安度晚年與意外打擊的矛盾

老年人安度晚年、健康長壽的美好願望與現實生活中的意外打擊、重大刺激往往形成了強烈的對比和深刻的矛盾。人們在老年時光裡會不可避免地面臨一系列的意外事件，如突患重病、夫妻分居、親友亡故等，這些會給老年人沉重的打擊。如果老年人突然喪偶，若是缺乏足夠的關懷和支持，甚至會導致死亡。

## 第四節　與老年人溝通的技巧

老年人因為身體機能的下降從而導致聽力和視力衰退，接收信息的能力變差。因此養老護理師要運用適合老年人生理、心理特點的溝通技巧與之進行溝通，以利於老年人全面康復和正常生活。與老年人溝通常用的技巧分為語言溝通技巧和非語言溝通技巧。

### 一、語言溝通技巧

#### （一）口頭溝通

對性格外向的老年人而言，口頭溝通是老年人抒發情感和與外界互動的較好途徑。為了增進溝通效果，養老護理師應注意以下幾點：

（1）安排安靜舒適的溝通環境，減少外界干擾。

（2）有效控制自我情緒，態度誠懇自然，以適宜恰當的稱謂尊稱老年人。

（3）擁有充分的耐心。老年人未表達完觀點時，養老護理師要避免做片面或倉促的評價。當老年人表達的信息與意見不恰當或不正確時，養老護理師千萬不可立即指責，使其困窘。

（4）語言簡短得體。養老護理師應多主動傾聽，鼓勵老年人暢所欲言。養老護理師注意說話的聲調和速度，既要考慮到老年人聽力下降、反應較慢等情況，又要避免因提高音量而被老年人誤認為是生氣或躁怒，從而誘發老年人的不悅與反感。

（5）溝通過程中，養老護理師可多運用非語言形式與老年人溝通，如用點頭、微笑表示認同或支持。

#### （二）書面溝通

隨著年齡的增長，很多老年人性格會變得內向，加之其聽力減退、記憶力下降，這些因素都會影響溝通的效果。書面溝通不僅能克服老年人記憶力減退的弱點，起到提示的作用，也會增加老年人的安全感。使用書面溝通時要注意以下幾點：

（1）盡量使用與背景色對比強烈的大號字體。

（2）可運用簡明的圖表、圖片來解釋個別內容。

（3）盡可能使用非專業術語和名詞，用詞盡可能通俗易懂。

（4）對重要名詞，可以使用平實的語言加以輔助說明。

（5）運用提示標籤，如用小卡片列出每日該注意的事，貼於老年人常見的地方。

（三）電話訪問

電話訪問可克服空間距離障礙，隨時追蹤老年人的生活狀況，還能為老年人提供心理諮詢服務，有利於維持和老年人的有效溝通。

**二、非語言溝通技巧**

非語言溝通技巧主要用於因為認知障礙而無法理解談話內容和表達自身觀點的老年人。養老護理師在非語言溝通之前要明確一點：老年人迴歸孩童式的以非語言交流為主的溝通方式，並不意味著其智力也退回到孩童階段。養老護理師要瞭解和尊重老年人的生理情況和性格特徵，避免做出讓老年人感到不適應或難以接受的舉動，以免讓老年人不悅。因此養老護理師要選擇適合老年人的非語言溝通方式，並加以強化和運用。

（一）觸摸

觸摸可以使老年人感受到支持和關愛。養老護理師觸摸老年人時應注意：

（1）選擇合適的部位。最容易被接受的觸摸部位是手。其他適宜的觸摸部位有：手臂、背部與肩膀。此處應注意，對於老年人頭部的觸摸應慎重。

（2）確定老年人知道觸摸者的存在後方可觸摸。在觸摸老年人前，養老護理師應事先讓老年人知道觸摸者的存在，然後選擇合適的部位接觸。養老護理師切忌突然在老年人背後給予不良刺激。

（3）循序漸進地進行觸摸並觀察老年人的反應。例如，從單手握手到雙手合握。養老護理師在觸摸的過程中觀察老年人的面部表情和觸摸部位是放鬆還是緊張，身體姿勢是退縮的向後還是接受的前傾，這些都可以為下一步的接觸和溝通提供依據。

（4）允許老年人適當的觸摸。養老護理師不僅要觸摸、安撫老年人，也要適當地接受老年人對自己的撫摸，如撫摸頭髮、手臂或臉以示謝意。

（二）其他

養老護理師應耐心傾聽，可適當地誇大面部表情，以傳達驚喜、關懷等情感。此外，眼神具有信息傳遞的功能，因此，養老護理師要重視眼神的交流。

思考題

1. 老年人晚年與子女關係緊張的主要原因。

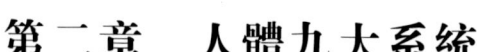

# 第二章　人體九大系統

## 學習目標

**知識目標**
1. 熟悉人體九大系統。
2. 瞭解老年人的生理特徵。

**技能目標**
能從整體上理解人體九大系統基本結構和功能的衰老表現。

## 案例導學與分析

**案例導學**
　　劉奶奶，80歲，患腦卒中及糖尿病20年，伴骨質疏鬆症。近今日發現偶有頭暈、雙腿酸軟無力，健忘的現象。

**分析：**
　　劉奶奶出現了哪些衰老變化，原因是什麼？

## 第一節　運動系統

### 一、運動系統組成和功能

　　全身骨通過骨連接構成骨骼，形成人體的支架。肌肉是運動系統的主要動力裝置，在神經支配下，牽拉骨，以骨連接為樞紐，產生槓桿運動。運動系統具有運動、支持和保護的功能。

(一) 骨骼

成人有 206 塊骨,按部位可分為顱骨、軀幹骨和四肢骨。顱骨位於脊柱的上方,分為腦顱和面顱兩部分。軀幹骨包括 24 塊椎骨、1 塊尾骨、1 塊胸骨和 12 對肋骨。胸椎與胸骨及 12 對肋骨相連,形成胸廓。骶骨、尾骨和兩側髖骨及其連接構成骨盆。四肢骨的上肢骨包括鎖骨、肱骨、橈骨、尺骨、腕骨、掌骨和指骨,腕骨、掌骨和指骨合稱為手骨。下肢骨包括髖骨、股骨、髕骨、腓骨、脛骨、跗骨、跖骨和趾骨,跗骨、跖骨和趾骨合稱足骨。

骨按形態可分為長骨、短骨、扁骨和不規則骨。骨的構造由骨質、骨膜和骨髓構成。骨質分骨密質和骨鬆質,骨密質致密堅硬,耐壓性較強,分佈於骨的表面。骨鬆質呈海綿狀,位於骨的內部。骨膜含有豐富的血管、神經和淋巴管,對骨起到營養、生長或再生作用。骨髓分紅骨髓和黃骨髓。紅骨髓有造血功能,黃骨髓具有營養功能。

骨的化學成分包括有機質和無機質。有機質由膠原纖維和粘多糖蛋白組成,它使骨具有韌性和彈性。無機質主要是鈣鹽,使骨具有硬度。人的一生中骨的無機質與有機質的含量是不斷變化的,年齡愈大,無機質的比例愈高。因此,年幼者骨易變形,年長者易骨折。

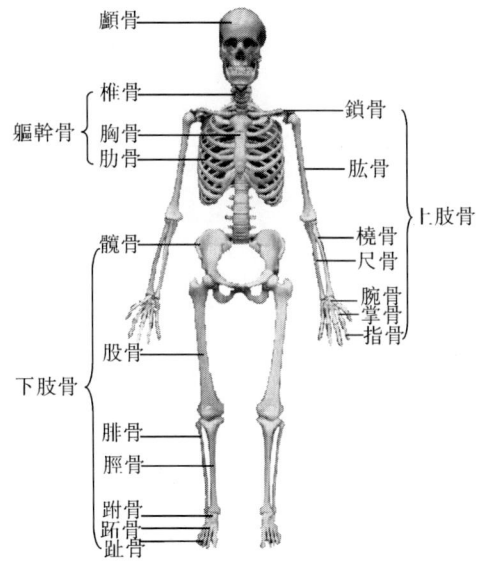

**圖 2-1　全身骨骼**

（二）骨連接

骨和骨之間的連結為骨連接。骨連接分為直接連接和間接連接。直接連接包括纖維連接、軟骨連接和骨性結合；間接連接主要是關節。四肢關節主要包括肩關節、肘關節、腕關節、髖關節、膝關節、踝關節等。

（三）骨骼肌

人體有 600 餘塊骨骼肌，其重量占人體體重的 1/3 以上。具體而言，成年男性的骨骼肌約占其體重的 40%，而成年女性的骨骼肌約占其體重的 35%。骨骼肌受人的意識控制，有豐富的血管，受一定的神經支配。骨骼肌包括頭頸肌、軀幹肌和四肢肌，如圖 2-2 所示。

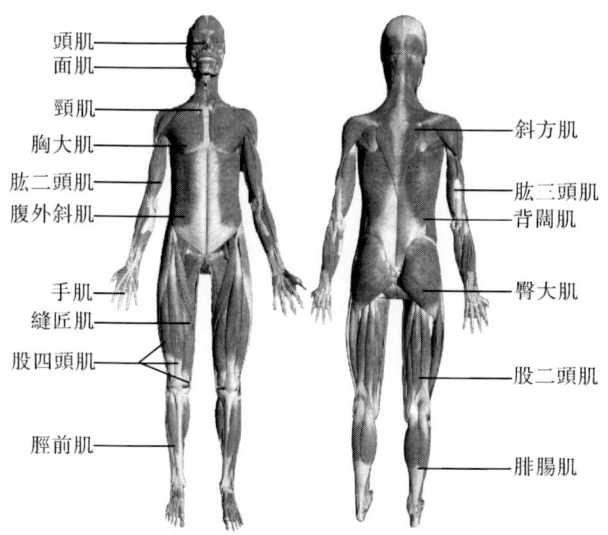

圖 2-2　全身主要肌肉

## 二、運動系統的衰老表現

（一）骨骼

老年人骨骼中的有機質如膠原纖維和粘多糖蛋白含量會逐漸減少或消失，骨質發生進行性萎縮。骨基質變薄，骨小梁減少並變細，骨質密度減弱，可能導致老年人的脊柱彎曲、變短，身高降低。

隨著總骨量的減少，骨骼容易發生變形和骨折。骨細胞與其他組織細胞同時老化，新陳代謝放緩，使老年人骨的修復與再生能力逐漸減退。骨折愈合需要的時間較長，不愈合的比例增加。

## (二) 關節

老年人普遍存在關節的退行性改變，尤以承受體重較大的膝關節、腰和脊柱最明顯。

關節軟骨面老化和病變可使老年人在行走時關節疼痛。關節軟骨的變性使連接與支持骨和關節的韌帶、腱膜、關節囊因纖維化及鈣化而僵硬，從而使關節活動受限。關節軟骨因關節受壓出現營養供給減少，並進一步老化。老年人滑膜萎縮變薄，纖維增多，基質減少，滑膜的代謝功能減弱。

## (三) 肌肉

隨著年齡的增長，肌纖維萎縮、彈性下降，肌肉總量減少，30歲時男性肌肉占體重的43％左右，60歲以上僅占25％左右。這些變化使老年人容易疲勞，也容易腰酸腿痛。由於肌肉強度、持久力、敏捷度持續下降，加上老年人脊髓和大腦功能的衰退，因而老年人的活動量更加減少，從而最終導致老年人動作遲緩、笨拙，行走緩慢不穩等。由於活動量減少，臥床不起，或限制在輪椅上活動，老年人可進一步出現肌肉萎縮和無力的現象。

# 第二節　消化系統

## 一、消化系統組成和功能

### (一) 消化系統組成

消化系統由消化管和消化腺組成。消化管包括口腔、咽、食管、胃、小腸（十二指腸、空腸、回腸）和大腸（盲腸、闌尾、結腸、直腸和肛管）。我們通常把口腔到十二指腸這一段消化管稱為上消化道，空腸及以下的消化管稱為下消化道。如圖2-3、圖2-4所示。

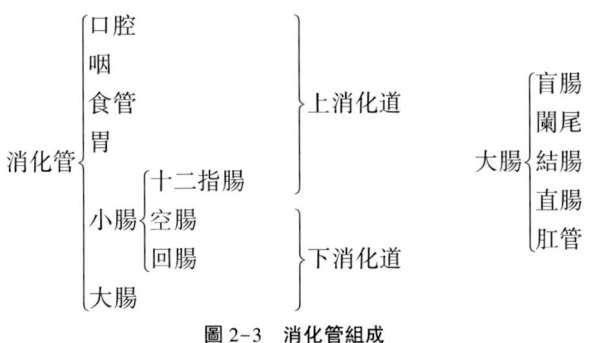

圖2-3　消化管組成

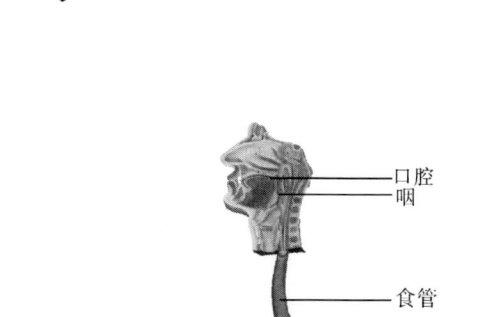

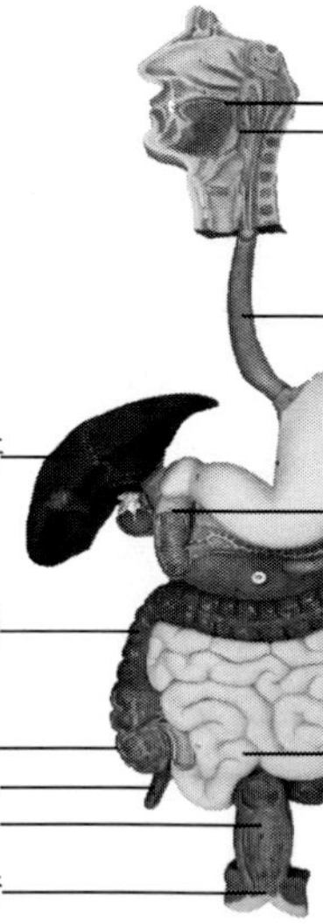

圖 2-4　消化系統模式圖

消化腺分大消化腺和小消化腺。大消化腺包括唾液腺（有三對：腮腺、下頜下腺、舌下腺）、肝和胰；小消化腺位於消化管壁內的腺體，如唇腺、食管腺、胃腺、腸腺等。

（二）消化系統功能

消化系統的主要功能是儲存和消化食物、吸收營養、排除食物殘渣。另外，口腔、咽等還與呼吸、發音和語言等活動有關。舌有味覺功能。

消化和吸收：人體在進行生命活動時，需要大量的物質和能量，這些主要來源於食物。食物中的營養物質除維生素、水和無機鹽可以被直接吸收利用外，蛋白質、脂肪和糖類等物質均不能被機體直接吸收利用，需被消化管內的消化液分解為結構簡單的小分子物質，才能被吸收利用。各種食物在消化管中被加工、分解為小分子物質的過程稱為消化。這種小分子物質透過消化管進入血液和淋巴液的過程就是吸收。

（三）食物在人體內消化的過程

食物的消化是從口腔開始的。通過牙齒的咀嚼和舌頭的攪拌，食物在口腔中被磨碎，然後通過食管依次到達胃、小腸、大腸，最後通過肛門排出體外。

胃的主要功能是容納及初步消化食物，並將食物少量多次地向十二指腸推送。在此過程中，胃液中的胃蛋白酶被胃酸激活，對食物中的蛋白質進行初步分解，將其變成粥樣的食糜狀態。一般混合食物在胃內的排空時間為 4~6 小時。食糜由胃進入十二指腸後，開始了小腸內的消化。

小腸是消化、吸收的主要場所。食糜在小腸內停留 3~8 小時。食物在小腸內受到胰

液、膽汁和小腸液的消化，逐漸被分解為可吸收的小分子物質。這些小分子物質主要在小腸內被吸收。小腸液是鹼性液體，具有中和胃酸的保護作用，並在各種酶的參與下促進食物的消化和吸收。胰液含有的消化酶種類最多，主要包括胰澱粉酶、胰脂肪酶、胰蛋白酶原、糜蛋白酶原等，主要起分解糖類、消化脂肪、水解蛋白質、消化核酸的作用。肝臟分泌膽汁，膽汁對脂肪的消化和吸收起到重要作用。

食物通過小腸後，消化、吸收過程已基本完成，只留下難以消化的食物殘渣，從小腸進入大腸。大腸僅具一定的吸收功能，吸收少量水、無機鹽和部分維生素，最終使殘渣形成糞便排出體外。

### 二、老年人消化系統的衰老表現

（一）口腔

老年人口腔出現老化現象，主要表現有：牙齒鬆動和脫落；咀嚼肌萎縮，咀嚼乏力；唾液分泌減少；味覺鈍化。

對策：老年人的食物在製作方面有特殊要求，需要通過烹飪工藝（細切、粉碎、調味）製作成細軟可口的食物。例如肉類要盡量剁碎、煮爛，蔬菜水果盡量選擇較為鮮嫩的，以利於食物在口腔的初步消化和吞嚥。

（二）食管

老年人食管的蠕動功能減退，食管下括約肌張力下降，不少老人患有食管裂孔疝，這是老年人胃食管反流、吞嚥困難、誤吸等疾病高發的重要原因。

對策：進食時應做到速度慢、食團小（細嚼慢嚥），以避免食管內食物嵌塞；不宜飽食，少食甜食，睡前1小時禁食禁飲，以減少或避免反流和誤吸。

（三）胃

胃的老化主要表現為胃排空延緩，尤其是液體食物和含脂類食物的胃排空延遲，同時胃蛋白酶分泌能力減退，這是老年人易發生上腹脹悶、餐後飽脹等功能性消化不良的主要原因。

對策：老年人應控制油膩食物的攝入，一日三餐或四餐，定時定量，且不宜過飽；適當的運動（散步、太極或健身操等）有助於胃排空。

（四）小腸

小腸是營養物質消化吸收的主要場所，成人長 5～7m，其吸收面積巨大，可達到 $200m^2$。隨著人的年齡的增長，小腸的表面積逐漸減少（平均每年減少 10%），但因小腸長度長，黏膜面積大，儲備功能強大，所以很少發生吸收不良的現象。但是 80 歲以上的老年人吸收功能明顯減退。

對策：小腸對鈣的吸收是隨年齡的增大而逐漸減少的，故補充活性維生素 D、增加食源性鈣或補充鈣劑，對防治老年人骨質疏鬆是必需的。

### （五）結腸

結腸的主要功能是吸收水分和形成糞便。結腸的老化主要表現為蠕動功能減退、食物殘渣通過時間延長，這是老年人便秘高發的重要原因。

對策：增加膳食纖維是治療老年人慢性便秘的基本措施。膳食纖維包括可溶性膳食纖維和不溶性的膳食纖維。可溶性膳食纖維經腸道菌群發酵產生的代謝產物，直接或間接刺激腸蠕動，縮短結腸傳輸時間。不溶性的膳食纖維具有較強的吸水性和溶脹性，通過增加糞便的含水量和體積，刺激腸壁蠕動，並引起便意。大麥、胡蘿蔔、柑橘、燕麥和燕麥糠等食物都含有豐富的可溶性纖維；小麥糠、玉米糠、芹菜、果皮和根莖蔬菜等含有豐富的不溶性纖維。

### （六）肝臟

肝臟的老化主要表現為重量減輕、體積縮小，肝血流量減少，肝臟對藥物或毒物的代謝能力減退。

對策：老年人盡可能選擇必需服用的藥物，同時注意藥物的配伍禁忌，減少合併用藥，從而減輕肝臟代謝負擔。此外，嚴遵醫囑、合理用藥至關重要，千萬不要自行用藥，或聽信偏方、秘方。

### （七）胰腺

胰腺隨年齡的增大變化明顯，除了組織形態學的改變（包括腺泡萎縮、胰管擴張、腺泡間結締組織增生纖維化等），最主要的是胰腺的外分泌功能減退，即分泌胰液酶的質和量均減少。儘管如此，在臨床上即使是高齡健康老年人，其胰腺也會有較好的代償能力，但老年人對脂類食物的超量耐受能力則是減退的。

對策：老年人不宜一次性攝入過多高脂高蛋白的食物，宜低脂飲食，蛋白質補充尤以清蒸魚、蝦、蛋為宜。

## 第三節　呼吸系統

### 一、呼吸系統組成和功能

（一）呼吸系統組成和功能

呼吸系統包括呼吸道（鼻、咽、喉、氣管、支氣管）和肺。我們通常把鼻、咽、喉，稱為上呼吸道，把氣管、主支氣管及各級支氣管，稱為下呼吸道。呼吸系統主要功能是進行氣體交換，吸入氧氣，呼出二氧化碳；輔助功能是嗅覺和發聲。

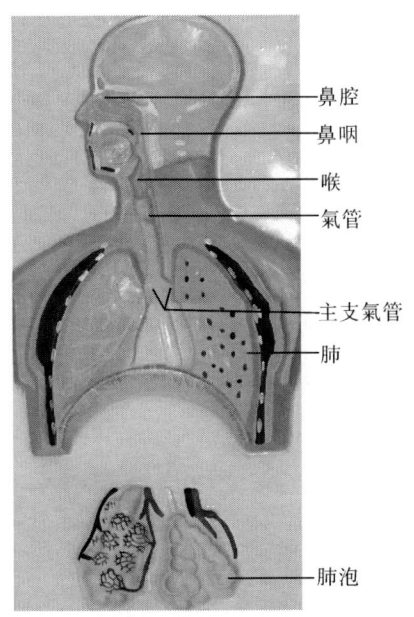

圖 2-5　呼吸系統組成

1. 鼻

鼻是氣體進出的門戶，也是嗅覺器官，包括外鼻、鼻腔和鼻旁竇三部分。

外鼻分為鼻根、鼻背、鼻尖、鼻翼、鼻孔。

鼻腔分為鼻前庭和固有鼻腔。鼻腔前部生有可以阻擋空氣中灰塵的鼻毛；鼻腔內表面的黏膜可以分泌粘液，能使吸入的空氣清潔並變得濕潤；黏膜中還分佈著豐富的毛細血管，可以溫暖空氣。鼻腔對吸入的空氣起到了清潔、溫暖、濕潤的作用。

鼻旁竇共有4對，包括上頜竇、額竇、蝶竇、篩竇。鼻旁竇與鼻腔相通，故鼻腔黏膜感染時，易波及鼻旁竇，引起鼻竇炎。鼻旁竇參與濕潤和加溫吸入的空氣，並起發音共鳴的作用。

2. 喉

喉是上呼吸道的組成部分，又是發音器官，喉上方接咽，下與氣管相連。喉由軟骨、韌帶及肌肉構成。喉腔黏膜下層結締組織比較疏鬆，急性發炎時易引起水腫，造成呼吸困難，甚至窒息，可危及生命。

3. 氣管及支氣管

氣管位於頸前正中，食管之前，上端與喉的環狀軟骨相連，向下進入胸腔，分為左、右支氣管。支氣管經肺門進入左右肺。氣管內襯有粘膜，分泌粘液，以清除塵埃和異物，

使空氣保持清潔。同時氣管結構還含有豐富的血管、淋巴管和神經。

4. 肺

肺是最主要的呼吸器官，它位於胸腔內，左右各一個，是進行氣體交換的場所。肺主要由反覆分支的支氣管及肺泡共同構成，肺泡是人體與外界進行氣體交換的主要部位，數目很多，外面纏繞著豐富的毛細血管和彈性纖維。氣體進入肺泡內，在此與肺泡周圍的毛細血管內的血液進行氣體交換。吸入空氣中的氧氣，透過肺泡進入毛細血管，通過血液循環，輸送到全身各個器官組織，供給各器官氧化過程的所需，各器官組織產生的代謝產物，如二氧化碳再經過血液循環運送到肺，然後經呼吸道呼出體外。通過肺泡內的氣體交換，血液由含氧氣少、二氧化碳多的靜脈血變成含氧氣多、二氧化碳少的動脈血。

## 二、呼吸系統的衰老表現

（一）上、下呼吸道改變

上呼吸道黏膜萎縮變薄、腺體分泌減少、加溫加濕和淨化功能減弱，對感染的防禦能力降低。

下呼吸道、支氣管黏膜和黏液腺分泌功能減退，細支氣管管腔狹窄、容易塌陷，分泌物的排出不暢，容易形成黏液栓，呼吸性細支氣管、肺泡管和肺泡擴張，肺組織彈力纖維斷裂、減少，肺的彈性回縮力減低，導致下呼吸道局部防禦功能降低，細菌或其他病原微生物容易在呼吸道內黏附、侵入。

（二）胸廓

胸骨與肋骨脫鈣、骨質疏鬆，肋軟骨鈣化，活動度降低。胸椎椎體凹陷，脊柱彎曲後凸，胸骨前突，肋骨走向接近水準，胸廓扁圓形成「桶狀胸」。

（三）呼吸肌

膈肌是主要的呼吸肌。膈肌萎縮，脂肪組織和結締組織增生，會使膈肌運動能力減弱。

（四）肺

肺重量減輕，變為原來的1/5。肺泡的數目減少，彈性減弱，影響組織供氧水準。

（五）肺通氣功能

呼吸肌萎縮、肺彈性回縮力下降，使呼吸運動減弱，胸膜腔負壓降低，肺通氣動力減弱。肺、胸廓彈性阻力和順應性的改變，以及非彈性阻力的增加，使肺通氣阻力增加。

## 第四節　循環系統

### 一、循環系統組成和功能

（一）循環系統組成和功能

循環系統是分佈於全身的連續封閉的管道系統，包括心血管系統和淋巴系統，如圖 2-6 所示。

心血管系統包括心臟、動脈、靜脈和毛細血管。心臟是血液循環的動力器官。動脈將心臟輸出的血液運送到全身各器官，是離心的管道。靜脈則把全身各器官的血液帶回心臟，是回心的管道。毛細血管是位於小動脈與小靜脈間的微細管道，管壁薄，有通透性，是進行物質交換和氣體交換的場所。心血管系統內循環流動的是血液。

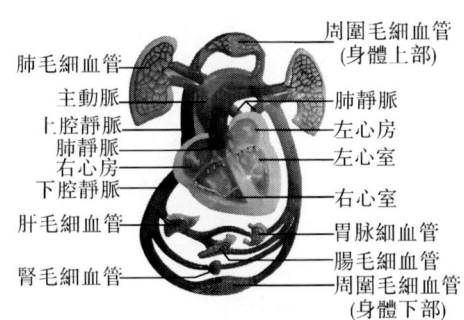

圖 2-6　人體血液循環模式圖

淋巴系統包括淋巴管、淋巴組織和淋巴器官，是血液循環的支流，屬循環系統的輔助部分。淋巴系統內流動的是淋巴液。淋巴液沿著一系列的淋巴管道向心臟流動，最終匯入靜脈，因此淋巴系統也可認為是靜脈系統的輔助部分。

循環系統的主要功能是：

（1）運送氧氣和營養物質到全身各部組織，同時把全身各部組織的代謝產物，如二氧化碳、尿素等，分別運送到肺、腎和皮膚等處排出體外，維持新陳代謝和內環境的穩定。

（2）將與生命活動調節有關的物質（如激素）運送到靶器官和靶細胞，調節其活動。

（3）淋巴系統是組織液回收的第二條渠道，既是靜脈系統的輔助系統，又是抗體防禦系統的重要一環。

（二）血液循環及其路徑

根據血液在心血管系統中的循環途徑和功能不同，我們可將血液循環分為體循環（大

循環）與肺循環（小循環）兩部分。

體循環：血液由左心室射出，經主動脈及其各級分支流向全身毛細血管網，然後流經小靜脈、大靜脈，匯集到上、下腔靜脈，最後回流到右心房。血液在體循環中，把氧氣和營養物質運送到身體各部組織，同時又把各部組織在新陳代謝中所產生的二氧化碳和代謝產物運送到肺和排泄器官。由此可見，血液在體循環的過程中，由含氧氣較多的動脈血變成含氧氣較少而含二氧化碳較多的靜脈血。

肺循環：血液由右心室射出，經肺動脈及其各級分支，再經肺泡壁毛細血管網，最後經肺靜脈回流到左心房。在肺循環中，血液中的二氧化碳經肺泡排出體外，而吸入肺內的氧氣則經肺泡進入血液，因此，血液由靜脈血變為動脈血。

（三）心臟

心臟位於胸腔中部偏左下方，兩肺間而偏左，呈倒置的圓錐形，體積約相當於一個拳頭大小。女性的心臟通常要比男性的體積小且重量輕。人的心臟的重量約為體重的 0.45%。

心臟由心肌構成，有左心房、左心室、右心房、右心室四個腔。左右心房之間和左右心室之間均由間隔隔開，故互不相通，同側心房與心室相通，心房與心室之間有瓣膜（房室瓣），這些瓣膜使血液只能由心房流入心室，而不能倒流。

心臟的作用是推動血液流動，向器官、組織提供充足的血流量，以供應氧和各種營養物質，並帶走代謝的終產物（如二氧化碳、尿素和尿酸等），使細胞維持正常的代謝和功能。體內分泌的各種激素和一些其他體液，也要通過血液循環將它們運送到靶細胞，實現機體的體液調節，維持機體內環境的相對恆定。此外，血液防衛機能的實現以及體溫相對恆定的調節，也都要依賴血液在血管內不斷循環流動，而血液的循環是由心臟泵血功能實現的。

（四）淋巴系統

該系統由淋巴組織、淋巴管道及淋巴器官組成。淋巴組織為含有大量淋巴細胞、漿細胞和巨噬細胞的網狀組織。淋巴器官包括淋巴結、脾、扁桃體、胸腺和骨髓。脾臟是最大的淋巴器官，脾能過濾血液，除去衰老的紅細胞，平時作為一個血庫儲備多餘的血液。淋巴管道分為毛細淋巴管、淋巴管、淋巴幹和淋巴導管。

淋巴系統是人體的重要防衛體系，能製造白細胞和抗體，過濾病原體，參與免疫反應，對於液體和養分在體內的分配也有重要作用。

**二、循環系統的衰老表現**

（一）心臟

1. 結構變化

老年人可因心臟長期受累，使心肌略有增厚，體積增大，重量稍增加。老年人的心肌細胞減少，結締組織增加，類脂質沉積，瓣膜結構有鈣質沉著。心肌細胞內有脂褐質沉

積，使心臟呈棕褐色。約 50%的 70 歲以上老年人心血管系統有澱粉樣變性，此病理變化約占老年人的心血管代償失調的 25%。

2. 功能變化

心臟收縮和舒張功能減退，心肌老化，順應性減退，收縮功能每年下降約 0.9%，心搏出量隨年齡增大每年下降約 1%。心搏指數 65 歲時比 25 歲時減少 40%，但靜息時射血分數則仍較正常。左心室順應性降低，舒張功能下降。心血管功能儲備隨年齡增大而顯著降低。

(二) 血管

主動脈、冠狀動脈、腦動脈、腎動脈等中、大動脈和微小動脈均有改變，表現為動脈內膜增厚，內彈力板呈斑塊狀增厚；中層纖維減少，彈力纖維變性，膠原纖維增生，透明性變或鈣鹽沉著，血管變脆。

靜脈血管床擴大，靜脈壁張力和彈性減弱，全身靜脈壓降低，血流減慢，使回心血流量減少。

毛細血管總數量減少，彈性降低，脆性和通透性增加，代謝率下降，致使機體出現供氧不足等問題。

## 第五節　泌尿系統

### 一、泌尿系統組成和功能

泌尿系統由腎、輸尿管、膀胱、尿道組成，如圖 2-7、圖 2-8 所示。泌尿系統的功能有：排泄機體所產生的代謝物，如尿素、尿酸等；調節酸鹼平衡，維持機體內環境的穩定；調節體內的水鹽代謝。

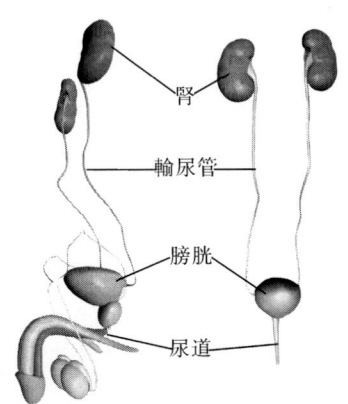

圖 2-7　泌尿系統模式圖（男-左，女-右）

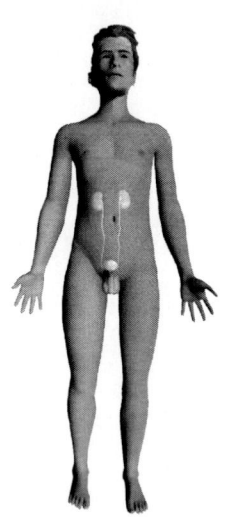

圖 2-8　腎的位置

（一）腎

（1）位置：腎為紅褐色實質性器官，位於脊柱兩側，緊貼腹後壁，居腹膜後方。腎左右各一，右腎因受肝的影響比左腎略低。

（2）外形：腎形似蠶豆，呈紅褐色，表面光滑，腎的內側緣中部凹陷，稱腎門，內有腎動脈、腎靜脈、淋巴管、神經、腎盂等結構穿出。

（3）功能：腎的主要功能是產生尿液，正常人每晝夜排出的尿量為 1~2L，對維持機體內環境的穩定和水、電解質的平衡具有重要作用。

（二）輸尿管

輸尿管是一對細長的肌性管道，主要功能是輸送尿液到膀胱。其長 20~30cm，直徑 0.5~1.0cm，起自腎盂末端，止於膀胱。輸尿管有三處狹窄，分別在輸尿管起始處、跨過小骨盆入口處和進入膀胱處，為結石易卡頓處。

（三）膀胱

膀胱是貯存尿液的肌性囊狀器官，其大小、形狀、壁的厚度隨尿液的充盈程度而變化。空虛的膀胱呈三棱椎體形，充盈時呈卵圓形。膀胱分尖、體、底和頸四個部分。膀胱底的內面有三角形區，稱膀胱三角，是結石、腫瘤和炎症等疾病的常發部位。正常成人膀胱容量為 300~500ml，最大容量可達 800 ml。女性的容量小於男性。老年人因膀胱肌張力低而容量變小。

（四）尿道

尿道是膀胱通向外界的通道，將尿液排出體外。男性、女性尿道在形態及功能上都不

同。男性尿道細長，起自膀胱的尿道內口，終於陰莖頭的尿道外口。成人尿道長 16～22cm，有三處狹窄和兩個彎曲，狹窄處為尿道結石易卡頓處。男性尿道具有排尿、排精的作用。女性尿道寬且直，長 3～5cm，起於膀胱的尿道內口，經過陰道前方。女性尿道短，易發生尿道和膀胱的逆向感染，故女性應注意外陰衛生。

### 二、泌尿系統的衰老表現

（一）腎

老年人腎臟的重量減輕，從成年期的 250～270g 減少到 80 歲時的 180～200g。

腎臟功能大約從 34 歲開始下降，65 歲以後下降速度加快。老年人的腎小球濾過率、腎臟的濃縮與稀釋功能均下降。老年人腎臟對鈉代謝的調節能力受損，容易導致水鈉潴留和急性腎衰竭。隨著年齡增長，腎臟血管也會發生明顯的變化，表現為腎動脈粥樣硬化、腎錐體萎縮、腎小管梗阻、腎小球發生閉塞等。

腎臟是藥物及其代謝產物排泄的重要途徑。儘管大多數藥物可在體內被代謝，但腎臟排泄能力下降常導致代謝產物蓄積。因此，老年人可能會發生藥物蓄積中毒，從而影響給藥的安全性。

（二）輸尿管

老年人輸尿管平滑肌層變薄，支配肌肉活動的神經細胞減少，輸尿管收縮降低，將尿送入膀胱的速度減慢，並且容易返流，可引起逆行感染，如腎盂腎炎。

（三）膀胱

老年人膀胱肌肉萎縮，肌層變薄，纖維組織增生，會使膀胱括約肌收縮無力，膀胱縮小，膀胱容量減少。50 歲以後，膀胱容量比 20 歲時減少約 40%，肌肉收縮無力使膀胱既不能充滿，也不能排空，故老年人容易出現尿外溢、殘餘尿增多、尿頻、夜尿量增多等的現象。

老年人易產生膀胱結石。產生膀胱結石最常見的原因是膀胱以下尿路感染和梗阻。梗阻使膀胱不能完全排空，導致尿液流不出來，從而造成膀胱感染，進而形成結石。合併感染時，患者通常出現尿頻、尿急、尿痛症狀（膀胱刺激徵）。此外，結石在膀胱內被尿液衝擊而滾動，長期刺激膀胱內壁，容易誘發膀胱癌。膀胱癌高發年齡為 50～70 歲，男女比例為 4∶1。

（四）尿道

老年女性會因盆底肌肉鬆弛，在膀胱出口處呈漏鬥樣膨出，引起壓力性尿失禁。女性尿道腺體的腺上皮分泌粘液減少，尿道抗菌能力減弱，使老年女性泌尿系感染的發生概率增大。老年男性由於前列腺增生，壓迫尿道引起尿路梗阻，更容易發生排尿不暢，甚至造成排尿困難。

## 第六節　生殖系統

### 一、生殖系統組成和功能

生殖系統包括男性生殖系統和女性生殖系統。其主要功能是：產生生殖細胞，繁衍後代；分泌性激素，促進生殖器官的發育，激發並維持第二性徵。

男女生殖器官均由內生殖器和外生殖器兩部分組成。內生殖器位於體內，包括生殖腺、生殖管道和附屬腺；外生殖器露於體表。

內外生殖器組成見表2-1。

表 2-1　內外生殖器組成

| | | 男性生殖系統 | 女性生殖系統 |
|---|---|---|---|
| 內生殖器 | 生殖腺 | 睪丸 | 卵巢 |
| | 生殖管道 | 附睪、輸精管、射精管、尿道 | 輸卵管、子宮、陰道 |
| | 附屬腺 | 前列腺、精囊、尿道球腺 | 前庭大腺 |
| 外生殖器 | | 陰囊、陰莖 | 女陰 |

（一）男性生殖系統

1. 男性內生殖器

（1）睪丸。

睪丸是男性生殖腺，左右各一，呈卵圓形，是產生雄性生殖細胞（即精子）和雄性激素的器官。

（2）附睪。

附睪呈新月形，分頭、體、尾三部分。附睪有暫時儲存精子、分泌液體營養精子和促使精子成熟等作用。

（3）輸精管及射精管。

輸精管是輸送精子的管道，是精子從附睪被輸送到前列腺部尿道的唯一通路。輸精管壺腹末端變細，與精囊管結合成射精管。射精管很短，長僅為2cm左右，管壁很薄。

（4）精囊、前列腺和尿道球腺。

精囊為一對扁平長囊狀腺體，左右各一，表面凹凸不平呈結節狀，位於輸精管壺腹外側和膀胱的後下方。精囊分泌液主要參與精液的組成，占精液的70%左右，對精子的存活有重要作用。前列腺為一個栗子狀的腺體，能分泌前列腺液，參與精液的組成，含有多種微量元素及多種酶類。尿道球腺位於會陰深橫肌內，左右各一，豌豆大小，開口於尿道球

部近端。可分泌少量液體，為精液的成分之一。

（5）精液。

精液由精子和精囊腺、前列腺分泌的液體組成，呈乳白色。健康男性一次射精2～5ml，含精子3億～5億個。

2. 男性外生殖器

（1）陰囊。

陰囊是位於陰莖根部後下方的皮膚囊袋，分為左、右兩側囊腔，分別容納睾丸和附睾。

（2）陰莖。

陰莖由兩條陰莖海綿體和一條尿道海棉體構成，以皮膚和筋膜包裹。尿道海綿體位於陰莖海綿體腹側，尿道貫穿全長。陰莖分為頭、體、根三部分，前端膨大為陰莖頭，後端膨大稱尿道球。陰莖皮膚薄而柔軟，有伸展性，皮下無脂肪組織，包繞陰莖頭的雙層皮膚皺襞是陰莖包皮。在陰莖頭腹側，連於尿道外口下端與包皮之間的皮膚皺襞，稱為包皮系帶。

（3）男性尿道。

男性尿道起自膀胱的尿道內口，止於陰莖頭的尿道外口，長16～22cm，管徑0.5～0.7cm，具有排尿和排精的功能。

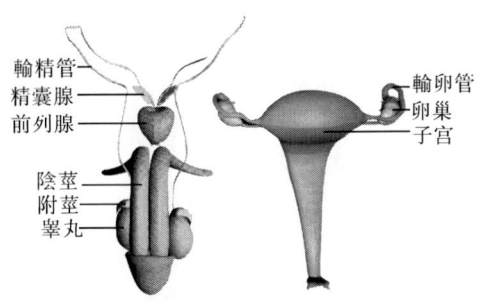

圖2-9　生殖系統模式圖（男-左，女-右）

（三）女性生殖系統

1. 女性內生殖器

（1）卵巢。

卵巢是成對的實質性器官，扁卵圓形，位於子宮兩側的卵巢窩內，是產生卵子和分泌女性激素的器官。卵巢的大小隨年齡變化。幼女時期卵巢小，表面光滑；性成熟期卵巢最大，因後期多次排卵，表面出現瘢痕，凹凸不平；35～40歲卵巢開始縮小，50歲左右隨停經漸漸萎縮。

(2) 輸卵管。

輸卵管是一對細長而彎曲的肌性輸卵管道，左右各一，連於子宮底兩側，長10～14cm。

(3) 子宮。

子宮位於盆腔中央，膀胱與直腸之間，子宮是壁厚、腔小的肌性器官，是胎兒發育成長的場所，也是月經產生的部位。成年人子宮似前後稍扁的倒置梨形，長7～9cm，寬4～5cm，厚2～3cm。新生兒子宮高出骨盆腔上口，子宮頸較子宮體長而粗。性成熟前期，子宮發育迅速，壁增厚；性成熟期，子宮頸與子宮體長度相近；經產婦，子宮頸與內腔都增大，重量比未產婦重一倍；絕經期後，子宮萎縮變小，壁變薄。

(4) 陰道。

陰道是前後稍扁的肌性管道，富有伸展性，是排出月經和分娩胎兒的通道。

(5) 前庭大腺。

前庭大腺位於陰道口的兩側，前庭球後端的深面，形如豌豆，導管向內開口於陰道前庭，如因炎症阻塞導管，可行成前庭大腺囊腫。

2. 女性外生殖器

女性外生殖器即女陰，包括：陰阜、大陰唇、小陰唇、陰道前庭、陰蒂和前庭球等。陰道前庭位於兩側小陰唇之間的裂隙，前部有較小的尿道外口，後部有較大的陰道口，在陰道口與小陰唇之間偏後方有前庭大腺導管開口。

**二、生殖系統的衰老表現**

老年女性生殖系統改變以女性的卵巢變化最明顯。更年期後排卵停止，月經終止，生殖能力喪失，卵巢分泌功能改變，機體出現一系列更年期徵候，需經一段時間自我調節後才可穩定。女性在停經後，雌激素及前列腺素分泌減少，引起子宮、陰道、外陰部及乳房的變化。如子宮及卵巢萎縮，陰道壁變薄，陰道變短、變窄，且失去彈性。陰道分泌物減少導致陰道乾燥、發癢、分泌物呈酸性，易患老年陰道炎。會陰部肌肉鬆弛，子宮韌帶鬆弛，易發生子宮脫垂。

老年男性主要表現為睪酮分泌減少、陰莖變小、精液數量減少、精子活動能力下降及形態改變、前列腺增生等。性生活時老年男性因性腺腺體分泌減少、性器官感覺遲鈍及體力不足，從而引起老年男性陰莖勃起延遲、性欲反應下降等性功能減退的表現。60歲以後，部分男性出現更年期綜合徵，表現為倦怠、體重減輕、食欲減退、全身衰弱、易疲勞和容易激動等。性欲抑制通常伴隨性能力逐步喪失，不能集中注意力。老年人的性功能隨年齡增長而減退，並在性欲方面存在身心分離現象。老年人性功能減弱一般呈漸進性，但在嚴重軀體疾患或精神創傷後，可能呈階梯形下降。

## 第七節　內分泌系統

**一、內分泌系統組成和功能**

（一）內分泌系統組成

內分泌系統由內分泌腺、內分泌組織和內分泌細胞構成。內分泌腺又稱為內分泌器官，包括垂體、鬆果體、甲狀腺、腎上腺、性腺等。內分泌組織指散布在機體組織器官中的內分泌細胞團，如胰島、睾丸間質細胞、卵泡細胞、黃體、消化腺內的內分泌細胞等。內分泌腺無管腺，分泌的物質稱為激素，激素直接進入血循環，作用於特定靶器官。如圖2-10所示。

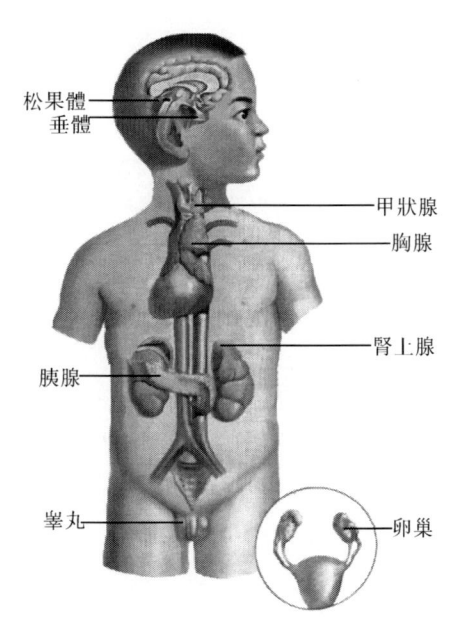

圖 2-10　人體內分泌器官

（二）內分泌系統功能

（1）維持內環境穩態：參與水電解質平衡、酸鹼平衡、體溫、血壓等調節，參與應激反應等，全面整合機體功能，維持內環境穩態。

（2）調節新陳代謝：參與調節組織細胞的物質中間代謝以及能量代謝，維持機體的營養和能量平衡，為各種生命活動奠定基礎。

（3）調節生長發育、衰老和成熟：促進組織細胞的生長、增殖、分化和成熟，參與細胞凋亡過程等，確保器官的正常生長發育和功能活動。

（4）調控生殖過程：調節生殖器官的成熟發育和生殖的全過程，維持生殖細胞的生成直到妊娠和哺乳過程，維護個體生命綿延和種系繁衍。

（三）內分泌系統分泌的主要激素

垂體：生長激素、促激素（如促甲狀腺激素、促腎上腺激素等）。

鬆果體：褪黑素。

甲狀腺：甲狀腺素（T4）、三碘甲狀腺原氨酸（T3）、降鈣素。

甲狀旁腺：甲狀旁腺激素。

胰島：胰島素、胰高血糖素。

腎上腺：腎上腺素、去甲腎上腺素、皮質醇、雄激素等。

卵巢：孕酮等。

睪丸：睪酮等。

## 二、內分泌系統的衰老表現

老年人內分泌系統從腺體組織結構到激素水準、功能活動均發生了一系列的變化。老年人內分泌腺的組織形態學改變主要表現為腺體重量減輕，結締組織增生、纖維化，血液供應減少。內分泌腺功能的主要變化是絕大多數內分泌腺的功能減退。其中最明顯的是三方面：女性雌激素缺乏和男性雄激素缺乏；腎上腺激素分泌減少；生長素和胰島素分泌缺乏。

主要變化為以下幾個方面：

（1）垂體重量減少20%，分泌的生長素和釋放的抗利尿激素減少。

（2）甲狀腺與甲狀旁腺重量減少、濾泡減少、纖維增生，並有炎症細胞浸潤和結節形成，腺體合成與分泌激素減少，活化維生素D3生成減少；雌激素水準下降，骨骼對甲狀旁腺激素的敏感性提高，促進骨吸收，從而導致老年骨質疏鬆。

（3）下丘腦局部供血減少、重量減輕、結締組織增生和細胞形態學改變；各種激素分泌減少和作用減弱，出現「日落綜合徵」和「遺忘綜合症」。

（4）腎上腺皮質以纖維化為特徵的退行性變，皮質與髓質細胞減少，腎上腺素皮質的貯備功能減退，皮質醇、醛固酮、性激素生成減少。

（5）卵巢萎縮，雌激素水準降低；睪丸萎縮，雄激素水準降低。

（6）胰島、胰島素及受體胰島素水準無下降，但受體組織對胰島素的敏感性下降，糖耐量進行性下降；應激狀態下易發生應激性血糖升高、糖尿病或糖尿病的急性併發症。

## 第八節　神經系統

### 一、神經系統組成和功能

神經系統是由神經元和神經膠質細胞構成，其基本結構和功能單位是神經元（神經細胞），具有感受刺激和傳導興奮的功能。神經系統分為中樞神經系統和周圍神經系統兩大部分。中樞神經系統包括腦和脊髓，分別位於顱腔和椎管內。周圍神經系統包括 12 對腦神經和 31 對脊神經，如圖 2-11 所示。周圍神經分佈於全身，把腦和脊髓與全身其他器官聯繫起來，使中樞神經系統既能感受內外環境的變化（通過傳入神經傳輸感覺信息），又能調節體內各種功能（通過傳出神經傳達調節指令），以保證人體的完整統一及其對環境的適應。

人體的結構與功能均極為複雜，體內各器官、系統的功能和各種生理過程都是在神經系統的直接或間接調節控制下，相互作用，相互影響，使人體成為一個完整的有機體，實現和維持正常的生命活動。同時，神經系統能接收內外環境的變化信息，對體內各種功能不斷進行調整，使人體適應體內外環境的變化。

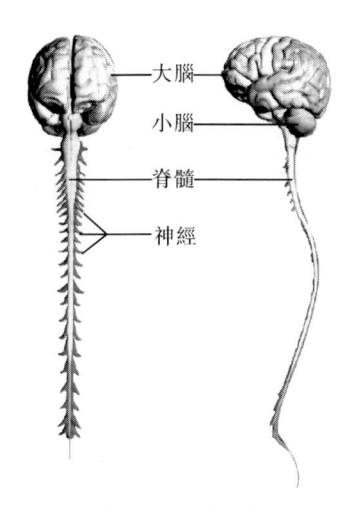

圖 2-11　神經系統

中樞神經系統包括位於顱腔內的腦和位於椎管內的脊髓。腦是中樞神經系統的頭端膨大部分，位於顱腔內。人腦可分為端腦、間腦、小腦、中腦、腦橋和延髓六個部分。我們通常把中腦、腦橋和延髓合稱為腦幹，如圖 2-12 所示。端腦包括左、右大腦半球。每個半球表層所覆蓋的灰質叫大腦皮質。其共有約 140 億個神經細胞。

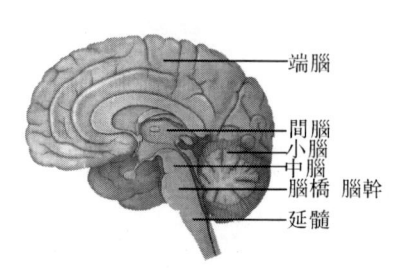

圖 2-12 腦的分佈

（1）大腦是人類最高級的「司令部」，各種機能活動的高級中樞，也是人類思維和意識活動的物質基礎。同時，大腦皮層是神經系統的最高中樞，其不同部位具有不同功能：有軀體感覺中樞、軀體運動中樞、聽覺中樞、視覺中樞等。同時，條件反射是大腦皮質最主要的功能。

（2）小腦可以調節軀體運動、軀體反射活動。小腦對隨意動作起著調節作用，使動作的力量、快慢與方向得到精準的控制。

（3）腦幹是脊髓與大腦間的上下通路。腦幹中存在許多反射中樞，有調節呼吸、循環活動的基本生命活動中樞，還有調節軀體運動反射的重要中樞，還有角膜反射、視覺反射、聽覺反射、姿勢反射等的重要中樞。

（4）脊髓呈前後稍扁的圓柱體，位於椎管內，上端在平齊枕骨大孔處與延髓相續，下端終於第 1 腰椎下緣水準，兩側發出 31 對脊神經根。

周圍神經系統聯絡於中樞神經和其他各系統器官之間，包括與腦相連的 12 對腦神經和與脊髓相連的 31 對脊神經。按其所支配的周圍器官的性質，周圍神經系統可分為分佈於體表和骨骼肌的軀體神經系統和分佈於內臟、心血管和腺體的內臟神經系統。

周圍神經的主要成分是神經纖維，包括傳入神經纖維（感覺神經）和傳出神經纖維（運動神經）。分佈於皮膚、骨骼肌、肌腱和關節等處，並將這些部位所感受的外部或內部刺激傳入中樞的纖維稱為軀體感覺纖維；分佈於內臟、心血管及腺體等處並將來自這些結構的感覺衝動傳至中樞的纖維稱為內臟感覺纖維。分佈於骨骼肌並支配其運動的纖維叫軀體運動纖維，而支配平滑肌、心肌運動以及調控腺體分泌的神經纖維叫做內臟運動纖維，由它們所組成的神經叫植物性神經。

**二、神經系統的衰老表現**

人類的神經系統達到自然成熟期（20~30 歲）以後，其生理功能即開始逐漸衰退，但一般非常緩慢。進入老年後，其衰老的速度明顯加快，這就是老年人容易發生各種神經系統老年性疾病的病理生理基礎。老年神經系統的功能不良可以是原發性、繼發性或是第三類的。這三種改變在老年人的人體中常相互影響，形成一系列複雜的神經系統功能障礙。

（1）老年神經系統功能不良的原因，見圖2-13。

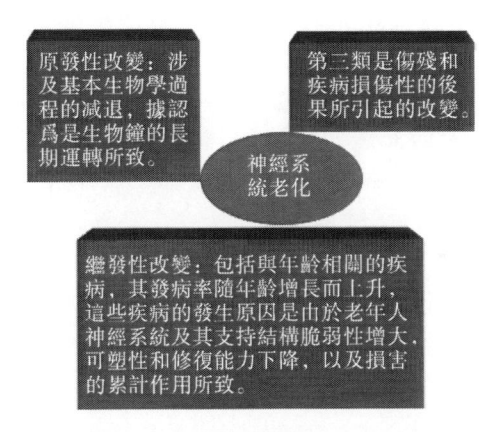

**圖2-13　老年人神經系統功能不良原因**

- 原發性改變：涉及基本生物學過程的減退，據認爲是生物鐘的長期運轉所致。
- 第三類是傷殘和疾病損傷性的後果所引起的改變。
- 繼發性改變：包括與年齡相關的疾病，其發病率隨年齡增長而上升，這些疾病的發生原因是由於老年人神經系統及其支持結構脆弱性增大，可塑性和修復能力下降，以及損害的累計作用所致。

（2）老年神經系統形態學改變，見圖2-14。

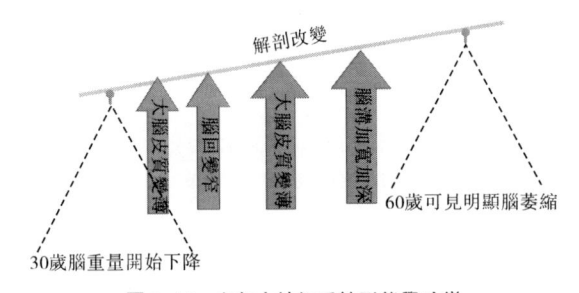

**圖2-14　老年人神經系統形態學改變**

解剖改變：大腦皮質變薄、腦回變窄、大腦皮質變薄、腦溝加寬加深；30歲腦重量開始下降；60歲可見明顯腦萎縮。

（3）神經系統老年性生物化學改變。

蛋白質：老年人腦內某些蛋白質含量隨年齡增長而降低，有些酶的活性也在降低。

脂類：老年人腦中的脂質如髓磷脂、神經節苷脂、膽鹼磷酸甘油酯以及膽固醇等也在降低。

核酸：舌下神經核內神經元的含量在20歲以後就開始下降直到80歲以上；老年人皮質區神經元的RNA濃度較低。

神經遞質膽鹼：老年人腦中膽鹼能受體減少。膽鹼能的缺失常與認知功能的受損有關。

兒茶酚胺和5-羥色胺：正常老年人可出現某些兒茶酚胺能神經元和5-羥色胺能神經元的結合能力喪失。這些神經遞質對內臟功能、情感和注意力具有控制和調節作用，並參與飲水、呼吸、心跳、體溫、睡眠和記憶中樞的調節過程。

γ-氨基丁酸和谷氨酸：谷氨酸脫羧酶活性在人類皮質區丘腦內隨年齡增大而下降

20%~30%，其活性在基底核區也有所下降。隨年齡增長，新皮質的γ-氨基丁酸攝取減少。這兩種神經遞質分別為抑制性和興奮性氨基酸，其代謝是相互關聯的。

（4）老年神經系統生理學改變。

正常情況下，腦通過葡萄糖氧化產生能量而行使功能，成年人的腦重僅占體重的2%，但消耗葡萄糖的量卻為身體的20%。上述神經系統形態學和生物化學方面的變化，必然會引起老年人腦部血流流速減慢，腦血流量與氧代謝率降低，神經生理功能減退，使老年人記憶力衰退，思維活動緩慢，行動不敏捷等。

## 第九節　感覺器官

### 一、感覺器官組成和功能

人體的感受器可以分為三類：外感受器、內感受器和本體感受器。外感受器分佈在皮膚、粘膜、眼和耳內，接受來自外界環境的刺激，如觸壓、溫度、光、聲等刺激；內感受器分佈在血管壁和內臟等處，接受刺激這些器官的物理和化學因素，如壓力、滲透壓、離子及化合物等刺激；本體感受器分佈於肌、肌腱、關節和內耳處，感受軀體運動、肌張力和平衡等刺激。

感覺器官是由感受器及其附屬結構共同組成的特殊器官，主要有視器、前庭蝸器、皮膚、嗅器、味器等。本章只介紹視器、前庭蝸器和皮膚。

（一）視器組成和功能

視器又稱眼，由眼球及其附屬結構構成，如圖2-15所示。人對外界環境的視覺感知是通過視覺器官和視覺中樞進行分析綜合形成的。感受光刺激的器官是眼。

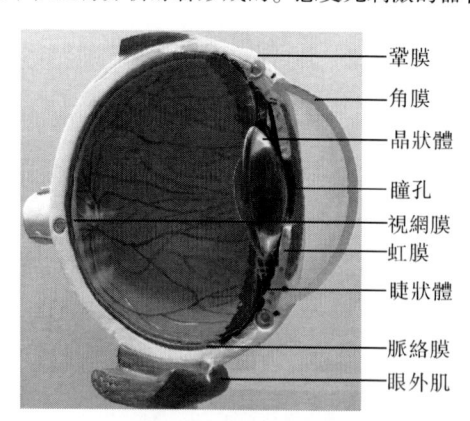

圖2-15　眼球矢狀切面

1. 眼球的結構和組成

眼球位於眼眶內，由眼球壁與眼內容物所組成。

（1）眼球壁。

眼球壁分為三層，外層為纖維膜，中層為血管膜，內層為視網膜。

纖維膜又有角膜和鞏膜之分。角膜位於纖維膜層前 1/6，透明、無血管，具有折光作用；有豐富的神經末梢，感覺靈敏。鞏膜位於纖維膜層後 5/6 部位，為白色堅韌不透明的厚膜，後端與視神經表面的硬膜相連。

血管膜位於鞏膜內面，由前向後可分為虹膜、睫狀體、脈絡膜三部分。虹膜位於角膜後方，呈圓盤狀，顏色因人種而異。中央的圓孔稱為瞳孔，是光線進入眼球的通道。虹膜內有兩種朝不同方向排列的平滑肌，使瞳孔縮小或擴大。睫狀體前方連接虹膜根，後方與脈絡膜相連，可調節晶體的曲度，以增加視覺清晰度。脈絡膜位於睫狀體後部，占血管膜的後 2/3，內有豐富的血管和色素細胞，其功能是供給眼球營養，吸收眼球內散射後的多餘光線。

視網膜是眼球壁的最內層。視網膜分為兩層，外層為色素上皮細胞，內層屬神經層。內外兩層間連接疏鬆，視網膜脫落常發生於此處。視網膜中心有一卵圓形黃色小點稱為黃斑，黃斑中央下陷處稱為中央凹，是視力最敏銳的地點。

（2）眼內容物。

眼內容物包括房水、晶狀體和玻璃體。三者都是無色透明、無血管分佈的，具有折光作用。

房水是一種無色透明的液體，具有維持眼內壓的作用，保證眼球的正常形狀和屈光能力。

晶狀體位於虹膜與玻璃體之間，無色透明而富有彈性，成雙凸狀，具有折光作用。

玻璃體呈透明膠凍樣，位於晶狀體和視網膜之間，具有維持眼球形狀和支持視網膜的作用。

2. 眼的輔助結構

眼的輔助結構有眼瞼、結膜、淚器、眼外肌。眼瞼俗稱「眼皮」，分上眼瞼和下眼瞼。兩側端的交角，在鼻側的稱為內眥，近耳側的稱為外眥。結膜為透明光滑的薄膜，覆在眼瞼內面的稱瞼結膜，覆在眼球表面的稱為球結膜。淚器由淚腺、淚小管、淚囊、鼻淚管組成。淚腺位於眼眶的上外側，分泌的淚液具有濕潤角膜、清除灰塵和殺菌的作用。眼外肌共有六條，即上、下、內、外四條直肌和上、下兩條斜肌。眼球的正常轉動由這六條肌肉相互協作而完成。如某條肌肉發生癱瘓，就會產生眼球斜視。

（二）前庭蝸器

前庭蝸器俗稱「耳」，又稱位聽器，是聽覺和位覺的感覺器官，由外耳、中耳、內耳組成。

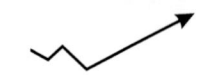

1. 外耳

外耳包括耳廓、外耳道、鼓膜三部分。耳廓有收集聲波的功能。外耳道是一彎曲的管道，內有毛囊、皮脂腺、耵聹腺。鼓膜為橢圓形的半透明白灰色薄膜，將外耳與中耳分隔。鼓膜隨音波振動把聲波刺激傳導到中耳。

2. 中耳

中耳包括鼓室、咽鼓管、乳突小房和乳突竇。鼓室內有聽小骨三塊，當聲波振動鼓膜時，三塊聽小骨會將聲波的振動傳入內耳。咽鼓管為中耳與鼻咽部的通道，中耳與外界空氣壓力可通過咽鼓管取得平衡。乳突小房位於外耳道後方，與中耳相通，故中耳感染時，易引起乳突炎。乳突竇是乳突小房中最大者，居鼓室後壁上，溝通鼓室與乳突小房。

3. 內耳

內耳由前庭器官、半規管和耳蝸組成。前庭器官可感受頭部位置改變的刺激，半規管可感受旋轉刺激，耳蝸可感受聲波刺激。前庭器官和半規管接受頭部位置改變和人體進行各種方向的旋轉運動的刺激後，使前庭神經產生傳入衝動，傳到中樞神經系統的有關部位，調節或改正身體的姿勢。耳蝸接受聲波刺激後，使聽神經產生神經衝動，傳到大腦皮層顳葉產生聽覺。如果聽神經或大腦皮層顳葉感受聲音有關的神經細胞功能減退或喪失，將造成神經性耳聾。

(三) 皮膚

皮膚覆於體表，是人體面積最大的器官，具有保護軀體、調節體溫、感覺、分泌、吸收、排泄等功能。皮膚由表皮、真皮、皮下組織三層組成。

1. 表皮

表皮是皮膚最外面的一層，平均厚度為 0.2 毫米，根據細胞的不同發展階段和形態特點，由外向內可分為 5 層：角質層、透明層、顆粒層、棘層、基底層。基底細胞有重要的再生修復作用。基底細胞間夾雜黑色素細胞，能產生黑色素。

2. 真皮

真皮分為乳頭層和網狀層。乳頭層內有豐富的神經末梢和毛細血管，如觸覺小體，能感受痛覺、溫覺、觸覺等感覺。網狀層有成團分佈的汗腺分泌部和導管、血管、神經等。

3. 皮下組織

皮下組織是位於真皮層下的疏鬆結締組織，有防止散熱、儲備能量和抵禦外來機械性衝擊的功能。

4. 附屬器官

汗腺：小汗腺分佈全身，可以分泌汗液，調節體溫。大汗腺主要位於腋窩、會陰等部位。

皮脂腺：皮脂腺可以分泌皮脂，潤滑皮膚和毛髮，防止皮膚乾燥及殺菌，青春期以後分泌旺盛，老年期分泌減退。

## 二、感覺器官的衰老表現

### (一) 視覺

老年人皮膚鬆弛，會出現眼瞼下垂和眼袋等現象。晶狀體病變可能會出現白內障、青光眼；玻璃體病變易出現「閃光感」「飛蚊症」；視網膜病變易出現老年性黃斑變性；淚器病變會出現眼乾、流淚症狀。

視覺器官發生的衰退性變化，主要表現為睫狀肌功能減退和晶狀體的調節能力下降；光的感受性降低，外界光線達到視網膜的亮度減弱，視力受到影響；暗適應的能力下降；深度視覺減退，判斷物體遠近和深淺的能力下降；辨色能力減退。

### (二) 聽覺

收集聲波和辨別聲音方向的能力降低；老年性耳聾，高音量說話，高頻性耳鳴；定位功能減退。

### (三) 味覺與嗅覺

味覺感受器的數量隨年齡大而減少，75 歲的老年人比 30 歲的青年人約少 1/3，故老年人味覺遲鈍，常感到食之無味，飯菜容易偏鹹。老年人的嗅覺也會減退，對香甜可口的食品不能感覺其香。味覺和嗅覺功能的減退，會直接影響老年人的食慾以及對食物的消化吸收。

### (四) 皮膚覺

皮膚皺紋增多、變深；腺體萎縮，皮膚乾燥、粗糙無光澤、脫屑；老年斑及色素沉著。皮膚覺包括觸覺和溫度覺。老年人的觸覺和溫度覺有所減退，常易碰傷或燙傷。

### (五) 平衡覺

由於前庭器官功能下降，老年人的平衡覺降低，故易摔倒而發生意外。老年人的活動場所應加防護措施，確保安全。

## 思考題

1. 人體九大系統的基本組成是什麼？
2. 簡述人體九大系統中各器官的衰老表現。

# 第三章　生命教育

## 學習目標

**知識目標**
1. 掌握面對死亡的心理變化。
2. 熟悉臨終關懷與臨終臨床診斷。
3. 瞭解死亡的定義。

**技能目標**
能識別人們面對死亡的不同階段的反應。

## 案例導學與分析

### 案例導學

#### 芥菜籽的故事

喬達彌是一位佛陀時代的少婦。她的第一個兒子在一歲左右就夭折了。她傷心欲絕，抱著小屍體在街上奔走，碰到人就問是否有藥可以讓自己的兒子復活。她碰到一位智者，智者告訴她，世上只有佛陀能夠為她創造奇跡。

因此，她找到佛陀，祈求讓兒子重生。佛陀說：「只有一種方法可以消除你的痛苦。你到城裡去，向一戶沒有死過親人的人家要一粒芥菜籽給我。」

喬達彌立刻動身往城裡去。她對第一戶人家說：「佛陀要我從一戶沒有死過親人的人家拿一粒芥菜籽。」「我們家已經有很多人過世了。」那個人如此回答。她於是又走向第二家，得到的回答是「我們家已經有無數的人過世了」。她又走向第三家、第四家⋯⋯最後她終於明白：佛陀的要求無法達到。

她把兒子的屍體抱到墳場作最後的道別，然後回到佛陀那裡。

「你帶回芥菜籽了嗎？」佛陀問。

「沒有，」她說，「我開始懂得您教我做這些事情的意義。悲傷讓我盲目，我以為只有我受到親人死亡的折磨。」

**分析：**

該故事說明了什麼？

## 第一節　認知死亡

### 一、死亡的必然性

《芥菜籽的故事》告訴人們，死亡是不可避免的。早在 2,000 多年前，司馬遷就在《報任少卿書》中寫道，「人固有一死，或重於泰山，或輕於鴻毛」。古希臘哲學家赫拉克利特說，我們身上的生和死、醒和夢、少和老始終是同一的。還有人說，生命中最確定的事是我們都會死亡，而最不確定的事是何時死亡。

### 二、死亡的定義

有人說，人的一生，會經歷三次死亡。

第一次，你的心臟停止跳動，呼吸停止，在生物學上被宣告死亡。

第二次，你被安葬，人們穿黑衣出席你的葬禮。他們宣告，你在這個世上不復存在，你從他們的人際關係網裡消失。

第三次，這個世界上最後一個記得你的人把你忘記。此時，你就真正地死去，整個宇宙都不再和你有關係。

人的生命具有自然、社會和精神的三重定義。因此，我們對生死的界定也必須從生物學、社會學和哲學三個層面展開。

#### （一）生物學意義上機體生命的有無

生命最初也是最基礎的形式就是生物學意義上的生命。在生物學意義上的生死界定就是機體的存活與死亡。

#### （二）社會學意義上自我意識的有無

人的生與死本質上取決於自我意識的有無以及社會角色的存在與否。從社會學的層面上講，生命個體一旦喪失自我意識，就無法進入社會角色，事實上就已經死亡。

#### （三）哲學意義上認知生存毀滅

從哲學的角度講，「生」更多的時候被理解為生存，「死」則被理解為生存的喪失。生與死不是一個事實，而是一個過程。死亡是直接存在於生之中的。因此，哲學定義生與死更多是以死來定義生，如「先行到死」「向死而生」，從中得出的人生意義並不因生與死相隨而變得灰暗，相反卻是積極進取的姿態。

## 第二節　人們面對死亡的心理變化

這裡主要介紹庫伯・羅斯的晚期患者心理發展理論。庫伯・羅斯的研究結果表明，當個體得知自己患有不治之症或疾病已經發展到晚期，沒有治愈希望，面臨死亡的時候，其心理發展大致會經歷以下5個階段（圖3-1）。

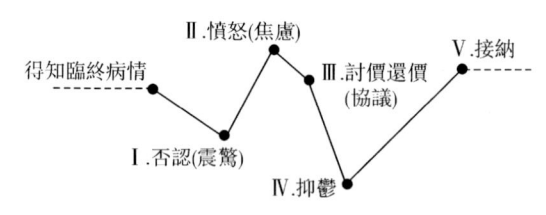

```
                Ⅱ.憤怒(焦慮)
                                        Ⅴ.接納
得知臨終病情          Ⅲ.討價還價
                      (協議)

        Ⅰ.否認(震驚)
                   Ⅳ.抑鬱
```

**圖3-1　庫伯・羅斯的晚期患者心理發展的5個階段**

（一）否認（震驚）

庫伯・羅斯對約200名晚期患者調查研究發現，大多數晚期患者在得知患了絕症的最初反應是「不，那不是我，那不可能是真的」。有的晚期患者堅持認為一定是醫生把診斷搞錯了，把其他患者的診斷報告誤當成他的了。不論晚期患者是在患病初期被告知真相，還是隨著日後疾病發展，晚期患者自己得知病情，他們最初的心理反應都是一樣的。晚期患者病情的否認是一種心理防禦反應，是個體得到令人震驚的壞消息時的心理緩衝。

（二）憤怒（焦慮）

當有關疾病的壞消息被證實後，晚期患者隨之而來的心理反應就是氣憤、暴怒和嫉妒。憤怒是急性焦慮的臨床表現。

在此階段的晚期患者總是很沮喪，「為什麼我這麼倒霉?!」特別是當晚期患者由於疾病而疼痛難忍或活動受到限制時，此時如果他看到電視中的歡快場面，就會很生氣並可能會動怒。對於晚期患者家屬和同事來講，處於憤怒階段的晚期患者很難照護。

（三）討價還價（協議）

晚期患者心理發展的第三階段是討價還價，其英語表達是 bargaining 一詞，該詞也可譯為協議。晚期患者這一階段的持續時間一般很短，而且反應亦不如前兩個階段明顯。

晚期患者討價還價的心理反應實際上是在試圖延緩死亡，是人的生命本能和生存慾望的體現。晚期患者在經歷了否認（震驚）和憤怒（焦慮）階段之後，先是傾向於想方設法延長生命，隨後是希望身體能有幾天沒有疼痛與不適，這是一種自然的心理發展過程。討價還價包含著孩童時「做好事可以獲得獎勵」的生活體驗，也包含著對自己生命最後期

限的模糊意識，以及含糊的自我承諾，即如果這次緩解請求得到准許，將不再提出任何要求。而事實上任何一位晚期患者都不會遵守自己的承諾。

在中國，晚期患者的討價還價多數是與命運討價還價。他們希望能找到高明的醫生及靈丹妙藥，或寄希望於醫學的重大突破。很多晚期患者在這一階段突出地表現為「求生盡責」，希望能延長生命以完成未竟事業，能為家人、單位或社會再做貢獻。

（四）抑鬱

隨著病情的發展，身體狀況進一步惡化，晚期患者此時不再否認他的病情，而開始接受更多令其痛苦與不適的治療措施。如果此時的治療效果不能令其滿意，身體更加虛弱，晚期患者的麻木、超脫、氣憤或者暴怒，全部被一種巨大的失落感取代。造成失落感的原因可以是具體的，如疾病的進一步惡化，身體某種功能的減弱或喪失，頻繁治療的痛苦，經濟負擔不斷加重，永遠失去得到更好工作與社會地位的機會，失業，家人無人照顧等。

晚期患者的失落、悲傷和沮喪，除上述原因外，還來自他們為最終告別這個世界做的準備。前者引發的是反應性抑鬱，後者引發的是預期性抑鬱。晚期患者的抑鬱是上述兩種抑鬱的復合。

處於抑鬱狀態的晚期患者通常表現為沉默及對周圍事物的冷漠反應。此時如果想使晚期患者對周圍事物產生興趣，一般不會達到預期的效果。

晚期患者的抑鬱對實現在安詳和寧靜中去世的目標是必不可少的，同時也是有益的。因為晚期患者只有經歷過內心的巨大痛苦和抑鬱才能達到接納死亡的境界。

（五）接納

如果晚期患者得到了有益的幫助並經歷了前面所講的心理發展各個階段，並有足夠的生存時間（排除突然死亡），他將進入一個嶄新的心理發展階段——「漫長旅程前的最後休息」。

心理學理論認為接納死亡或多或少地存在於每個人的生命過程中，如同弗洛伊德所講的「死亡本能」。

接納死亡是指一個正在走向死亡的人，平靜地接受死亡的到來的一種心理狀態。這種「接納」與「無能為力」和「無可奈何」的無助心理有本質的區別。「接納」代表了人的心理發展過程中最後一次對自我的超越，是生命最後階段的成長。

在這個階段，晚期患者不會心灰意冷，也不再抱怨命運，他仍然向他的親人和朋友以及他所能接觸到的人表達他以往的感受。此時他能回憶起許多往事和朋友。通常晚期患者表現為疲倦、虛弱，需要經常睡覺。

雖然庫伯・羅斯提出的關於晚期患者心理發展5個階段的理論被認為是晚期患者心理發展的疾病模式，但是在實踐中不少學者對此提出了批評與修正。不同性質的疾病可能影響不同晚期患者面對死亡時的感受，從而影響其心理反應。

實際上，由於晚期患者的文化背景、社會地位、人生觀（尤其是生死觀）、年齡、性

格、疾病種類、病程長短等方面的不同，其個體心理發展和行為反應差異很大，即並不是所有晚期患者的心理發展都表現為上述的 5 個階段。即使心理發展的 5 個階段在有的晚期患者中都存在，其表現順序也不盡相同，有的晚期患者的心理發展甚至會停留在某一階段直到生命的終點。

## 第三節　臨終關懷與臨終臨床診斷

### 一、臨終關懷

（一）臨終關懷的定義

臨終關懷（hospice care）譯為「安息護理」或「終末護理」等，也有學者稱之為「善終服務」或「安寧照顧」。臨終關懷是社會向臨終患者及其家屬提供的一種全面的照料服務，包括生理、心理等方面的照護，使臨終患者的生命得到尊重，病情得到控制，生活質量得到提高，家屬的身心健康得到保障，使患者能夠無痛苦、安寧、舒適地走完人生的最後旅程。因此，臨終關懷是一種服務，以臨終患者的生理、心理發展情況為基礎，為其提供全面照顧，以減輕患者和家屬精神壓力。

（二）臨終關懷的目的

（1）使臨終患者減少痛苦，生活質量得到提高，盡量舒適地走完人生的最後階段，並使家屬的身心得到照護。

（2）讓病人及家屬理智地、平靜地接受死亡，減少對醫院和醫務人員的誤解。

（3）合理分配醫療資源。

（三）臨終關懷的服務對象

臨終關懷的服務對象包括晚期患者及其家屬。

（四）臨終關懷的服務內容

臨終關懷服務不是單純的醫療、護理服務，而是醫療、護理、心理諮詢與輔導、健康教育、死亡教育、精神和社會支持、居喪照護、社會工作等多學科、多領域的綜合性服務。因此，臨終關懷服務是醫療保健服務高度專業化和全科化的統一。

臨終關懷的服務內容通常包括以下四個方面：

（1）疼痛的緩解和其他症狀的改善。

（2）心理疏導和精神關懷。

（3）社會支持。

（4）喪親服務。

### （五）臨終關懷的服務方式

從世界各國臨終關懷服務項目的發展情況來看，雖然臨終關懷發展具有國際性，但臨終關懷的服務方式卻有明顯的多元化和本土化特徵。例如，英國的臨終關懷服務以住院服務為主，包括全日制住院和日間住院；美國的臨終關懷服務則以家庭臨終關懷服務為主、住院為輔；亞洲的臨終關懷服務大多在綜合性醫院、專科醫院和各類護理院的專設病區或病房中開展，獨立的臨終關懷機構較少。

### （六）臨終關懷機構

臨終關懷機構（hospice facility）有廣義和狹義之分。廣義的臨終關懷機構是指所有從事臨終關懷工作的臨終關懷學術研究機構、教育培育機構和臨床服務機構。狹義的臨終關懷機構是指直接向晚期患者及其家屬提供各種臨終關懷服務的組織和團體。

臨終關懷機構的建設經歷了一個不斷適應各國和地區社會發展需求的本土化發展過程。目前國際上的臨終關懷機構有以下三種基本類型：

(1) 獨立的臨終關懷機構。
(2) 隸屬於醫院或其他醫療保健機構的臨終關懷病房。
(3) 家庭臨終關懷機構。

### （七）臨終關懷的發展歷史

(1) 1967 年，英國桑德斯博士在倫敦創辦人類歷史上第一所現代意義上的臨終關懷醫院——聖克里斯多弗臨終關懷院（Sait Christop her's Hospice）。

(2) 1982 年，中國香港在天主教醫院首先開展臨終服務。

(3) 1986 年，臺灣馬偕醫院成立安寧照顧籌劃小組。

(4) 1986 年，香港創立了善終服務促進會。

(5) 1987 年，中國大陸一家民辦腫瘤醫院開設臨終關懷病房，這是中國大陸的第一家臨終關懷醫院——北京松堂醫院的前身。

(6) 1988 年 7 月 15 日，天津醫學院（現天津醫科大學）成立了中國大陸第一個臨終關懷研究中心。

(7) 1988 年 10 月，南匯縣誕生了上海第一家臨終關懷醫院——南匯護理院。

(8) 1990 年 2 月，臺灣馬偕醫院建立了「貴寧病房」。

(9) 1991 年 9 月 6 日，中國衛生部決定把臨終關懷納入醫療衛生第三產業的服務範圍，標誌著臨終關懷這項崇高的人道主義事業將在中國醫院發展。

(10) 1992 年 6 月，中國大陸第一所民辦臨終關懷醫院——北京松堂醫院正式成立。

(11) 1993 年，中國成立全國性臨終關懷學術組織——中國心理衛生協會臨終關懷專業委員會。

(12) 2005 年 10 月 8 日，作為第一個世界臨終關懷及舒緩治療日，得到了世界數十個國家臨終關懷及舒緩治療組織的大力支持。

(13）截至 2017 年 6 月，中國大陸設有臨終關懷科的醫療機構 2,300 多家。

(14）2019 年，中國安寧療護試點市（區）增加到 71 個，標誌著中國對臨終關懷服務的探索進入新階段。

## 二、臨終臨床診斷

臨終階段（瀕死階段）是指患者臨終前的 6 個月（國際標準），這個階段的實際長短因病情及年齡的差異有所不同，有的幾分鐘，有的若干天、周、月。

1. 呼吸障礙

呼吸道分泌物增加，呼吸困難，出現鼻翼扇動或潮式呼吸的現象。未能及時抽吸痰液，造成患者呼吸不暢是常見的死亡誘因。

2. 血液循環障礙

血液循環變慢，血壓下降，四肢冰冷，心律失常。

3. 消化障礙

胃腸功能減退，腸蠕動減慢，出現噁心、食欲不振的現象。

4. 肌肉張力喪失

肌肉張力減弱或消失，軟弱乏力，大小便失禁，吞咽困難，有的患者可能出現肌肉強直的症狀。

5. 意識模糊

神志改變、意識障礙、嗜睡、意識模糊、昏睡、警覺度降低。

6. 疼痛加重

疼痛是臨終患者臨終前最明顯的症狀，嚴重影響患者的睡眠、飲食、活動和情緒。患者表現為煩躁不安，心率改變，呼吸改變，瞳孔散大，大聲呻吟，五官扭曲，眉頭緊鎖，眼睛睜大或緊閉等。

## 思考題

1. 瞭解臨終過程及不同人群面對死亡的心理狀態。
2. 對生死進行思考。

# 第四章　營養與飲食照料

## 學習目標

**知識目標**
1. 掌握老年人對營養的需求及飲食種類。
2. 掌握老年人飲食的特點及不良習慣。
3. 掌握不同類型老年人的營養補充原則。
4. 掌握觀察、協助老年人進食的方法。
5. 熟悉老年人的飲食常識與原則。
6. 熟悉老年人的進食體位。
7. 瞭解鼻飼老年人的進食照料方法及注意事項。

**技能目標**
1. 能為老年人搭配合理的飲食。
2. 能輔助老年人進食。

## 案例導學與分析

**案例導學**

測評：您的膳食合理嗎？

1. 您昨天吃的食物種類有12種嗎？
2. 您昨天攝入鮮奶或者酸奶等奶製品了嗎？
3. 您昨天的餐桌上有沒有大豆、豆製品？
4. 您昨天吃魚肉、雞肉或者豬瘦肉了嗎？
5. 您昨天運動了嗎？
6. 您昨天吃到3種以上顏色的蔬菜了嗎？
7. 您昨天吃水果了沒有？

8. 您昨天有沒有吃粗糧、雜糧？
9. 您昨天炒菜放的油是否少於30g？
10. 您昨天喝夠8杯水了嗎？

以上10項，每項10分，滿分100分。回答「是」，該項得分，回答「否」，該項不得分。60分以下為不合理；60~70分有待改善；80~90分為基本合理；100分為合理。

分析：

根據上面的測評標準評估自己的膳食狀況。

## 第一節 老年人對營養素及飲食種類的需求

### 一、老年人對營養素的需求

飲食是影響人體健康的重要因素，也是維持生命活動的基本條件。合理的飲食有利於老年人健康長壽。在日常生活中，我們不難發現有的老年人鶴髮童顏，身姿挺拔，精神抖擻，而有的老年人卻面黃肌瘦，步履蹣跚，彎腰駝背。老年人之間會出現這麼大的差異，與他們不同的日常飲食習慣密切相關。良好的飲食習慣能更好地保證老年人攝入營養素。老年人對營養素的需求如下：

（一）蛋白質

隨著年齡的增長，老年人體內的分解代謝增加，合成代謝減少，體內蛋白質逐漸被消耗。同時，老年人的器官功能出現不同程度的減退，影響了蛋白質的吸收和利用，故老年人應多攝入優質蛋白才能保證機體的正常運轉。若蛋白質攝入不足，會引起老年慢性營養不良綜合徵、貧血症和肌肉衰減綜合徵等疾病。

（二）脂類

脂類包括類脂和脂肪，是人體需要的重要營養素之一，也是細胞構成、轉化和生長必不可少的物質。中國營養學會建議成年人的膳食脂肪攝入量不宜超過全天總能量的30%，因為脂肪攝入過多，可引起肥胖、高血脂、高血壓、動脈粥樣硬化、冠心病等。老年人的膽汁酸分泌減少，酯酶活性降低，消化脂肪的能力減弱，故老年人更應控制脂肪的攝入量。

（三）糖類

糖類又叫碳水化合物，是人體熱能的主要來源，也是構成機體的重要物質，能為人體提供大約70%的能量。老年人由於體力活動減少，能量消耗減少，內分泌功能下降，胰腺分泌胰島素減少，對葡萄糖的耐受能力降低，因此容易患糖尿病。糖類攝入過多，在體內

可轉化為脂肪，易誘發高脂血症，故老年人應控制膳食中糖類含量的攝入。

（四）維生素

維生素是維持人體生命活動必需的一類有機化合物，也是保持人體健康的重要活性物質。根據維生素的溶解性，我們可以把維生素分為水溶性維生素和脂溶性維生素。水溶性維生素主要是維生素 B 族和維生素 C，脂溶性維生素主要是維生素 A、維生素 D、維生素 E、維生素 K。老年人只有堅持食物的多樣化才能保證攝入足量的維生素，如堅果、豆類、綠色蔬菜、魚肝油等都要有所補充。

（五）無機鹽

無機鹽又稱礦物質，是存在於人體內和食物中的礦物質營養素，包括鈣、鐵、鈉、鉀、磷、氯、鎂、銅、鋅等。礦物質主要參與並調節生物體的代謝活動，維持生物體內的酸鹼平衡。比如人們劇烈運動導致鹽分隨汗液丟失，必須及時補充鹽分才能緩解身體疲勞。根據《中國居民膳食指南（2016）》，成年人每日攝入鈉鹽 5~6g 為宜，老年人應減少鈉鹽攝入量，尤其是伴有心血管系統疾病的老年患者。但老年人對鈣的吸收和利用能力下降，容易患骨質疏鬆症，所以要保證鈣的攝入，每日至少攝入 600mg。老年人也要適量補充其他維生素，以維持機體的平衡。

（六）水

水是生命之源，是最重要的營養物質。自然界的一切生命現象都離不開水，水對於人體的重要性勝過其他營養素。老年人細胞內液量減少，飲水慾望減退，會加重體內水分不足。因此老年人應養成良好的飲水習慣，每日攝入水量在 2,000ml 左右，少量多次。老年人清晨飲適量溫水，有利於刺激食慾、促進血液循環。

（七）膳食纖維

膳食纖維對促進人體消化和排泄具有重要作用。老年人消化系統功能減弱，平滑肌緊張性降低、蠕動緩慢，故老年人便秘的發病率增高。適量的膳食纖維攝入可刺激腸蠕動，能有效地預防老年性便秘。所以我們應在老年人每日的膳食中安排一定的膳食纖維，如粗糧、豆類、水果、蔬菜等。

## 二、老年人的飲食種類

（一）食物多樣、穀物為主

（1）每天的膳食應包括谷薯類、蔬菜水果類、畜禽魚蛋奶類、大豆堅果類等食物。

（2）每天攝入谷薯類食物 250~400g，其中全穀物和雜豆類 50~150g，薯類 50~100g。

（3）平均每天攝入食物 12 種以上，每週攝入食物 25 種以上。其中，谷薯類和雜豆類的食物品種數平均每天攝入 3 種以上，每週攝入 5 種以上；蔬菜、菌藻和水果類的食物品種數平均每天攝入 4 種以上，每週攝入 10 種以上；魚、蛋、禽肉、畜肉類的食物品種數平均每天攝入 3 種以上，每週攝入 5 種以上；奶、大豆、堅果類的食物品種數平均每天攝

入 2 種，每週攝入 5 種以上。按照一日三餐食物品種數的分配，早餐攝入 4~5 個品種，午餐攝入 5~6 個食物品種；晚餐攝入 4~5 個食物品種；零食攝入 1~2 個品種。

(二) 多吃蔬果、奶類、大豆

(1) 每餐有蔬菜。保證老年人每天攝入 300~500g 蔬菜，其中深綠色蔬菜應占 1/2，蔬菜顏色應多於 3 種。

(2) 每天吃水果。保證老年人每天攝入 200~350g 的新鮮水果，果汁不能代替鮮果。

(3) 吃不同種類的奶製品，相當於每天攝入液態奶 300g。

(4) 經常吃豆製品和堅果。老年人應每天攝入大豆 25g 以上，並吃適量堅果。

(三) 適量吃魚、禽、蛋、瘦肉

(1) 要適量攝入魚、禽、蛋和瘦肉。

(2) 每週吃魚 280~525g，畜禽肉 280~525g，蛋類 280~350g，平均每天攝入此類食品總量 120~200g。

(3) 吃雞蛋不棄蛋黃。老年人一週攝入雞蛋 4~5 個，不超過 7 個。

(4) 少吃肥肉、燻熏肉和腌製肉製品。

(四) 少鹽少油，控糖限酒

(1) 老年人應培養清淡飲食習慣，少吃高鹽和油炸食品。老年人每天攝入食鹽不超過 6g，攝入烹調油 25~30g。

(2) 老年人應控制糖的攝入量，每天不超過 50g，最好控制在 25g 以下。老年人每日攝入反式脂肪酸不超過 2g。

(3) 足量飲水。老年人每天飲水 7~8 杯。提倡飲用白開水和茶水，不喝或者少喝含糖飲料。

(4) 老年人不應該飲酒。

## 第二節　老化對飲食的影響及老年人的不良飲食習慣

**一、老化對老年人飲食的影響**

1. 生理功能減退，影響營養物質的攝入

老年人身體老化，新陳代謝變慢，牙齒缺損，咀嚼和消化能力下降，排泄功能下降，影響老年人對營養物質的攝入。

2. 感官反應遲鈍，影響身體的需求

視覺和味覺反應遲鈍，常常無法反應身體對食物、水的真實需求。

3. 肢體活動減少，影響消化和吸收

老年人肌肉萎縮，關節退化，脂肪量增加，運動系統功能減退，肢體活動受限，能量消耗減少，影響他們的消化、吸收功能。

4. 負面情緒增多，影響飲食習慣

隨著年齡的增長和角色的轉變，退休、喪偶、空巢、患疾病的老年人，容易產生抑鬱、焦慮、孤獨等情緒，這些負面情緒對老年人的飲食習慣影響較大。

5. 疾病和藥物影響食慾和營養素的吸收

隨著年齡的增加，多數老年人存在不同程度和不同類別的慢性疾病，並長期服用多種藥物，這些都會對食物的攝取和營養素的吸收產生影響。例如，藥物會導致多種不良反應，影響食慾或干擾營養素的吸收。

## 二、老年人的不良飲食習慣

1. 常吃泡飯

有些老年人經常吃水泡飯、湯泡飯，認為既方便又有助於消化，殊不知吃泡飯不僅不利於食物消化，反而會影響正常的消化程序和規律。因為吃泡飯往往使食物還沒有得到咀嚼，形成糜團，就滑到胃裡去了，所以吃泡飯不利於食物的消化。同時，泡飯中的湯和水還可衝淡胃液，影響消化和吸收。

2. 多食少餐

每天就餐次數在 3 次或 3 次以下的老年人中，肥胖患者和膽固醇增高者所占比例很大。專家分析認為，空腹時間越長，體內脂肪積聚的可能性就越大。

3. 晚餐過遲

老年人吃晚飯的時間過遲，並且進食難消化的食物，會加重膽固醇在動脈壁上的沉積，導致動脈硬化的發生。

4. 喜吃精糧

有些老年人不吃糙米粗糧，只吃精米白面，殊不知在稻麥的麩皮裡，含有多種人體需要的微量元素和食用植物纖維素（膳食纖維）。若經過加工，這兩種元素就大大減少。膳食纖維能促進膽固醇的排泄，使血液中的膽固醇含量降低。食物太精細，膳食纖維含量太少，不容易讓人產生飽腹感，往往會使老年人過量進食而發生肥胖。因此，長期進食精糧的老人，其血管硬化、高血壓的發病率較高。

5. 飯後馬上吃水果

有些老年人喜歡飯後吃水果，認為有助於消化，其實這並不科學。水果含有大量的單糖類物質，很容易被小腸吸收，但若被飯菜阻塞在胃中，往往會因為腐敗而形成脹氣，導致胃部不適。正確的做法是在飯前 1h 或飯後 2h 食用水果。

## 第三節　老年人的飲食常識與飲食原則

### 一、老年人的飲食常識

(一) 食品安全常識

老年人要保證飲食安全，就必須重視食材的選購。老年人在日常生活中應提高對食品安全的警惕性，增強食品安全意識，這樣才能提高生活質量。下面筆者為大家介紹食品安全防範措施。

(1) 注意看經營者是否有營業執照，其主體資格是否合法。
(2) 注意看食品包裝標示是否齊全，注意食品外包裝是否標明商品名稱、配料表等。
(3) 注意看食品的生產日期或失效日期，注意食品是否超過保質期。
(4) 看散裝食品經營者的衛生狀況，注意有無健康證、衛生合格證等相關證照。
(5) 注意同類同種食品的市場比價，理性購買「打折」「低價」「促銷」食品。
(6) 購買肉製品、腌臘製品最好到規範的市場、「放心店」購買，慎購遊商（無固定營業場所）銷售的食品。
(7) 妥善保管好購物憑據及相關依據，以便發生消費爭議時能夠提供維權依據。

(二) 如何判斷偽劣食品

偽劣食品猶如過街老鼠，人人喊打。但在日常購物時，老年人卻難以識別。「偽劣食品防範七字法」以通俗易懂的方式引導消費者強化食品安全自我防範意識。

1. 防「豔」

對顏色過分豔麗的食品要提防，如目前上市的草莓又大又紅又亮、咸菜梗亮黃誘人、瓶裝的蕨菜鮮綠不褪色等。老年人要留個心眼，這些食品是不是在添加色素上有問題。

2. 防「白」

食品凡是呈不正常、不自然的白色，多數會有漂白劑、增白劑、麵粉處理劑等化學品的危害。

3. 防「長」

老年人應盡量少吃保質期過長的食品。3℃貯藏的包裝熟肉類產品，經過巴氏殺菌的，其保質期一般為 7~30 天。

4. 防「反」

老年人應防範反自然生長的食物。這類食物如果食用過多可能對身體健康產生不良影響。

5. 防「小」

老年人要提防小作坊式加工企業的產品，這類企業的食品平均抽樣合格率最低，容易發生食品安全事件。

6. 防「低」

低是指在價格上明顯低於一般價格水準的食品。價格太低的食品大多有「貓膩」。

7. 防「散」

散就是散裝食品。有些集貿市場銷售的散裝豆製品、散裝熟食、醬菜等可能來自地下加工廠。

(三) 如何清洗果蔬上的農藥

1. 水洗浸泡法

污染蔬菜的農藥品種主要為有機磷殺蟲劑。有機磷殺蟲劑難溶於水，因此此種方法僅能去除部分污染的農藥。水洗是清除蔬菜、水果上其他污物和去除殘留農藥的基礎方法。我們一般先用水沖洗掉表面污物，然後用清水浸泡，浸泡時間不少於 10min。

2. 清洗後鹼水浸泡法

有機磷殺蟲劑在鹼性環境下分解迅速，所以此方法能有效地去除農藥污染，可用於各類蔬菜、瓜果。方法是先將表面污物沖洗乾淨，浸泡到鹼水中（500ml 水中加入食用小蘇打 5~10g）5~15min，然後用清水沖洗 3~5 遍。

3. 儲存法

農藥隨著時間能緩慢分解為對人體無害的物質。因為空氣中的氧與蔬菜中的酶對殘留農藥有一定的分解作用，所以對易於保存的蔬菜、瓜果可以通過一定時間的存放，減少農藥殘留量。

## 二、老年人的飲食原則

(一) 飲食四「度」

1. 速度

隨著年齡的增長，人體內分泌功能趨於緩慢，胃腸道的消化功能亦會降低，故老年人進食時應該細嚼慢嚥，擴大食物和腸壁接觸面積，以使有限的消化液充分發揮作用。

2. 飽度

老年人消化能力下降，如若每餐吃得很飽，食物不能全部被消化，經細菌發酵後產生氣體，容易使人感到腹脹。

3. 溫度

老年人進食過冷或過燙的食物都會對消化道產生刺激，從而影響消化功能。老年人經常進食過燙的食物，容易損傷口腔黏膜，也易增加老年人患食道癌的風險。

4. 硬度

老年人胃酸、唾液澱粉酶等分泌減少，腸道蠕動減弱，消化能力較差。食物若過於粗糙堅硬，則不易消化。

（二）飲食原則

1. 少吃生的食物

沒煮熟或者生的食物容易沾染細菌和病菌。如果把食物煮熟後再食用，既消滅了細菌和病菌，又有利於消化。

2. 避免食用死物

隨著年齡的增長，老年人免疫力大大降低，而死物容易受到細菌感染，老年人食用後容易食物中毒。

3. 少吃辛辣的食物

辛辣的食物容易造成人體內水分與電解質的不平衡，且常吃辛辣的食物容易出現口乾舌燥、火氣大等症狀。

4. 限制油脂的攝取

攝取油脂要以植物油為主，避免肥肉、動物油脂，少吃油炸食物。

5. 種類多樣

老年人每天攝入的食物種類應多樣化，才能做到營養豐富全面。

6. 清淡飲食

老年人脾胃虛弱，消化能力也較弱，宜清淡飲食。老年人不宜吃肥膩、過咸的食物。

7. 多飲水

隨著年齡的增長，老年人對口渴的敏感度下降，因此身體更加容易缺水。缺水會引起老年人便秘和內分泌失調，故老年人應多飲水。正確的方式是：白天多飲水，夜晚避免喝水，以減少起夜的次數。

## 第四節　不同類型老年人的營養補充原則

### 一、高血壓老年人的營養補充原則

1. 限制熱量，避免肥胖

肥胖是導致高血壓的重要因素，且肥胖者的高血壓發病率比正常體重者高。限制熱量攝入是控制血壓的重要措施。輕度肥胖者應控制熱量的攝入，增加體力活動。肥胖者應節食減肥。高血壓老年人忌吃高熱量食物，如巧克力、葡萄、蔗糖等。

2. 攝入適量蛋白質

蛋白質的代謝產物可導致血壓波動，故高血壓老年人應限制動物蛋白質的攝入。在調配飲食時，高血壓老年人應盡量選擇優質蛋白質。含動物蛋白的食物有魚肉、雞肉、牛肉、雞蛋白、牛奶、豬瘦肉等。

3. 選擇多糖類食物

進食多糖類及膳食纖維豐富的食物，如糙米、標準粉、玉米、小米等均可促進腸蠕動，促進膽固醇的排出，對預防高血壓有利；而葡萄糖、果糖及蔗糖等可升高血脂，應少用。

4. 適當補鉀、補鈣、補鎂

鉀能減小鈉的不利作用，因此高血壓老年人在限鈉時應注意補鉀，鉀鈉比至少為1.5∶1。高血壓老年人應攝入含鉀量高的食物，如新鮮綠色蔬菜、豆類、香蕉、梅等。鈣與血管的舒縮功能有關。高血壓老年人補鈣可使血壓下降，所以要多攝入富含鈣的食品，如牛奶、豆類等。高血壓老年人增加鎂的攝入，能使外周血管擴張，血壓下降。鎂含量較高的食物有黃豆、黑豆、香菇、菠菜、桂圓、紫菜等。

5. 補充維生素 C

維生素 C 可使膽固醇氧化為膽汁酸排出體外，改善人體心臟功能和血液循環。高血壓老年人應保證每天食用新鮮蔬菜 400～500g，水果 100～200g。

6. 飲茶限酒

茶葉尤其是綠茶對防治原發性高血壓有效。而高血壓老年人在服用降壓藥的同時飲酒，可出現血壓嚴重升高、心肌梗死、休克等症狀，過量飲酒則會增加中風的危險，因此高血壓病老年人最好禁酒。

## 二、糖尿病老年人的營養補充原則

1. 減少脂肪攝入

防止或延緩血管併發症的發生與發展是治療糖尿病的原則之一。糖尿病老年人減少飲食脂肪能減緩血管堵塞和動脈硬化的產生，其飲食中脂肪占總能量的比例在 20%～30% 為宜。動物脂肪含飽和脂肪酸較多（魚油除外），攝入過多可引起血脂升高和動脈硬化，糖尿病老年人應嚴格控制。

2. 食物多樣化

維生素和礦物質是調節人體生理功能不可缺少的營養素。糖尿病老年人需要補充的營養素主要有抗氧化維生素（維生素 C、維生素 E 和 β-胡蘿蔔素等）和鋅、鉻、硒等微量元素。糖尿病老年人的食物應多樣化，以保證各種營養素的攝入。

3. 適當補充膳食纖維

膳食纖維可降低人體餐後血脂、血糖水準，增加飽腹感，防止肥胖。糖尿病老年人每日的膳食纖維攝入量以 30g 左右為宜。膳食纖維的主要來源是蔬菜、水果、豆類等。

4. 少食多餐

糖尿病老年人一日至少保證三餐，且早、中、晚餐的能量按 20%～30%、40%、30%～40% 的比例來分配。注射胰島素或易發生低血糖者，要在三餐之間加餐。加餐量應從正餐的總能量中扣除，做到加餐不加量。不用胰島素治療的老年人也可以酌情少食多餐，分散

進食，以降低餐後血糖。糖尿病老年人用餐時要專心，細嚼慢嚥，要清楚自己所吃的每種食物，避免在無意中吃下過多的食物。

5. 限制飲酒

對糖尿病老年人來說，飲酒不利於糖尿病的控制，空腹飲酒還會引起低血糖。因此，血糖控制不佳的老年人不應飲酒。

### 三、痛風老年人的營養補充原則

1. 限制嘌呤

尿酸是嘌呤的代謝終產物，主要由細胞代謝分解的核酸，其他嘌呤類化合物及食物中的嘌呤經酶的作用分解而來。痛風老年人應長期控制嘌呤含量高的食物。痛風急性發作期，老年人應選用低嘌呤飲食，每天嘌呤攝入量在 150mg 內。根據食物嘌呤含量的不同，食物分為以下四類。

（1）含嘌呤最多的食物（每 100g 含嘌呤 150～1,000mg），如動物內臟、沙丁魚、鳳尾魚、魚卵、濃肉湯等。

（2）含嘌呤較多的食物（每 100g 含嘌呤 75～150mg），如鯉魚、大比目魚、鱈魚、鱸魚、貝殼類、熏火腿、豬肉、牛肉、野雞、鴿子、鴨、野鴨、鵪鶉、鵝、綿羊肉、兔、火雞、鹿肉、鰻魚、鱔魚、淡雞湯、淡肉湯、淡肝湯等。

（3）含嘌呤較少的食物（每 100g 含嘌呤小於 75mg），如蘆筍、菜花、菠菜、龍鬚菜、四季豆、青豆、鮮豌豆、菜豆、菠菜、蘑菇、麥片、青魚、鮮魚、蛙魚、金槍魚、白魚、龍蝦鱔魚、雞肉、火腿、羊肉、淡牛肉湯、花生。

（4）含嘌呤很少的食物（每 100g 含嘌呤小於 30mg），如鮮奶、奶酪、蛋、各種水果、可可、咖啡、茶、海參、果汁飲料、豆漿、糖果、蜂蜜、富強粉、精磨稻米、玉米、紫菜頭、卷心菜、胡蘿蔔、芹菜、黃瓜、茄子、冬瓜、土豆、山芋、萵筍、西紅柿、蔥頭、白菜、南瓜、果醬。

2. 限制能量攝入

痛風與肥胖、糖尿病、高血壓及高脂血症關係密切，故痛風老年人應限制能量、降低體重。痛風老年人切忌減肥過快，否則會加速脂肪分解，易誘發痛風。

3. 適量攝入脂肪和蛋白質

標準體重時，痛風老年人每天的蛋白質按 0.8～1.0g/kg 供給，全天為 40～65g，並以植物蛋白為主。動物蛋白可選用牛奶、雞蛋。盡量不選用肉類，如一定要用，老年人可採用水煮肉的方式，棄湯後食肉可減少嘌呤攝入。肉類每天的攝入量應限制在 100g 以內。此外，脂肪會減少尿酸正常排泄，也應適當控制，每天的攝入量在 50g 左右。

4. 足量維生素

多吃蔬菜、水果等維生素含量高的食物。維生素 C 可促進人體內尿酸鹽溶解，有利於

尿酸排出。建議痛風老年人每天攝入蔬菜 1,000g，水果 4~5 個；限制鈉鹽，每天 2~5g。

5. 多飲水

痛風老年人每天的飲水量應維持在 2,000ml 以上，最好達到 3,000ml，以保證尿量，促進尿酸的排泄。

6. 禁用刺激性食物

禁止飲酒或攝入辛辣食品，可適量選用咖啡、茶葉和可可。

**四、高血脂老年人的營養補充原則**

1. 限制飲酒

酒可直接干擾機體的能量代謝，加重病情。高血脂病人在服用降糖藥的同時飲酒，可使血糖驟降，誘發低血糖，影響治療。此外，酒精可以加快降糖藥的代謝，使其半衰期明顯縮短，影響藥物的療效。因此，高血脂老年人必須限制飲酒。

2. 適量攝入富含膳食纖維的食物

膳食纖維是不能為人體消化吸收的多糖，對人體有顯著的健康益處。高血脂老年人適當攝入富含膳食纖維的食物，可降低餐後血糖，改善葡萄糖耐量。

3. 適量攝入糖與澱粉

糖與澱粉統稱碳水化合物，碳水化合物總量越大，升糖的潛力就越大。所以，控血糖的關鍵點就是不要吃過多的甜食和澱粉類食物。

4. 用粗加工食物代替精加工食物

食物加工得越精細，打得越碎，烹煮得越軟爛，消化就越容易，高血脂老年人餐後的血糖上升速度就越快。相反，那些不夠軟爛、需要細細咀嚼的烹調食物，有利於保持餐後血糖水準的穩定。

# 第五節　老年人的進食體位

合理的飲食與營養有助於老年人維持各項生理功能，提高機體免疫力，而不良的飲食習慣會使老年人營養失衡，甚至導致各類疾病。因此，養老護理師應掌握飲食與營養的相關知識，正確評估老年人的飲食與營養狀況，採取適宜的方式實施飲食照料。

老年人的進食體位是指養老護理師根據老年人的自理能力及病情，對其採取適宜的進餐姿勢。老年人採取適宜的進食體位，有利於增進食欲，增強營養攝入；同時也能避免引發嗆咳、誤吸、噎食、甚至窒息等意外事故。

生活完全能夠自理的老年人，進食時盡量採取坐位；生活不能自理的老年人，養老護理師應協助老年人採取比較舒適的進餐姿勢；不便下床的老年人，可採取坐位或半坐位，

並於床上擺放小餐桌進餐；臥床的老年人，可採取側臥位或仰臥位（頭偏向一側），並給予適當支撐。

一、輪椅坐位（適用於下肢功能障礙者）

首先，養老護理師使輪椅扶手與床呈30°左右的夾角，固定腳剎，抬起腳踏板，並叮囑老年人用雙手環抱養老護理師的頸部。隨後，養老護理師用雙手環抱老年人的腰部或腋下，協助老年人坐起，使其雙腿下垂、兩腳置於地面，再用膝部抵住老年人的雙膝部位，挺身帶動老年人站立並向輪椅移動，使老年人坐在輪椅中間，後背緊靠椅背。最後，養老護理師要為老年人繫好安全帶（見圖4-1）。

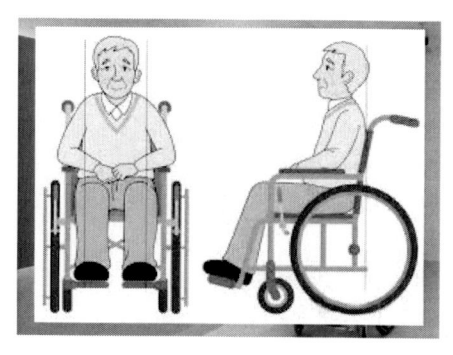

圖4-1 輪椅坐姿

二、床上坐位（適用於下肢功能障礙者）

養老護理師協助老年人在床上坐起，將靠墊或軟枕墊於老年人後背及膝下，確保坐位穩定且舒適，並在床上放置小餐桌（見圖4-2）。

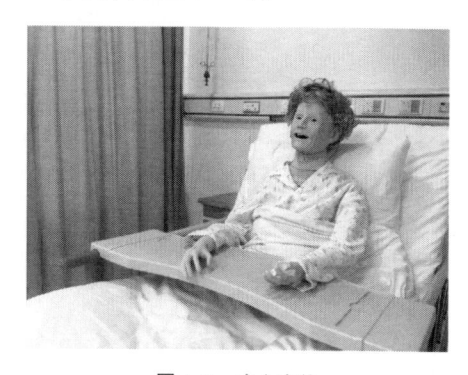

圖4-2 床上坐位

### 三、半臥位（適用於生活部分自理的老年人）

使用可搖式床具時，養老護理師將老年人的床頭搖起，抬高至與床具水準面呈 30°～45°角。使用普通床具時，養老護理師可將棉被或靠墊置於老年人的背部幫助其上身抬起。採用半臥位時，養老護理師應在老年人的身體兩側及膝下墊軟枕以確保體位穩定（見圖 4-3）。

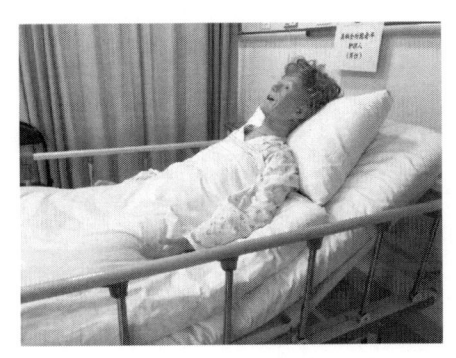

圖 4-3　半臥位

### 四、側臥位（適用於生活完全不能自理的老年人）

使用可搖式床具時，養老護理師可將老年人的床頭搖起，抬高至與床具水準面呈 30°角。養老護理師用雙手分別扶住老年人的肩部及髖部，使老年人面向養老護理師側臥，並在老年人的肩部、背部及臀部墊軟枕（見圖 4-4）。一般採取右側臥位。

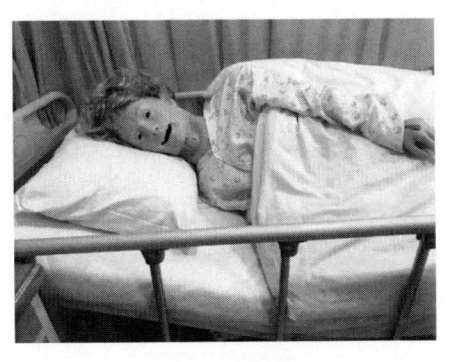

圖 4-4　側臥位

## 第六節　老年人的進食觀察及進食協助

### 一、老年人的進食觀察要點

（一）進食時間、頻次和量

1. 進食時間

養老護理師根據老年人的生活習慣，合理安排進餐時間。早餐一般為上午07：00—08：00，午餐為中午11：30—12：30，晚餐為下午17：00—18：00。

2. 進食頻次

老年人為了適應其肝糖原儲存減少及消化吸收能力降低等特點，除了保證一日三餐正常進食外，還可適當在兩餐之間或睡前補充一些糕點、牛奶等。

3. 進食量

養老護理師根據老年人的活動量，將其每天的進食量均衡地分配到三餐中。

主食宜粗不宜細。老年人每日可進食谷類200g左右，並適當地增加粗糧的比例。

蛋白質宜精。每日由蛋白質供給的熱量應占總熱量的15%；可按每千克體重1~1.5克供給。

脂肪宜少。老年人應將脂肪供給的熱量控制在20%~25%。每日烹調用油20克左右，以植物油為主。但是，脂肪也不宜過少，否則會影響脂溶性維生素的吸收。

維生素和無機鹽應充足。老年人應多吃新鮮瓜果、綠葉蔬菜，每天不少於300克，因為這是維生素和無機鹽的主要來源。

適宜的進食量有利於維持人體正常的代謝活動，增強機體的免疫力，提高老年人的防病、抗病能力。

（二）進食速度和溫度

老年人進食速度宜慢。慢速進食有利於食物的消化和吸收，也能防止老年人在進食過程中發生嗆咳或噎食。

老年人由於唾液分泌減少、口腔黏膜變薄、變敏感，因此不宜進食過熱的食物。但老年人也不宜進食過冷的食物。過冷的食物容易傷害脾胃，造成消化不良。故老年人的飲食以溫熱為宜。

### 二、協助老年人進食

協助老年人進食的技能操作步驟與流程見圖4-5。

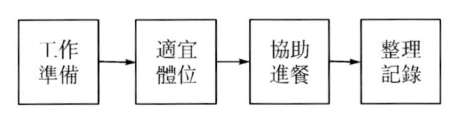

```
工作準備 → 適宜體位 → 協助進餐 → 整理記錄
```

**圖 4-5　協助老年人進食的技能操作步驟與流程**

1. 工作準備

（1）物品準備：餐具（碗、筷、湯匙）、食物、圍裙、毛巾、手帕或紙巾、小餐桌、水杯。

（2）環境準備：安靜整潔，溫、濕度適宜，房間內無異味。

（3）養老護理師準備：整理服裝，洗淨雙手。

養老護理師詢問老年人是否需要排便，並根據需要協助其排便；協助老年人洗淨雙手，帶上義齒，協助老年人服用餐前藥物；向老年人介紹本次進餐食物，並詢問有無特殊要求。

2. 適宜體位

養老護理師根據老年人的病情及自理能力狀況協助老年人採取適宜的進食體位。在進餐前，養老護理師為老年人穿上圍裙或將毛巾墊在老年人胸前。

3. 協助進餐

（1）養老護理師將準備好的食物盛入老年人的餐盤中並擺放在餐桌上。

（2）養老護理師鼓勵能夠自己進餐的老年人自行進餐；指導老年人上身坐直並稍向前傾，頭稍向下垂；叮囑老年人用餐時應細嚼慢嚥，進食期間不要講話，以免發生嗆咳。

（3）對於不能自行進餐的老年人，養老護理師可協助餵飯。養老護理師先用手腕部觸及餐具外壁，感受食物溫度，待溫度適宜時，再給老人餵食。用湯匙餵食時，食物量為湯匙的 1/3。養老護理師要在老年人完全吞嚥後再餵食下一口。

（4）對於有視力障礙的老年人，養老護理師首先要向其說明餐桌上的食物種類和食物擺放位置，並幫助其用手觸摸以便確認，再將湯勺放到老年人手中。對於易引起燙傷的食物，養老護理師要提醒其注意。此外，老年人進食魚類時，養老護理師要協助剔除魚刺。

4. 整理記錄

（1）進餐後，養老護理師協助老年人漱口，並用毛巾擦乾唇部水漬。

（2）叮囑老年人進餐後不要立即平臥，要保持進餐體位 30min 再臥床休息。

（3）整理床鋪，收好用物。

（4）使用流動水清潔餐具並放回原處備用。必要時對餐具進行消毒。

## 第七節　鼻飼老年人的進食照料

### 一、鼻飼的基本知識

鼻飼即鼻飼法，是指經鼻腔將導管置入胃內，並通過導管注入維持人體代謝所需營養素的一種方法。對於不能經口進食的老年人，養老護理師從胃管注入流質食物、腸內營養素或藥物，從而保證老年人攝入足夠的營養、水分和藥物，滿足老年人機體的需要，幫助其早日康復。根據老年人的消化能力、身體需要，鼻飼飲食可分為混合奶、勻漿混合奶和要素飲食三類。

（一）混合奶

混合奶是用於鼻飼的流質食物，適用於身體虛弱，消化功能差的鼻飼老年人。混合奶的主要成分有：牛奶、豆漿、雞蛋、藕粉、米粉、豆粉、濃肉湯、雞湯、奶粉、麥乳精、新鮮果汁、菜汁（如青菜汁、番茄汁 ）等。混合奶的主要特點有營養豐富、易消化、易吸收。

（二）勻漿混合奶

勻漿混合奶適用於消化功能較好的鼻飼老年人。勻漿混合奶是將混合食物（類似正常膳食內容）用電動攪拌機進行攪拌、打碎成均勻的混合漿液。勻漿混合奶的主要成分包括：牛奶、豆漿、豆腐、煮雞蛋、瘦肉末、熟肝、煮蔬菜、煮水果、稠粥、去皮饅頭、植物油、白糖和鹽等。勻漿混合奶的主要特點有營養均衡、富含膳食纖維、口感好、易消化、配置方便。

（三）要素飲食

要素飲食是一種化學精製食物，含有人體所需的易於消化吸收的營養成分，適用於患有非感染性嚴重腹瀉、消化不良、慢性消耗性疾病的老年人。要素飲食主要包括遊離氨基酸、單糖、主要脂肪酸、維生素、無機鹽類和微量元素等。要素飲食的主要特點有無須經過消化過程即可直接被腸道吸收和利用，為人體提供熱能及營養。

### 二、協助鼻飼老年人進食

（一）照料鼻飼老年人進食的方法

（1）備齊用品至老年人床旁，核對床頭牌或床尾卡，呼叫老年人的姓名，解釋操作目的和主要方法，取得老年人配合。

（2）協助老年人取半臥位、坐位、右側臥位或仰臥位，鋪一次性治療巾於老年人頜下。

（3）打開導管開口端，用注射器緩慢注入少量溫開水（不少於10ml），濕潤管腔，然後注入流質飲食，最後注入少量溫開水（一般為20～30ml）將管內鼻飼液完全衝入胃內，以避免食物黏附在管壁上變質、發酵，造成管腔堵塞或引發胃腸炎等。

（4）用塞子塞住導管開口端；將導管開口端反折，用紗布包好，用橡皮圈系緊或用夾子夾緊，並用安全別針將其固定於老年人的床單、枕旁或衣服上。

（5）取下一次性治療巾，整理床鋪，協助老年人維持原體位20～30min，並給予解釋（有助於消化和吸收）。

（6）清理用物，消毒備用；洗手並記錄鼻飼液的名稱、鼻飼量、鼻飼時間和老年人的反應等。

(二) 確認導管在胃內的方法

（1）在導管末端連接注射器並抽吸，能抽出胃液。

（2）快速經導管向胃內注入10ml空氣，並放置聽診器在老年人胃部，聽見氣過水聲。

（3）將導管末端置於盛水的清潔碗中，無氣泡溢出。

(三) 協助鼻飼老年人進食的注意事項

（1）每次鼻飼前，養老護理師必須檢查導管。確定導管通暢並在胃內方可注入食物；若抽出的胃內容物超過100ml，說明有胃瀦留現象，則暫停鼻飼；對鼻飼時曾發生嘔吐的老年人，養老護理師應將其體位調整為半臥位，預防再次發生嘔吐。

（2）在鼻飼過程中，養老護理師應避免以下幾種情況的發生：因灌入空氣引起腹脹；因註食速度過快引起不適反應；因鼻飼液溫度過高或過低引起黏膜損傷或胃部不適。

（3）每次鼻飼量不超過200ml，且兩次鼻飼間隔時間不少於2h。

（4）及時準確地記錄導管插入、拔出的時間，老年人的反應、鼻飼次數及鼻飼量等。

（5）對於長期鼻飼者，養老護理師應每天按時對其進行口腔護理；每週更換1次導管，並於次日清晨從另一側鼻孔插入新導管。

（6）食管靜脈曲張、食道梗阻、食管腫瘤的老人禁用鼻飼法。

## 思考題

1. 老年人常見的飲食種類有哪些？
2. 老年人的飲食原則有哪些？
3. 不同類型老年人的營養補充原則與禁忌有哪些？
4. 簡述老年人的進食觀察要點。
5. 簡述老年人的不良飲食習慣。

# 第五章　清潔照料

## 學習目標

**知識目標**

1. 掌握老年人的生活環境照料內容。
2. 掌握床鋪整理與被服更換方法。
3. 掌握協助老年人清潔口腔的方法及清洗和存放義齒的原則。
4. 掌握協助老年人梳洗頭髮的方法。
5. 掌握協助老年人修剪指（趾）甲的方法。
6. 掌握協助老年人清潔皮膚的方法。
7. 掌握協助老年人修飾儀容儀表的方法。
8. 熟悉老年人的居室衛生要求。
9. 熟悉床鋪整理與被服更換的注意事項。
10. 熟悉老年人保持口腔健康的方法。
11. 熟悉義齒的摘取、佩戴方法和注意事項。
12. 熟悉老年人的頭髮養護方法。
13. 熟悉老年人清潔皮膚的注意事項。
14. 瞭解保持口腔清潔的重要性和口腔健康的標準。
15. 瞭解儀容儀表的概念和儀容儀表對老年人的意義。
16. 瞭解老年人選擇服裝時應注意的事項。

**技能目標**

1. 能布置好適宜老年人的居室環境。
2. 能為臥床老年人更換被服。
3. 能為老年人清潔口腔、摘戴和清洗義齒。
4. 能為老年人梳理和清洗頭髮。
5. 能為老年人修剪指（趾）甲。
6. 能為老年人清潔皮膚。
7. 能為老年人修飾儀容儀表。

# 第五章 清潔照料

## 案例導學與分析

**案例導學**

　　王爺爺，81歲，有帕金森病史，目前伴有高血壓、糖尿病、慢性支氣管炎等病症且站立困難，依靠輪椅出行。老年人骶尾部皮膚色素沉著伴發紅，表皮少許破損。老年人自帶護臀霜等外用藥品。

**分析：**
1. 你認為該老年人的護理級別是什麼？
2. 作為養老護理師，你認為清潔照料該老年人的重點應該放在哪些方面呢？

　　清潔照料是生活照料不可或缺的一部分，貫穿於老年人的晚年生活。對入住養老機構的老年人，養老護理師更應該加大清潔照料的強度和力度，以增強老年人的自尊心，維護其晚年生活形象，提高老年人晚年的生活質量。老年人由於生理上的變化，自理能力大幅下降，養老護理師此時就應該扮演老年人的手杖、助行器等角色，幫助老年人順利、幸福地度過餘生。但為了增強老年人的自信心和鍛鍊老年人的自理能力，養老護理師不應提供替代性照護，而應在做好照護工作的基礎上，適當地進行幫助性照護，以幫助老年人預防肌肉萎縮，同時也可促進老年人實現晚期生命價值。

　　合理的清潔照料能在一定程度上幫助老年人預防病毒感染，提高免疫力；也能滿足老年人的自尊、自愛的心理需求，可提高老年人晚年生活質量，提升生命價值。

## 第一節　老年人的生活環境照料

### 一、老年人的居室衛生

　　（1）居室衛生：要求每日清掃，每週進行1次大掃除，多採用濕式清潔的方法進行（見圖5-1）。

　　（2）床鋪衛生：要求平整、乾燥、無渣屑，一般於晨起或者午後整理。養老護理師要使用一次性床刷套或者經含氯消毒液浸泡後擰至半乾的床刷套進行清掃，並保證一床一套。被褥及枕芯等無法清洗的物品應多進行曝曬。

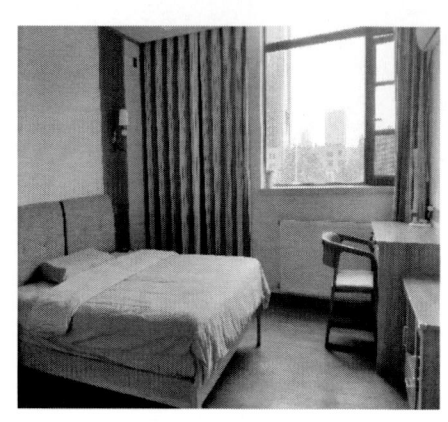

圖 5-1　居室衛生

(3) 空氣衛生：要求每日開窗通風。
①春秋季：清晨、午後，各開窗 30min。老人排便後，開窗 10min。
②冬夏季：清晨、午後，各開窗 10min。老人排便後，開窗 10min。

## 二、老年人的居室環境

(一) 房間朝向
(1) 房間朝南或者東南。
(2) 房間光線充足，有利於通風排氣。

(二) 房間設備
(1) 家具簡單實用，靠牆放置，以保證活動區域無障礙。
(2) 設窗簾，利於午間休息和晚間睡眠。

(三) 呼叫器或按鈴
房間及衛生間均須設呼叫器或按鈴。

(四) 床具及用品要求
安全穩固，高矮適宜，軟硬適中；床單、被褥以棉織品為佳；枕頭高度 10~15cm 為宜，但頸椎病老年人適宜的枕頭高度為 9~10cm。

(五) 衛生間設備
(1) 衛生間宜靠近房間。
(2) 衛生間的房門宜向外打開或為推拉門，以方便緊急情況下的急救。
(3) 設坐式馬桶，方便老年人坐便和起身。
(4) 馬桶旁設扶手。
(5) 衛生用品放在老年人觸手可及處。

（六）老人經常活動的區域

在走廊、樓梯邊設固定扶手（見圖5-2、圖5-3）；在臺階邊沿用鮮豔的顏色做標示；門口的地面不設門檻。

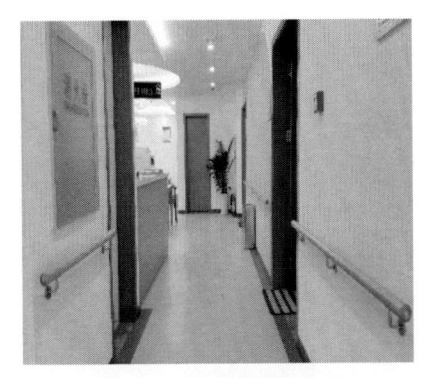

圖 5-2　走廊邊設固定扶手　　　　圖 5-3　樓梯邊設固定扶手

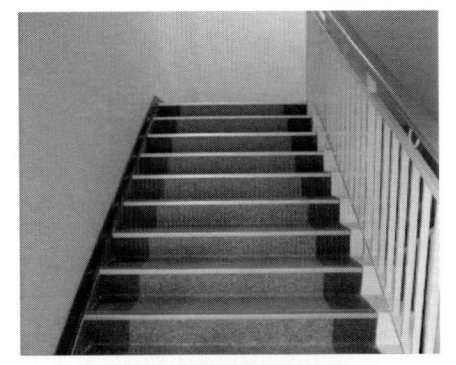

三、老年人的居室採光

（1）太陽光：日間光線充足，夜間或午休應適當遮擋光線。

（2）燈光：光線暗黃適中，並選擇夜光開關。

四、老年人的室內溫、濕度要求

夏季：26℃~30℃。冬季：18℃~22℃。相對濕度：50%~60%。

**歷史長廊**

【適老化改造】

適老化改造即為適應老年人生活而進行的一系列改造。適老化一般指在建設設計、公共設施（如商城、醫院、學校等領域）建設、起居環境裝修等方面進行的更適合老年人的改變。目前，人口老齡化程度持續加深，新建的設施、公共建築確應優先考慮老年人的身體狀況及行動特點，進而做出相應的適老化設計。

## 第二節　床鋪的整理與被服的更換

**一、整理床鋪**

（一）技能操作

為臥床老年人整理床鋪的技能操作步驟與流程見圖5-4。

```
工作準備 → 溝通解釋 → 整理和清掃右側床鋪 → 整理和清掃左側床鋪 → 整理枕頭 → 記錄
```

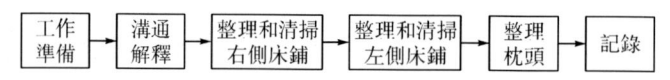

圖5-4　為臥床老人整理床鋪的技技能操作步驟與流程

1. 工作準備
(1) 物品準備：掃床車1輛，床刷1把，刷套數個，臉盆2個。
(2) 環境準備：寬敞明亮，無異味。
(3) 養老護理師準備：整潔著裝，溫暖雙手，戴口罩和帽子。
(4) 老年人準備：無解便需求，取舒適體位。

2. 溝通解釋
養老護理師備齊物品，放置在車上，推車進房，並向老年人解釋操作目的和配合方法，以取得老年人的配合。

3. 整理和清掃右側床鋪
養老護理師站在床的右側，將枕頭平移至左側，協助老人翻身側臥，蓋好被子。首先，將右側床頭的床單鬆開並拉平後反折於床褥下壓緊；其次，將同側床尾的床單鬆開並拉平後反折於床褥下壓緊；再次，將中部床單鬆開並拉平後反折於床褥下壓緊；最後，取出床刷並套好刷套，從遠到近、從床頭至床尾進行縱向清掃。清掃時，下一刷要重疊於上一刷下1/3處，以防遺漏。清掃完畢後，養老護理師要取下刷套，並放置於臉盆。

4. 整理和清掃左側床鋪
養老護理師移至床的左側，先將枕頭平移至右側，協助老年人向右側翻身側臥，並用同樣的方法整理和清掃左側床鋪，然後取下刷套，將其放於另一臉盆。

5. 整理枕頭
養老護理師將枕頭取出，整理成蓬鬆狀後再次放置於老年人頭下。枕套開口應背門。

6. 記錄
養老護理師清洗雙手，記錄操作時間並觀察老年人有無不良反應。

（二）注意事項
(1) 養老護理師須佩戴口罩。

（2）刷套一床一用，不可重複使用。

（3）刷套使用後，清洗乾淨、消毒、晾乾備用。

## 二、更換被服

被服使用頻率較高。人在睡眠時都要使用被服。老年人抵抗力下降，被服的使用頻率就更高，更容易藏污納垢，因此，養老護理師適時為老年人更換被服尤為重要。同時，適時更換被服也是養老護理師關心、愛護老年人的一種重要表達方式。

（1）更換被服的目的：保持被服清潔，使老年人感覺舒適，預防壓瘡等併發症。

（2）更換被服的要求：

①每週更換被服（1~2次）。

②污染（小便、大便、嘔吐物）時立即更換。

（一）操作技能

為卧床老年人更換被服的技能操作步驟與流程見圖5-5。

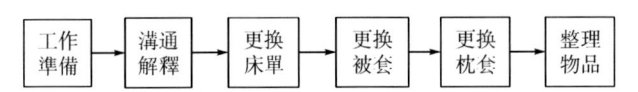

工作準備 → 溝通解釋 → 更換床單 → 更換被套 → 更換枕套 → 整理物品

圖5-5 為卧床老年人更換被服的技能操作步驟與流程

1. 工作準備

（1）物品準備：掃床車1輛，床刷1把，刷套數個，臉盆2個，污衣袋1個，清潔的床單、被套、枕套各1個。

（2）環境準備：環境整潔，溫、濕度適宜，無人進食，門窗關閉，必要時用屏風遮擋。

（3）養老護理師準備：整潔著裝，洗淨雙手，戴口罩和帽子。

（4）老年人準備：無解便需求，取舒適卧位。

2. 溝通解釋

養老護理師備齊物品，放置在車上，推車進房，並向老年人解釋操作目的和配合方法，以取得老年人的配合。

3. 更換床單

（1）養老護理師按使用順序將物品放置於床尾的椅子上（上層放置床單，中層放置被套，下層放置枕套）。

（2）養老護理師站於床的右側，左手托起老年人的頭部，右手將枕頭平移至床的左側，協助老年人向左側翻身側卧，為老年人蓋好被子，並拉起左側床欄。

（3）養老護理師從床頭到床尾依次鬆開右側的污染的床單，並將污染床單向上、向內卷裹直至塞入老年人身下。

（4）養老護理師取出刷套並套在床刷上，由遠到近、從床頭至床尾縱向清掃床褥。清掃時，下一刷要重疊於上一刷下 1/3 處，以防遺漏。清掃完畢後，養老護理師要取下刷套並置於臉盆。

（5）養老護理師取出清潔的床單，使床單的縱中線對齊床中線，然後展開縱中線右側的床單，將其平整地鋪於床褥上。養老護理師將縱中線左側的床單向上、向內卷裹並塞於老年人的身下，然後將右側床單的床頭和床尾部分分別反折於床褥下，使床單緊繃於床褥上，再將中間部分的下垂床單反折於床褥下。

（6）養老護理師轉至床的左側，將枕頭平移至床的右側，協助老人平躺、移向右側和向右側翻身側臥，為老年人蓋好被子，並拉起右側床欄。

（7）養老護理師從床頭到床尾依次鬆開污染的床單，將污染的床單向上、向內，從床頭至床尾卷裹，並將其放於污衣袋內，然後清掃床褥，方法同（4）。

（8）養老護理師平鋪好縱中線左側的床單，方法同（5）。

（9）養老護理師將枕頭移到中間位置，協助老年人取平臥位，並為老年人蓋好被子。

4. 更換被套

（1）養老護理師站在床的右側，將被子平鋪於老年人身上。養老護理師打開污染被套的尾端開口，將雙手伸入被套中，分別將兩側棉胎向中間對折，然後用一只手抓住被套的被頭部分，用另一只手抓住棉胎的被尾部分，將棉胎呈 S 形從被套中撤出。養老護理師將棉胎折疊好後置於床尾，並保持污染的被套覆蓋於老年人身上。

（2）養老護理師取清潔被套平鋪於污染的被套上。被套的縱中線對齊床中線，被頭置於老年人的頸部位置。養老護理師打開清潔被套的尾端開口，用一只手抓住棉胎的被頭部分，用另一只手抓住被套的被頭部分，將棉胎套入清潔的被套內，然後用雙手在被套內將折疊的棉胎向左右兩側展開。

（3）養老護理師從床頭至床尾卷裹並撤出污染的被套，放於污衣袋內。

（4）養老護理師將被子左右兩側分別內折（形成被筒），同時將被尾內折於床尾。

5. 更換枕套

（1）養老護理師用一只手托起老年人的頭部，用另一只手快速撤出污染的枕頭。

（2）養老護理師撤出枕芯，將污染的枕套放於污衣袋內。

（3）養老護理師站在床尾部，取出清潔的枕套並將內面反轉朝外，將雙手伸入枕套內，撐開並揪住兩內角。

（4）養老護理師抓住枕芯的兩角，反轉枕套並套好，使枕套的四角充實和平整。

（5）養老護理師將枕頭放在老年人的頭部旁邊，然後用一只手托起老年人的頭部，用另一只手將枕頭平拉至老年人頭下適宜的位置。枕套的開口應背對房門。

6. 整理物品

養老護理師開窗通風，並洗淨雙手。養老護理師將老年人更換下來的被服進行洗滌和

消毒，丟棄一次性使用的刷套（可重複使用的刷套，需要用含氯消毒液浸泡至少 30min，並經清洗、晾乾方可使用）。

（二）注意事項

（1）養老護理師協助老年人翻身側臥時，應注意安全，要拉起床欄，嚴防老年人墜床。

（2）養老護理師掃床時，下一刷要重疊至上一刷下 1/3 處，避免遺漏。

（3）養老護理師應保證一床一刷套。刷套切不可重複或交叉使用。

（4）養老護理師更換被套時，應避免遮住老年人的口鼻。

（5）養老護理師更換被套時，應保證被頭充實，沒有虛沿。

（6）套好的枕頭應該四角充實，枕套的開口應背對房門。

（7）養老護理師操作時應動作輕柔，且盡可能避免暴露老年人的身體，以免受涼。

（8）養老護理師應經常曝曬棉胎和枕芯或使用紫外線對棉胎和枕芯消毒。

## 第三節　老年人的口腔照護

### 一、老年人的口腔健康標準

關於老年人的口腔健康標準，國內外尚無全面的標準提出。基於口腔衛生健康工作實踐，我們認為有以下幾點：

（1）有 20 顆以上的功能牙。

（2）良好的口腔衛生和健全的口腔功能。

（3）無口腔疾病。

（4）無齲齒，無疼痛。

（5）牙齦為粉紅色，無出血現象發生。

### 二、老年人保持口腔健康的重要性

人的口腔本身含有一定數量的微生物。在正常情況下，這些細菌和微生物會隨飲水、刷牙、漱口等清除，人們由此避免了口腔炎症、口腔潰瘍、口臭等病症的發生。但老年人免疫力低下，又因病出現進食量和飲水量減少，消化液分泌減少等情況，口腔內的微生物會在適宜溫度的催化下大量繁殖，導致菌群失調而出現一系列口腔疾病。

擁有健康的口腔可極大程度地提高老年人的食欲及生活質量，增強老年人晚年的幸福感與自信心，減少因鼻飼等特殊營養方式帶來的不良情緒和併發症。

### 三、老年人保持口腔健康的方法

(1) 養成早晚刷牙以及飯後漱口的好習慣。
(2) 經常按摩牙齦。
(3) 經常叩齒。
(4) 定期去醫院檢查口腔。
(5) 做好義齒的養護，如飯後清洗。
(6) 改掉不良習慣，如吸菸、咬硬物等。

### 四、老年人清潔口腔的幾種方法

1. 自理或半自理老年人的口腔清潔

自理或半自理的老年人可通過漱口和刷牙的方式清潔口腔。自理的老年人應當盡力親自動手刷牙；半自理的老年人可經協助取坐位或半臥位進行刷牙；牙齒稀少或已脫落但神志仍清楚的老年人，每次進食後可由養老護理師協助漱口；臥床老年人可採用吸管吸水的方式漱口，以保持口腔清潔。

2. 非自理老年人的口腔清潔

對非自理老年人，養老護理師可採用漱口法或者棉球擦拭清潔法為其清潔口腔。

### 五、協助老年人清潔口腔

(一) 協助老年人刷牙

1. 技能操作

協助老年人刷牙的技能操作步驟與流程見圖5-6。

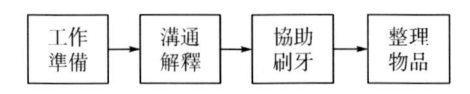

工作準備 → 溝通解釋 → 協助刷牙 → 整理物品

圖5-6　協助老年人刷牙的技能操作步驟與流程

(1) 工作準備。
①物品準備：牙刷1把，牙膏1支，漱口杯1個，毛巾1條，塑料布1張，水盆1個。
②環境準備：環境整潔，溫、濕度適宜。
③養老護理師準備：整潔著裝，洗淨雙手，戴口罩和帽子。
④老年人準備：無解便需求。
(2) 溝通解釋。
養老護理師備好物品，向老年人解釋操作目的和配合方法，以爭取老年人的配合。

（3）協助刷牙。

①能行走的老年人。養老護理師在水杯中盛裝2/3杯的清水→擠出適量牙膏置於牙刷上→攙扶老年人步行至漱口池前→遞水杯和牙刷→老年人漱口、刷牙→協助老年人用毛巾清潔面部→撤去物品→攙扶老年人走回床位。

②不能行走的老年人。養老護理師在水杯中盛裝2/3杯的清水→擠出適量牙膏置於牙刷上→協助老年人坐起→鋪塑料布於老年人胸前→放置水盆於塑料布上→遞水杯和牙刷→老年人漱口、刷牙→協助老年人用毛巾清潔面部→撤去物品→協助老年人取舒適體位→倒掉臟水。

（4）整理物品。

養老護理師整理好物品後，洗手並做好記錄。

2. 注意事項

（1）臉盆放穩，以免浸濕床鋪。

（2）刷牙時，養老護理師要叮囑老年人動作輕柔，以免損傷牙齦。

（3）無法使用牙刷的老年人可用清水漱口數次。

（二）協助老年人漱口

1. 技能操作

協助老年人漱口的技能操作步驟與流程見圖5-7。

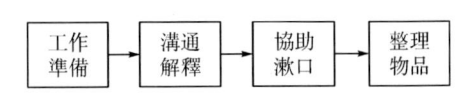

工作準備 → 溝通解釋 → 協助漱口 → 整理物品

圖5-7　協助老年人漱口的技能操作步驟與流程

（1）工作準備。

①物品準備：漱口杯1個，毛巾1條，水盆1個，塑料布1張。

②環境準備：環境整潔，溫、濕度適宜。

③養老護理師準備：整潔著裝，洗淨雙手，戴口罩和帽子。

④老年人準備：無解便需求，取舒適臥位。

（2）溝通解釋。

養老護理師攜物品進房，向老年人解釋操作目的和配合方法，以取得老年人的配合。

（3）協助漱口。

①養老護理師協助老年人翻身並使其面向養老護理師側臥。

②養老護理師抬高或墊高床頭。

③養老護理師在老年人頜下鋪塑料布（覆蓋胸前和枕旁）。

④養老護理師遞水杯和吸管，提示老年人吸水（吸水量不宜過多）。

⑤養老護理師撤回吸管，提示老年人緊閉嘴唇並鼓動頰部（使漱口水在牙縫中流動、衝刷，將食物殘渣及微生物從牙縫及口腔各部位沖洗出來）。

⑥養老護理師端著水盆使之緊貼老年人的嘴角，老年人吐出漱口水。

⑦養老護理師用毛巾擦乾老年人嘴角及臉部的水漬。

（4）整理物品。

養老護理師整理好物品後，洗手並做好記錄。

2. 注意事項

（1）昏迷及有意識障礙的老年人不可漱口，以防發生意外。

（2）每次含漱口水的量不宜過多，以免發生嗆咳。

（3）臥床老年人漱口時，養老護理師要在其嘴角墊好毛巾，避免浸濕被服。

（三）棉球擦拭清潔法

1. 技能操作

棉球擦拭清潔法的技能操作步驟與流程見圖5-8。

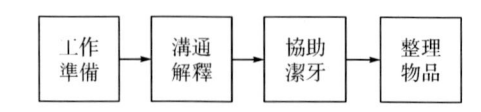

```
工作準備 → 溝通解釋 → 協助潔牙 → 整理物品
```

圖5-8 棉球擦拭清潔法的技能操作步驟與流程

（1）工作準備。

①物品準備：漱口水1瓶，棉球若干，鑷子或彎鉗2把，壓舌板1塊，彎盤2個，毛巾1條，塑料布1張，潤唇油1支。

②環境準備：環境整潔，溫、濕度適宜。

③養老護理師準備：著裝整潔，洗淨雙手，戴口罩和帽子。

④老年人準備：無解便需求。

（2）溝通解釋。

養老護理師攜物品入房，向老年人解釋操作目的和配合方法，以取得老年人的配合。

（3）協助潔牙。

①養老護理師在彎盤內盛裝棉球若干，倒入適量漱口水，使棉球濕潤但無多餘漱口水可擠出。

②養老護理師協助老年人面向養老護理師側臥，鋪塑料布和毛巾於老年人胸前。

③養老護理師先用鑷子或彎鉗夾取1個棉球，濕潤老年人的嘴唇，然後更換棉球並按順序清潔一側牙齒：沿臼齒向門齒方向縱向擦洗牙齒外側面→上內側面→上咬合面→下內側面→下咬合面→弧形擦洗頰部，最後用相同方法清潔另一側牙齒。

④養老護理師撤去彎盤，用毛巾擦乾老年人面部的水漬，並為其塗潤唇油。

（4）整理物品。

養老護理師整理好物品後，洗手並做好記錄。

2. 注意事項

（1）養老護理師的動作要輕柔，尤其是對口腔容易出血的老年人，養老護理師應避免損傷其口腔黏膜、牙齦等。

（2）養老護理師每次只能夾取 1 個棉球，務必夾緊，且棉球不可過濕。

（3）養老護理師在為老年人潔牙時，不可觸及其咽部，以防引起老年人噁心或不適。

（4）為老年人潔牙時，養老護理師應盡量使用溫開水。

（5）幫助老年人張口時，養老護理師應從臼齒處放入張口器，慢慢撐開口腔，切不可強力撬開。

（6）假牙應在清洗後存放在涼白開中。

（7）養老護理師應注意觀察老年人的口腔有無異常。

## 六、老年人的義齒摘戴、清洗和存放

（一）義齒的摘取和佩戴方法

（1）佩戴義齒時，首先要找準位置，放好義齒後用手指輕壓人工牙頜面，使其輕緩就位，不可用牙直接咬合就位，防止卡環變形或義齒損壞。

（2）飯後、睡前均應刷牙，刷牙時須取下義齒。

（3）上下均佩戴有義齒時，一般優先摘取上義齒，再摘取下義齒。

（二）義齒的清洗和存放原則

（1）在流動的清水下，縱向刷洗義齒。

（2）使用義齒清洗液浸泡一定時間可達到清洗義齒的效果。

（3）刷毛不宜過硬，刷洗時用力不宜過猛，以免磨損義齒。

（4）不使用熱水、乙醇或其他具有腐蝕性的清潔液浸泡義齒。

（5）義齒應浸泡在涼白開中保存。

（三）老年人佩戴義齒的注意事項

（1）初戴義齒時，口腔內或有異物感。堅持佩戴一段時間後，症狀可逐漸消失。

（2）義齒佩戴者不宜吃過硬的食物。初戴者應從吃軟食開始練習。

（3）老年人切不可強行摘戴義齒。

（4）初戴者有黏膜壓痛症狀時，應去醫院復診。

（5）飯後應取下義齒，清洗後再佩戴，以防食物殘渣沉積於義齒上。

（6）定期復查。每隔半年至一年到醫院復診一次。

（四）為老年人摘戴、清洗義齒

1. 技能操作

為老年人摘戴、清洗義齒的技能操作步驟與流程見圖 5-9。

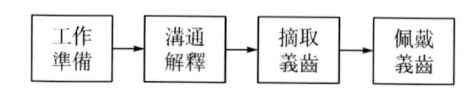

```
┌──────┐   ┌──────┐   ┌──────┐   ┌──────┐
│ 工作 │ → │ 溝通 │ → │ 摘取 │ → │ 佩戴 │
│ 準備 │   │ 解釋 │   │ 義齒 │   │ 義齒 │
└──────┘   └──────┘   └──────┘   └──────┘
```

圖 5-9　為老年人摘戴、清洗義齒的技能操作步驟與流程

(1) 工作準備。
①物品準備：水杯 1 個（盛適量涼白開），紗布數塊。
②環境準備：環境整潔，溫、濕度適宜。
③養老護理師準備：整潔著裝，洗淨並溫暖雙手，戴口罩和帽子。
④老年人準備：無解便需求，取坐位或臥位。

(2) 溝通解釋。
養老護理師攜物品入房，向老年人解釋操作目的和配合方法，以取得老年人的配合。

(3) 摘取義齒。
養老護理師提示老年人張口→用右手墊紗布輕輕拉動義齒基托將義齒取下（上義齒輕輕向外下方拉動，下義齒輕輕向外上方拉動），上下均佩戴有義齒時，先摘取上義齒，再摘取下義齒，然後清洗義齒，最後存放於涼白開中。

(4) 佩戴義齒。
養老護理師取出義齒→在流動的清水下沖洗→將義齒放於床頭桌→提示老人張口→用右手墊紗布包裹義齒，輕輕上推義齒基托將義齒戴上→提示老人輕輕咬合幾次，使義齒與牙床完全吻合。

2. 注意事項

(1) 對意識不清的老年人，養老護理師應將義齒取下，清洗乾淨，並保存於涼白開中。

(2) 養老護理師為老年人摘戴義齒時，動作應輕柔，以免損傷牙齦。摘取受阻時，養老護理師可嘗試輕推卡環。

## 歷史長廊

### 【人體口腔】

口腔是人體的重要組成部分，是消化系統的起始端，主要由唇、頰、舌、腭、涎腺、牙和頜骨等組成，具有咀嚼、吞咽、言語和感覺等功能，並維持著頜面部的正常形態。人的一生中有兩副牙齒：第一副是乳牙，有 20 顆；第二副是恒牙，有 28~32 顆。

## 第四節　老年人的頭髮養護

### 一、老年人的頭髮養護方法

（1）保持樂觀的心態。
（2）加強身體鍛鍊。
（3）多吃對頭髮有益的食物。
①碘元素可使頭髮烏黑、髮亮。老年人應多吃含碘元素的食物，如海帶、紫菜等。
②含銅、鐵等元素的食物能促進頭髮黑色素的合成，具有烏髮效果，如菠菜、番茄、土豆、柿子等。
③有利於頭髮生長的食物，主要有大豆、芝麻、花生等。
④富含頭髮所需維生素的食物，主要有胡蘿蔔、卷心菜、糙米、南瓜、鮮棗、草莓、柑橘等。
（4）經常梳頭。
梳理頭髮不但可以加快頭皮的血液循環、鞏固髮根，還能提神醒腦、減緩大腦衰退、增強記憶力。老年人可於每日晨起後和晚睡前各梳頭1次，每次5~10min。
梳頭順序及時長：額頭→腦後，2~3min；左鬢→右鬢，1~2min；右鬢→左鬢，1~2min；枕部→前額，1~2min。
（5）經常進行頭部按摩。
老年人可於每日晨起後、午休前和晚睡前各按摩一次。老年人用稍屈的十指指尖和指腹自髮際開始，由前向後，經頭頂至後腦勺，一邊梳頭髮一邊按摩頭皮，每次按摩5~10min；將雙手向兩側分開，按摩兩鬢的皮膚，每次按摩5~10min。
（6）盡量減少染髮和燙髮的次數。
染髮、燙髮均會對頭髮、髮根甚至頭皮造成一定的影響。老年人應盡可能減少染髮和燙髮的次數，以每年染髮、燙髮次數均不超過1次為宜。此外，染髮、燙髮最好分開進行，且需間隔3個月及以上。老年人應減少吹風機的使用頻率。使用吹風機時，老年人可用乾毛巾先吸乾頭髮的大部分水分，再將吹風機的風力調至中檔進行吹髮，以減輕對頭髮的傷害。

### 二、老年人的梳髮和洗髮需求

老年人的日常頭髮梳理。養老護理師給老年人梳理頭髮，應先抓住頭髮中段，把髮梢慢慢梳開，再從髮梢逐步向髮根分段梳理，切勿一次性梳理。

老年人的日常頭髮清洗。頭髮每天都可能會沾上灰塵和細菌，養老護理師應注意適時給老年人清洗頭髮（見表5-1）。洗髮時，養老護理師應使用指腹按摩老年人的頭皮；水溫以40℃~50℃為宜。洗髮完畢後，養老護理師應使用乾毛巾或吹風機（輔助）為老年人乾髮。

表5-1　老人的洗髮時間

| 分類 | 春 | 夏 | 秋 | 冬 |
| --- | --- | --- | --- | --- |
| 油性 | 1次/2~3天 | 1次/1~2天 | 1次/2~3天 | 1~2次/周 |
| 乾性 | 1次/4~5天 | | 1次/7~10天 | |

### 三、為老年人梳髮和洗髮

（一）為老年人梳髮

1. 技能操作

為老年人梳髮的技能操作步驟與流程見圖5-10。

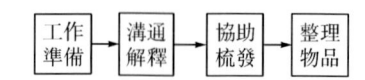

圖5-10　為老年人梳髮的技能操作步驟與流程

（1）工作準備。
①物品準備：毛巾1條，梳子1把。
②環境準備：環境整潔，溫、濕度適宜。
③養老護理師準備：整潔著裝，洗淨雙手，戴口罩和帽子。
④老年人準備：無解便需求，取坐位或臥位。

（2）溝通解釋。
養老護理師攜物品入房，向老年人解釋操作目的和配合方法，以取得老年人的配合。

（3）協助梳頭。
①坐位梳髮。
養老護理師將毛巾置於老年人肩上並將老年人的頭髮散開，使用梳子由髮梢向髮根分段梳理。梳理完畢後，養老護理師要將毛巾撤下。
②臥位梳髮。
養老護理師用一只手托起老年人的頭部，用另一只手將毛巾平鋪於枕巾上，協助老年人將頭偏向左側，並為其梳理右側頭髮，然後用相同方法梳理左側頭髮。最後，養老護理師用一只手托起老年人的頭部，用另一手將毛巾撤下。

(4) 整理物品。

養老護理師整理物品，抖落毛巾上的頭屑和脫落的頭髮，清洗毛巾，晾乾備用。

2. 注意事項

（1）梳理動作應輕柔，不可強拉硬拽。

（2）頭髮打結、不易梳理時，養老護理師可蘸水或酒精後小心梳理。

（3）頭髮較長時，養老護理師應分段梳理。方法是：由髮梢至髮根梳理，梳理完上一段後，再梳理下一段。

（二）為老年人洗髮

1. 技能操作

為老年人洗髮的技能操作步驟與流程見圖5-11。

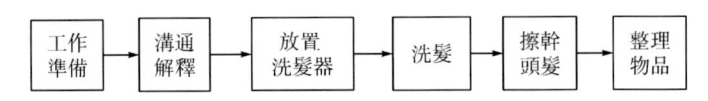

工作準備 → 溝通解釋 → 放置洗髮器 → 洗髮 → 擦乾頭髮 → 整理物品

圖5-11　為老年人洗髮的技能操作步驟與流程

（1）工作準備。

①物品準備：洗頭器1個，毛巾1條，洗髮液1瓶，梳子1把，暖瓶1個，水壺1個（盛裝40℃~45℃的溫水），污水桶1個，脫脂棉球1個，紗布1塊，必要時備吹風機1個（見圖5-12）。

②環境準備：環境整潔，溫、濕度適宜，關閉門窗，必要時用屏風遮擋。

③養老護理師準備：整潔著裝，洗淨雙手，戴口罩和帽子。

④老年人準備：無解便需求，平臥於床上。

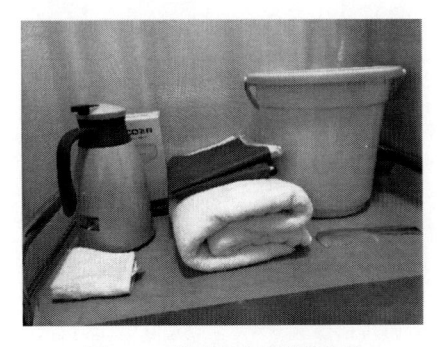

圖5-12　為老年人洗髮的物品

（2）溝通解釋。

①評估老年人身體狀況、疾病情況，確認其是否適宜洗頭。

②若適宜洗頭，養老護理師攜物品入房，向老年人解釋操作目的和配合方法，以取得

老年人的配合。

(3) 放置洗頭器。

養老護理師用一只手托起老年人的頭部，用另一只手撤去枕頭；然後放置洗頭器，使老年人的脖頸枕於洗頭器凹槽上，並在洗頭器排水管下放置污水桶；最後在老年人的頸部、肩部圍上毛巾。

(4) 洗髮。

養老護理師先用一只手持水壺慢慢傾倒溫水，用另一手輕揉頭髮至全部淋濕；然後，塗擦洗髮液於老年人的頭髮上，並用雙手指腹輕揉頭髮，按摩頭皮，同時觀察並詢問老年人有無不適。揉搓完畢，養老護理師按同樣的方法將老年人的頭髮沖洗乾淨。

(5) 擦乾頭髮。

養老護理師取下老年人頸部、肩部的乾毛巾，為其擦乾面部和頸部的水漬後包裹頭部；然後撤去洗頭器，並使用毛巾為老年人擦乾頭髮（必要時可使用吹風機）；最後，將老年人的頭髮梳理整齊。

(6) 整理物品。

養老護理師整理物品，傾倒污水，並將物品放回原處備用。

2. 注意事項

(1) 洗髮過程中，養老護理師應隨時觀察並詢問老年人有無不適。

(2) 養老護理師應注意室溫、水溫變化，及時為老年人擦乾頭髮，以防老年人著涼。

(3) 養老護理師應動作輕柔，以減少老年人的不適。

(4) 養老護理師可將脫脂棉球塞入老年人的耳朵，用紗布覆蓋其雙眼，以防污水流入耳內、濺入眼睛。

(5) 若有被服濺濕，養老護理師須及時更換。

## 第五節　老年人的指（趾）甲修剪

### 一、為老年人修剪指（趾）甲的重要性

老年人的指（趾）甲長時間得不到修剪，容易滋生細菌，且指（趾）甲過長容易讓老年人劃傷自己，因此養老護理師應定期為老年人修剪指（趾）甲。

### 二、為老年人修剪指（趾）甲

（一）技能操作

為老年人修剪指（趾）甲的技能操作步驟與流程見圖 5-13。

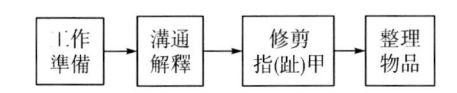

```
工作準備 → 溝通解釋 → 修剪指(趾)甲 → 整理物品
```

圖 5-13　為老年人剪指（趾）甲的技能操作步驟與流程

1. 工作準備

（1）物品準備：指甲刀 1 把，紙巾 1 包。

（2）環境準備：環境整潔，溫、濕度適宜。

（3）養老護理師準備：整潔服裝，洗淨雙手，戴口罩和帽子。

（4）老年人準備：無解便需求，取臥位或坐位。

2. 溝通解釋

養老護理師備齊物品入房，向老年人解釋操作目的和配合方法，以取得老年人的配合。

3. 修剪指（趾）甲

養老護理師在老年人的手（腳）下鋪墊紙巾。養老護理師用一只手握住老年人的手（腳），用另一手持指甲刀按照弧形方式修剪指（趾）甲。修剪時，養老護理師將指（趾）甲修剪到與指尖齊平即可，且要逐一修剪。

4. 整理物品

養老護理師用紙巾包裹指（趾）甲碎片，將其丟入垃圾桶，擦乾淨指甲刀，並整理好床鋪。

（二）注意事項

（1）養老護理師應在老年人沐浴後修剪，因為此時的指（趾）甲變軟，便於修剪。

（2）老年人的指（趾）甲較硬時，養老護理師可用溫熱毛巾將其包裹片刻再修剪。

（3）養老護理師修剪指（趾）甲時，應避免損傷老年人的皮膚。

（4）修剪完畢的指（趾）甲，其邊緣要光滑，不可有毛刺。

# 第六節　老年人的皮膚清潔

一、老年人保持皮膚清潔的重要性

老年人通過清洗與擦浴，保持皮膚清潔，能消除疲勞，促進血液循環，改善睡眠，提高皮膚新陳代謝和增強抗病能力。

## 二、協助老年人清潔皮膚

(一) 協助老年人淋浴

1. 技能操作

協助老年人淋浴的技能操作步驟與流程見圖5-14。

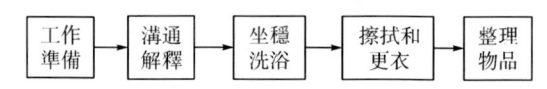

工作準備 → 溝通解釋 → 坐穩洗浴 → 擦拭和更衣 → 整理物品

**圖5-14 協助老年人淋浴的技能操作步驟與流程**

(1) 工作準備。

①物品準備：淋浴設施1處、洗澡椅1把、毛巾1條、浴巾1條、沐浴液1瓶、洗髮液1瓶、清潔衣褲1套、梳子1把、防滑拖鞋1雙、防滑墊1塊、洗澡椅1把。必要時可備吹風機1個、潔面乳1瓶。

②環境準備：環境整潔，浴室溫度為24℃~26℃，門窗關閉。

③養老護理師準備：更換短袖、短褲，洗淨雙手，戴口罩和帽子。

④老年人準備：無解便需求，取卧位或坐位。

(2) 溝通解釋。

①養老護理師評估老年人的身體狀況，確認其是否適宜淋浴。

②若適宜淋浴，養老護理師向老年人解釋操作的目的和配合方法，以取得老年人配合，然後備齊物品，攙扶（或用輪椅運送）老人著防滑拖鞋進入浴室。

(3) 坐穩洗浴。

①調節水溫。養老護理師打開淋浴設施開關，調節水溫至40℃左右（伸手觸摸，以溫熱、不燙手為宜）。

②養老護理師協助老年人脫去衣褲，攙扶老年人坐穩於洗澡椅上，並叮囑老年人緊握扶手。

③洗髮。養老護理師提醒老年人緊靠椅背，頭稍後仰，然後為老年人淋洗頭髮，同時觀察和詢問老年人有無不適。洗髮完畢，養老護理師關閉淋浴設施的開關，用乾毛巾擦拭老年人的面部及頭髮。

④清洗身體。養老護理師淋濕老年人的身體，然後由上至下縱向塗抹沐浴液並依次輕柔擦洗。

⑤養老護理師洗淨雙手，取少量潔面乳為老年人清潔面部並沖洗乾淨，然後關閉淋浴設施的開關。

（4）擦拭和更衣。

①養老護理師用毛巾快速擦乾老年人的身體、面部及頭髮，用浴巾包裹老年人的身體。

②養老護理師協助老年人更換好清潔的衣褲，攙扶（或用輪椅運送）老年人回屋休息。

（5）整理物品。

養老護理師將物品放回原處，擦乾浴室地面，開窗通風；清洗浴巾、毛巾及老年人更換下來的衣褲。

2. 注意事項

（1）老年人獨自淋浴時，浴室不可鎖門。養老護理師可在門外的把手上懸掛示意標牌，且應多次詢問老年人是否需要幫助。

（2）浴室應放置防滑墊，老年人穿好防滑拖鞋後方可進入。

（3）護理員應調好水溫再讓老年人淋浴，注意先開冷水後開熱水。

（4）老年人淋浴時間不可過長，水溫不可過高，以免發生眩暈。

（5）淋浴應安排在老年人進餐1h以後進行，以免影響食物的消化和吸收。

（6）養老護理師應隨時觀察並詢問老年人有無不適。如有不適，養老護理師應立即結束操作，並告知醫護人員。

（二）協助老年人擦浴

1. 技能操作

協助老年人擦浴的技能操作步驟與流程見圖5-15。

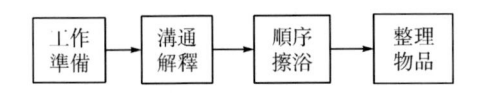

工作準備 → 溝通解釋 → 順序擦浴 → 整理物品

圖5-15　協助老年人擦浴的技能操作步驟與流程

（1）工作準備。

①物品準備：臉盆3個（盛裝40℃~45℃的溫水，分別用於身體、會陰、足部的擦浴），毛巾2條，方巾1條，浴巾1條，浴液1瓶，橡膠單1塊，清潔衣褲1套，暖瓶1個，污水桶1個，橡膠手套1副。

②環境準備：環境整潔，房間溫度為24℃~26℃，門窗關閉，屏風遮擋。

③養老護理師準備：整潔著裝，洗淨雙手，戴口罩和帽子。

④老年人準備：無解便需求，取臥位。

（2）溝通解釋。

①養老護理師評估老年人的身體狀況，確認其是否適宜擦浴。

②若適宜擦浴，養老護理師向老年人解釋操作目的和配合方法，以取得老年人的配合，然後備齊物品入房。

(3) 順序擦浴。

①面部。

養老護理師先將浴巾覆蓋在老年人的枕巾及胸前被子上，然後將方巾浸濕後擰乾，橫向對折再縱向對折。養老護理師依次擦洗：

第一，眼睛。養老護理師用對折後的小方巾的四個角分別擦洗內眼角和外眼角。方巾包裹方法：將方巾的左右兩邊折向手心，將下垂部分折向手掌並與頂部對齊。必要時，養老護理師可塗上浴液進行擦拭。

第二，額部。養老護理師由額頭中間擦向額頭兩邊。

第三，鼻部。養老護理師由鼻根擦向鼻尖。

第四，面頰。養老護理師先由鼻翼一側向下至唇部橫向擦洗，然後沿一側唇角向下至下頜橫向擦洗，再順向斜上方擦洗面頰，最後用相同的方法擦洗另一側面頰。

②頸部。養老護理師由中間分別向兩側擦洗。

③手臂。養老護理師先擦洗近側手臂，方法是由前臂向上臂擦洗，然後用相同方法擦洗遠側手臂。

④胸部。首先，養老護理師掀開老年人的被子，露出胸部，並用浴巾遮蓋。其次，養老護理師洗淨方巾，包裹在手上，塗上沐浴液，掀開浴巾，用方巾由上至下擦洗胸部及兩側，注意擦洗皮膚褶皺處（如腋窩、女性乳房下部），擦洗後用浴巾遮蓋，並洗淨方巾。再次，養老護理師用方巾擦淨胸部浴液。最後，養老護理師用浴巾擦乾胸部水漬。

⑤腹部。養老護理師順時針螺旋狀擦拭老年人的腹部及腰部。

⑥背部和臀部。養老護理師由上至下進行擦洗。

⑦下肢。養老護理師由上至下進行擦洗。

在上述操作過程中，養老護理師應邊擦拭邊詢問，觀察老年人有無不適，並隨時添加熱水和更換清水，保持水溫和水質。

⑧足部。養老護理師更換水盆和毛巾後為老年人清洗足部。

⑨會陰。養老護理師更換水盆，戴好橡膠手套，在老年人臀下墊橡膠單和浴巾。老年女性：由陰阜向下，養老護理師依次擦洗尿道口、陰道口、腹股溝和肛門，邊擦洗邊轉動毛巾。老年男性：養老護理師依次擦洗尿道口、陰莖、陰囊、腹股溝和肛門，邊擦洗邊轉動毛巾。擦洗時，養老護理師須隨時清洗毛巾，確保毛巾清潔，無異味。

(4) 整理物品

養老護理師清洗水盆、浴巾、毛巾及老年人換下的衣物，擦乾地面水漬，並將物品放回原處。

2. 注意事項

（1）在擦浴過程中，養老護理師動作要輕柔，要及時遮蓋老年人的身體暴露部位，以防老年人著涼。

（2）養老護理師應隨時更換溫水，注意調節水溫。

（3）在擦洗過程中，養老護理師應詢問、觀察老年人的反應。如果老年人出現寒戰、面色蒼白等情況，養老護理師要立即停止擦浴，進行保暖，並通知醫護人員。

（4）清洗身體、會陰、足部的水盆和毛巾要分開使用。

## 第七節　老年人儀容儀表的修飾

### 一、儀容儀表的基本知識

儀容儀表包括人的容貌、服飾和姿態等，是一個人精神面貌的外在體現。良好的儀容儀表能使人身心愉悅。

修飾儀容儀表的基本原則是：整潔、衛生、美觀、得體。

（一）老年人的服裝選擇要點

（1）實用。冬衣求保暖，夏裝能消暑。

（2）舒適。寬鬆、柔軟、輕便，便於活動。

（3）整潔。乾淨、整齊。

（4）美觀。養老護理師根據老年人的品位為其選擇適宜的服裝，以色彩簡潔明快、搭配得當為宜。

（二）適宜老年人穿著的鞋襪

（1）適宜老年人穿著的襪子。襪子以棉質為宜，不宜過緊，且應該勤換洗。

（2）適宜老年人穿著的鞋。日常行走，老年人可選擇有適當後跟的布底鞋。運動時，老年人最好選擇鞋底硬度適中、後跟適宜、前部微翹的運動鞋，少穿拖鞋。在室內，老年人應選擇舒適的拖鞋，後跟在 2~3cm 為宜。

### 二、協助老年人更換衣服

（一）協助老年人更換開襟上衣

1. 技能操作

協助老年人更換開襟上衣的技能操作步驟與流程見圖 5-16。

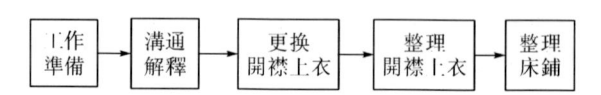

```
┌──────┐   ┌──────┐   ┌──────┐   ┌──────┐   ┌──────┐
│ 工作 │ → │ 溝通 │ → │ 更換 │ → │ 整理 │ → │ 整理 │
│ 準備 │   │ 解釋 │   │開襟上衣│   │開襟上衣│   │ 床鋪 │
└──────┘   └──────┘   └──────┘   └──────┘   └──────┘
```

圖 5-16　協助老年人更換開襟上衣的技能操作步驟與流程

(1) 工作準備。

①物品準備：清潔的開襟上衣。

②環境準備：環境整潔，溫、濕度適宜。

③養老護理師準備：整潔著裝，洗淨雙手，戴口罩和帽子。

④老年人準備：平臥於床上。

(2) 溝通解釋。

養老護理師備齊物品入房，向老年人解釋操作目的和配合方法，以取得老年人的配合。

(3) 更換開襟上衣。

養老護理師掀開被子，解開老年人的衣服上的扣子。脫衣時，養老護理師應當先脫老年人的健側，將擬脫下的衣服平整地掖入老年人身下，然後協助老年人翻身，再脫患側，並撤掉更換下來的衣服。穿清潔的開襟上衣時，養老護理師應協助老年人先穿患側，然後將清潔的衣服平整地掖入老年人身下，並協助其平躺，最後穿健側。

(4) 整理開襟上衣。

養老護理師拉平老年人身上的衣服，整理衣領，確保無褶皺。

(5) 整理床鋪。

養老護理師為老年人蓋好被子，並整理床鋪。

2. 注意事項

(1) 操作輕柔、快速，避免老年人受涼。

(2) 協助老年人翻身時，養老護理師應注意安全，必要時拉起床欄。

(二) 協助老年人更換套頭上衣

1. 技能操作

協助老年人更換套頭上衣的技能操作步驟與流程見圖 5-17。

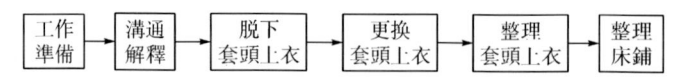

```
┌──────┐   ┌──────┐   ┌──────┐   ┌──────┐   ┌──────┐
│ 工作 │ → │ 溝通 │ → │ 脫下 │ → │ 更換 │ → │ 整理 │
│ 準備 │   │ 解釋 │   │套頭上衣│   │套頭上衣│   │ 床鋪 │
└──────┘   └──────┘   └──────┘   └──────┘   └──────┘
```

圖 5-17　協助老年人更換套頭上衣的技能操作步驟與流程

(1) 工作準備。

①物品準備：清潔的套頭上衣。

②環境準備：環境整潔，溫、濕度適宜。

③養老護理師準備：整潔著裝，洗淨雙手，戴口罩和帽子。

④老年人準備：取坐位。

（2）溝通解釋。

養老護理師備齊物品入房，向老年人解釋操作目的和配合方法，以取得老年人的配合。

（3）脫下套頭上衣。

養老護理師先將老年人穿著的套頭上衣的下端向上拉至胸部，再用一只手托起老年人的頭部，用另一只手從背後向前脫下套頭上衣，然後扶住老年人的肩部，用一只手拉住一側袖口，脫下衣袖，最後用相同方法脫下另一側衣袖。

（4）更換套頭上衣。

養老護理師取清潔的套頭上衣並辨別衣服的正反面，然後協助老年人穿上衣袖。養老護理師將手伸入一側袖子裡，抓住老年人的手腕並將衣袖套上，再用相同方法協助老年人穿上另一側衣袖。養老護理師將套頭上衣向上拉至老年人的肩部，用一只手托起老年人的頭部，用另一只手為其套上套頭上衣。

（5）整理套頭上衣。

養老護理師拉平老年人身上的衣服，整理衣服，確保無褶皺。

（6）整理床鋪。

養老護理師協助老年人取舒適體位，蓋好被子，並整理床鋪。

2. 注意事項

（1）操作輕柔、迅速，避免老年人受涼。

（2）協助老年人取坐位時，養老護理師應注意安全，必要時拉起床欄。

（三）協助老年人更換褲子

1. 技能操作

協助老年人更換褲子的技能操作步驟與流程見圖5-18。

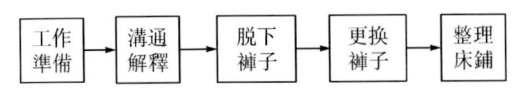

圖5-18　協助老年人更換褲子的技能操作步驟與流程

（1）工作準備。

①物品準備：清潔的褲子。

②環境準備：環境整潔，溫、濕度適宜。

③養老護理師準備：整潔著裝，洗淨雙手，戴口罩和帽子。

④老年人準備：平臥於床上。

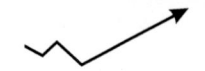

（2）溝通解釋。

養老護理師備齊物品入房，向老年人解釋操作目的和配合方法，以取得老年人的配合。

（3）脫下褲子。

養老護理師鬆開老年人的褲帶、褲扣，協助老年人先左傾身體，將右側褲子向下拉至臀部以下，再右傾身體，將左側褲子向下拉至臀部以下。養老護理師提示老人屈膝，用雙手向下拉褲子至膝部以下，再抬起一側下肢以扯去褲腿，最後用相同方法脫去另一側褲腿。

（4）更換褲子。

養老護理師取清潔的褲子並辨別正反面，將左手伸入一側褲腿至褲腰開口處，輕握老年人的腳踝，用右手將褲腿向大腿方向提拉，然後用同樣方法穿上另一側褲腿。養老護理師用雙手分別拉住兩側褲腰部分並向上提拉至老年人的臀部，協助老年人左傾身體，將右側褲腰部分向上提拉至腰部，再協助老年人右傾身體，將左側褲腰部分向上提拉至腰部，最後系好褲帶、褲扣。

（5）整理床鋪

養老護理師協助老年人蓋好被子，並整理好床鋪。

2. 注意事項

（1）操作輕柔、迅速，避免老年人受涼。

（2）穿脫褲子不可硬拽，以免損傷老年人的皮膚。

## 思考題

1. 簡述老年人生活環境照料的內容。
2. 簡述老年人的居室衛生要求。
3. 簡述義齒的摘取、佩戴方法和注意事項。
4. 簡述老年人的頭髮養護方法。
5. 簡述老年人的皮膚清潔方法和注意事項。
6. 練習為老年人更換被服的技能操作。
7. 練習為老年人清潔口腔。
8. 練習為老年人摘戴、清洗義齒。
9. 練習為老年人修剪指（趾）甲。
10. 練習為老年人修飾儀表儀容。
11. 練習為老年人更衣。

# 第六章　睡眠照料

## 學習目標

**知識目標**
1. 掌握改善老年人不良睡眠習慣的方法。
2. 掌握營造適合老年人的睡眠環境的方法。
3. 熟悉影響老年人睡眠的環境因素。
4. 瞭解老年人的睡眠特點。
5. 瞭解老年人的良好睡眠習慣和不良睡眠習慣。

**技能目標**
能為老年人布置睡眠環境。

## 案例導學與分析

**案例導學**

王爺爺，64歲，睡眠一直不好，退休後失眠情況加重，整天精神萎靡，無精打採，記憶力減退，心情也不好，常與老伴及子女爭吵，同時伴有頭暈心悸、胃納欠佳的症狀。最近女兒又下崗了，王爺爺更是情緒低落，徹夜難眠。

**分析：**

該老年人存在什麼問題？養老護理師該如何對其進行照護？

## 第一節 為老年人布置睡眠環境

### 一、老年人的睡眠特徵及影響睡眠質量的因素

隨著年齡的增長，機體的功能會發生退化，老年人的睡眠功能也會退化。老年人的睡眠時間因人而異。良好的睡眠會使老年人精力充沛、心情愉快。由於老年人體力減弱，容易疲倦，因此合理和科學的睡眠對老年人來說十分重要。

（一）老年人的睡眠特點

（1）睡眠時間縮短。60~80歲的健康老年人，平均就寢時間為7~8h，但平均睡眠時間為6~7h。

（2）老年人的夜間睡眠較淺，且容易受到聲音、光線、溫度等外界因素以及自身疾病的影響，因而其夜間睡眠很容易變得斷斷續續。

（3）老年人的淺睡眠期增多，而深睡眠期減少，且年齡越大，睡眠越淺。淺睡眠期，大腦未得到充分的休息。

（4）老年人趨向於早睡早起。

（二）影響老年人睡眠質量的因素

（1）生理因素：老年人的大腦皮質功能減退，新陳代謝減慢，體力活動減少。

（2）各種疾病的影響：軀體疾病，心理疾病。

（3）睡眠環境改變：住院。

（4）其他因素：睡前飲酒，睡前喝濃茶等。

### 二、老年人的睡眠環境及要求

影響老年人睡眠的環境包括：室內溫、濕度，聲音、光線及色彩，通風狀況和室內設備等。

（一）室內溫、濕度

老年人的體溫調節能力差，因此夏季的室內溫度應保持在26℃~30℃，冬季的室內溫度應保持在18℃~22℃。相對濕度以50%~60%為宜。

（二）聲音、光線及色彩

老年人的睡眠易受聲音的影響，因此居室應保持安靜。老年人的視覺適應能力下降，光線過暗會使老年人看不清周圍事物，甚至可能發生跌倒、墜床等事故，因此夜間應有適當的照明設施，如夜燈或地燈。牆壁顏色應淡雅，以避免老年人情緒興奮或焦慮。

（三）通風狀況

開窗通風可調節室溫並能減少室內細菌數量，降低疾病發生率，有助於老年人的睡眠。因此，老年人的居室要經常通風以保證室內空氣新鮮。

（四）室內設備

室內設備應簡單實用，盡量選擇弧形轉角的家具並靠牆擺放，以免碰傷起夜的老年人。

三、為老年人布置睡眠環境

（一）技能操作

為老年人布置睡眠環境的技能操作步驟與流程見圖6-1。

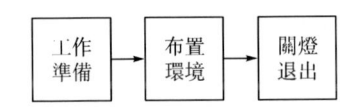

圖6-1　為老年人布置睡眠環境的技能操作步驟與流程

1. 工作準備
（1）物品準備：養老護理師根據天氣狀況準備棉被、床褥、毛毯等。
（2）養老護理師輕敲房門後進入房間，告知老年人準備熄燈休息。
（3）養老護理師協助老年人排便、洗漱。

2. 布置環境
（1）養老護理師關閉門窗，閉合窗簾。
（2）養老護理師調節室內溫、濕度。
（3）養老護理師檢查老年人的床鋪有無渣屑，按壓床鋪硬度，展開並平鋪被褥，整理枕頭至蓬鬆，並按老年人的習慣適當調整高度。
（4）養老護理師協助老年人上床就寢，蓋好褲子。
（5）養老護理師詢問老年人是否還有需求，並及時滿足。

3. 關燈退出
養老護理師調節光線，開啟地燈，關閉大燈，然後離開。

（二）注意事項
（1）在老年人晨起後及晚睡前，養老護理師應對臥室適當通風換氣，避免空氣混濁或產生異味。
（2）被褥的厚薄情況隨季節調整。
（3）枕頭高度適宜，軟、硬度適中。

## 第二節　老年人的睡眠習慣

### 一、老年人的良好睡眠習慣

（1）每天按時起床及就寢（包括節假日）。午睡 30~60min，時間不宜過長。

（2）按時進食，晚餐不宜過飽。晚餐進食小米、全麥麵包等。晚餐後及睡覺前不進食對中樞神經系統有興奮作用的食物和飲料，減少飲水量。

（3）睡前洗漱，排空大小便，用溫熱水泡腳，穿著寬鬆睡衣。

（4）睡前避免閱讀有刺激性內容的圖書、雜誌；避免看情節刺激的電視節目；不要在床上閱讀、看電視。睡前應做身體放鬆活動，如按摩、氣功、靜坐等。

（5）睡前適當調整情緒。有未完成的事情可以用筆記錄下來，以免就寢後惦記而影響睡眠。

（6）睡前喝一杯溫熱的牛奶。

### 二、老年人的不良睡眠習慣

（一）老年人的不良睡眠習慣

（1）睡前進食過飽或不足。

（2）睡前飲酒、咖啡、濃茶等。睡前飲酒雖然可以讓老年人很快入睡，但是會使老年人一直停留在淺睡眠期，很難進入深睡眠期。老年人醒來後仍會感到疲乏。咖啡、濃茶等刺激性飲料，含有能使精神亢奮的咖啡因等物質，老年人在睡前飲用易造成入睡困難。

（3）睡前用腦，活動過度，觀看情節刺激的電視或影片。老年人在臨睡前從事這些活動都會擾亂生物鐘而影響睡眠。

（4）白天睡眠過多，干擾了正常的生物鐘而難以入睡。

（二）改善老年人不良睡眠習慣的方法

（1）建立並維持老年人的良好生活節奏。白天，養老護理師應協助老年人保持清醒狀態，如散步、參與娛樂活動等。

（2）保證適當的活動或運動。白天，老年人應積極參與各種有益的社會活動，堅持適當的戶外運動或體育鍛鍊。

（3）選擇舒適的睡眠用品。適宜的床、枕頭、被服等都會提高老年人的睡眠質量。

（4）調整臥室環境。臥室的環境不僅會影響老年人的入睡時間，還會影響其睡眠質量。因此，養老護理師應注意調節臥室的溫、濕度，將燈光調至暖光，並盡量減少各種噪

聲的干擾。

（5）做好睡前準備工作。睡前，老年人應保持情緒穩定，不宜進行劇烈活動，不宜觀看令人興奮的電視節目，不宜閱讀令人緊張的書籍，不宜飲用興奮性飲料；晚餐應在睡前兩小時完成，晚餐應清淡，不宜過飽；還可以在睡前用溫熱水泡腳，以促進睡眠。

（6）採取適當的睡眠姿勢。良好的睡眠姿勢可改善睡眠質量。老年人選擇睡眠姿勢時，以自然、舒適、放鬆為原則。最佳的睡眠姿勢為右側臥位，可避免心臟受壓，有利於血液循環。

## 第三節　老年人的睡眠觀察要點

### 一、不同睡眠狀況的觀察要點

（一）一般睡眠狀況

一般睡眠狀況的觀察要點包括入睡時間，覺醒時間及次數，總睡眠時間等。

（二）異常睡眠狀況

異常睡眠狀況指入睡困難，不能維持睡眠，晝夜顛倒，睡眠呼吸暫停，夜間陣發性呼吸困難、嗜睡等。

異常睡眠狀況的觀察要點包括床號，姓名，一般睡眠情況，異常睡眠的表現，有無採取助眠措施等。

### 二、觀察和記錄老年人的睡眠

（一）技能操作

觀察和記錄老年人的睡眠的技能操作步驟與流程見圖 6-2。

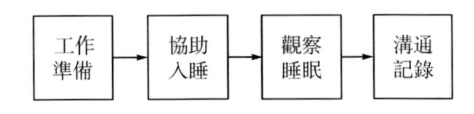

工作準備 → 協助入睡 → 觀察睡眠 → 溝通記錄

圖 6-2　觀察和記錄老年人的睡眠的技能操作步驟與流程

1. 工作準備
（1）物品準備：記錄單和筆，必要時準備毛毯等。
（2）環境準備：環境整潔，溫、濕度適宜。
（3）養老護理師準備：查閱既往照料記錄，瞭解老年人的近期狀況。
（4）老年人準備：完成排便和洗漱。

2. 協助入睡

養老護理師為老年人布置舒適的睡眠環境，協助老年人入睡。

3. 觀察睡眠

養老護理師夜間每 2h 查房 1 次，觀察老年人的睡眠情況。

4. 溝通記錄

（1）晨起後，養老護理師向老年人詢問夜間睡眠情況。

（2）養老護理師在交班本上記錄老年人的睡眠情況，包括睡眠時間、覺醒時間及次數、總睡眠時間、晨起精神狀況。

（二）注意事項

（1）養老護理師在夜間查房時要做到「四輕」，即談話輕、走路輕、操作輕、關門輕，避免驚醒老年人。

（2）內容記錄詳細，字跡清晰。

## 思考題

1. 簡述影響老年人睡眠的環境因素。
2. 簡述老年人的不良睡眠習慣包括哪些內容。

# 第七章　排泄照料

## 學習目標

**知識目標**
1. 掌握幫助老年人養成規律排便習慣的方法。
2. 掌握老年人的便秘照料。
3. 掌握老年人的留置導尿照料。
4. 熟悉影響老年人排便的環境。
5. 熟悉老年人的嘔吐照料。
6. 瞭解排泄的定義。
7. 瞭解人工取便的基本知識。

**技能目標**
1. 能為老年人更換一次性尿墊。
2. 能為老年人更換紙尿褲。

## 案例導學

沈爺爺，80歲，因腦梗死後活動受限，臥床2年，又因尿失禁，安置了導尿管，近期出現排便困難，感到非常痛苦。

**分析：**

假如你是他的養老護理師，你會怎樣處理以下問題？
1. 應該怎樣護理沈爺爺的導尿管呢？
2. 應該怎樣幫助沈爺爺排便？

## 第一節　老年人的排泄照料

### 一、排泄的基本知識

排泄是指機體將新陳代謝的產物和不需要或者過剩的物質排出體外的生理活動過程。

### 二、影響老年人排便的因素

（一）情緒

排便與情緒相關，如緊張、焦慮等情緒不利於排便。

（二）環境

排便涉及個人隱私。如果缺乏隱蔽的環境，老年人會減少排便甚至拒絕排便以降低窘迫感。

（三）飲食

飲食對排便的影響也非常大，如辛辣的食物不利於排便。

（四）水分

糞便中的水分可影響糞便的軟硬度。如果老年人水分攝入不足，腸道便會主動吸收水分，以保證機體正常代謝，從而導致糞便乾硬，出現便秘。

（五）個人習慣

養成良好的、規律的排便習慣非常重要。排便不規律的老年人可進行排便訓練，經過訓練後通常可在特定的時間進行排便。但是，若老年人總是忽略便意，影響排便的規律性，便無法養成規律的排便習慣。

（六）肌肉張力

肌肉張力會影響腸道肌肉的活動力以及骨骼肌協助排便的能力。

（七）藥物

老年人長期使用預防便秘或緩解便秘的藥物，會產生依賴的心理。

（八）刺激物

如細菌、毒素等會刺激腸道，促使腸蠕動，影響腸道的功能。

（九）手術

如因疼痛或手術部位水腫而影響排便。

（十）年齡

老年人的代謝能力下降，排便的習慣也會有所改變。

（十一）運動和感覺障礙

脊髓損傷、中風等影響老年人的運動和感覺的疾病都會使排便刺激減弱。

### 三、幫助老年人養成規律的排便習慣

（一）改變不良的排便習慣

很多老年人都有這樣的現象：出現便意時，因為有急事兒，暫時忍住了，但當事情忙完了，便意也消失了，自然就不去排便了。這樣久了，直腸和肛門對大便的刺激敏感性降低，便秘便出現了。

（1）避免過分依賴藥物。

老年人遇到大便乾燥時，就會想到用藥物輔助排便，久而久之就會對藥物產生依賴性，使直腸的敏感性下降，以致雖有糞便進入直腸，而不引起神經衝動，從而影響排便反射的出現，最終引起便秘。

（2）避免在馬桶上久坐。

很多老年人上廁所喜歡帶手機，這會增加痔瘡發生的概率。老年人如果便秘，不要一直坐在馬桶上，要等有便意了再回來排便。

（3）提供有利於排便的獨立、隱蔽、無異味的寬鬆環境。

（二）養成規律的排便習慣

（1）不要人為地控制排便。

（2）應養成定時排便的習慣，無論老年人是否有便意，都盡量在固定的時間去蹲便。

（三）床上應用的便器種類

（1）大便器可分為固定式大便器和便攜式大便器。便攜式大便器見圖7-1。

（2）小便器可分為尿壺和尿盆。

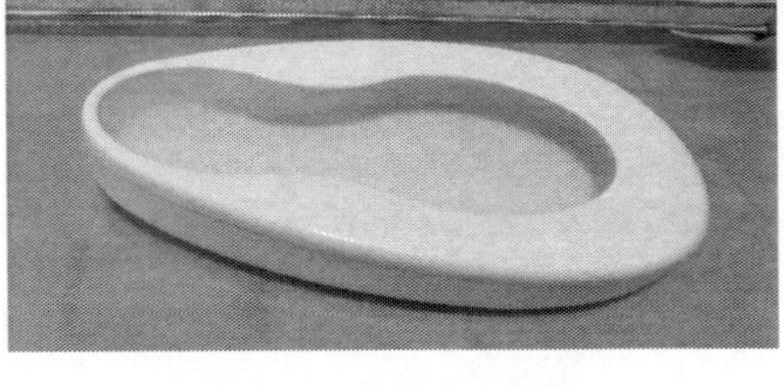

圖7-1 便攜式大便器

### 四、幫助臥床老年人使用便器排便

（一）技能操作

幫助臥床老年人使用便器排便的技能操作步驟與流程見圖7-2。

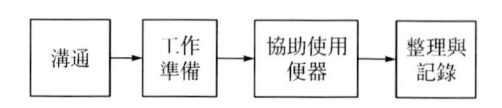

圖 7-2　幫助臥床老年人使用便器排便的技能操作步驟與流程

1. 溝通

養老護理師與老年人溝通，詢問其是否有便意。

2. 工作準備

(1) 物品準備：一次性護理墊、衛生紙、便器等，必要時備水盆、溫水和毛巾。

(2) 環境準備：環境整潔，溫、濕度適宜，門窗關閉，必要時用屏風遮擋。

(3) 養老護理師準備：整潔著裝，修剪指甲，洗淨並溫暖雙手，戴口罩和手套。

3. 協助使用便器

(1) 仰臥位使用便器法。養老護理師協助老年人取仰臥位，掀開被子，協助其將褲子脫至膝部。養老護理師提示老年人屈膝，用一只手抬高老年人的臀部，用另一只手放置便器（便器窄口朝向足部）於老年人臀下。為防止老年人在排便時污染床單及被子，養老護理師可在床上墊 1 張護理墊，在便器內放置衛生紙，在會陰部覆蓋 1 張一次性護理墊，並為老年人蓋好被子。

(2) 側臥位使用便器法。養老護理師協助老年人將褲子脫至膝部。養老護理師用一只手扶肩，用另一只手扶髖，同時翻轉身體，使老年人面向自己側臥。養老護理師掀開被子，將一次性護理墊墊於老年人的腰部及臀下，再將便器扣於老年人的臀部（便器窄口朝向足部），協助老年人平臥。為防止老年人排便時污染床單及被子，養老護理師可在會陰部覆蓋 1 張一次性護理墊，並為老年人蓋好被子。

(3) 老年人排便結束後，養老護理師用一只手扶穩便器，用另一只手協助老年人取側臥位，然後取出便器並放置於床下的架子上或護理車下層（勿將便器直接放在地上），再使用衛生紙將老年人的肛周擦淨，必要時用溫水清洗會陰部及肛門，最後撤去一次性護理墊。

4. 整理與記錄

(1) 養老護理師協助老年人取舒適臥位，穿好褲子，整理床鋪，並協助老年人清洗雙手。

(2) 養老護理師開窗通風，傾倒糞便，沖洗便器，消毒備用，並做好記錄。

(二) 注意事項

(1) 物品使用前，養老護理師應檢查其是否潔淨完好。

(2) 養老護理師放置便器時，不可以強塞、硬塞，以免損傷老年人的皮膚。

(3) 養老護理師協助老年人排便時，應注意保暖，避免老年人受涼。

(4) 老年人排便後，養老護理師應及時傾倒糞便，清洗便器和消毒。

### 五、為老年人更換一次性尿墊

（一）技能操作

為老年人更換一次性尿墊的技能操作步驟與流程見圖7-3。

溝通 → 工作準備 → 更換尿墊 → 整理與記錄

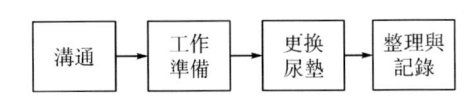

圖7-3　為老年人更換一次性尿墊的技能操作步驟與流程

1. 溝通
(1) 養老護理師瞭解老年人上次排泄的時間。
(2) 取得老年人同意後，養老護理師檢查一次性尿墊，確認是否需要更換。
(3) 若需要更換，養老護理師要與老年人溝通，以取得配合。

2. 工作準備
(1) 物品準備：一次性尿布、手套、水盆、溫水和毛巾。
(2) 環境準備：環境整潔，溫、濕度適宜，門窗關閉，必要時用屏風遮擋。
(3) 養老護理師準備：整潔著裝，修剪指甲，洗淨並溫暖雙手，戴口罩和帽子。

3. 更換尿墊
養老護理師將水盆、毛巾置於床旁的椅子上→試水溫→戴手套→掀開被子→用雙手扶老年人的肩部和髖部，使其翻轉身體並背向自己側臥→將污染的一次性尿墊向側臥方向折疊→用一只手扶住老年人，用另一只手溫濕毛巾→擦拭會陰部及肛周→觀察皮膚情況→將清潔的一次性尿墊一半平鋪一半卷折→翻轉老年人的身體至平臥位→撤下污染的一次性尿墊並放入專用污物桶→整理和拉平一次性尿墊→蓋好被子。

4. 整理與記錄
養老護理師整理床鋪，撤去屏風，開窗通風，清洗毛巾、水盆並晾乾備用。

（二）注意事項
(1) 養老護理師應定時查看尿墊情況，及時更換。
(2) 養老護理師應動作輕柔，注意保暖，防止老年人墜床。

### 六、為老年人更換紙尿褲

（一）技能操作

為老年人更換紙尿褲的技能操作步驟與流程見圖7-4。

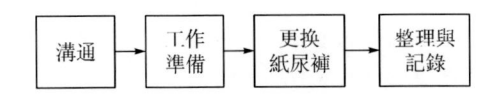

溝通 → 工作準備 → 更換紙尿褲 → 整理與記錄

圖7-4　為老年人更換紙尿褲的技能操作步驟與流程

1. 溝通
(1) 養老護理師瞭解老年人上次排泄的時間。
(2) 取得老年人同意後，養老護理師檢查紙尿褲，確認是否需要更換。
(3) 若需要更換，養老護理師與老年人溝通，以取得配合。
2. 工作準備
(1) 物品準備：紙尿褲、手套、水盆、溫水和毛巾。
(2) 環境準備：環境整潔，溫、濕度適宜，門窗關閉，圍簾遮擋。
(3) 養老護理師準備：整潔著裝，修剪指甲，洗淨並溫暖雙手，戴口罩和帽子。
3. 更換紙尿褲
養老護理師將水盆、毛巾置於床旁的椅子上→試水溫→戴手套→掀開被子→協助老年人取平臥位→解開紙尿褲粘口→將前片後疊→清洗會陰→協助老年人翻轉身體為側臥位→將污染的紙尿褲內面對折於臀下→擦拭會陰及肛周→將清潔的紙尿褲前後對折的兩片平鋪於臀下→向下展開上片→翻轉身體至平臥位→從一側撤下污染紙尿褲→拉平清潔的紙尿褲→向上提起紙尿褲前片→整理紙尿褲→將前片兩翼拉緊→將後片粘貼於前片上→蓋好被子。
4. 整理與記錄
養老護理師整理床鋪，開窗通風，清洗毛巾、水盆並晾乾備用。
(二) 注意事項
(1) 養老護理師應根據老年人的情況選擇大小適宜的紙尿褲。
(2) 要拉平大腿內側和外側邊緣的紙尿褲，防止測漏。
(3) 排便後，養老護理師應使用溫熱的毛巾為老年人清潔會陰部，以減輕異味。

## 第二節　標本的採集

### 一、尿、便標本的採集

(一) 尿、便標本的採集目的
採集尿、便標本的目的是協助醫生診斷疾病，制訂治療方案。
(二) 尿、便標本的採集原則
(1) 遵醫囑採集各種標本。
(2) 根據檢驗目的選擇適合的容器。
(3) 採集要準確，如採集量、採集時間、採集方法等。
(4) 採集前後要認真核對，及時送檢。

（三）採集老年人的大便標本
1. 技能操作
採集老年人的大便標本的技能操作步驟與流程見圖7-5。

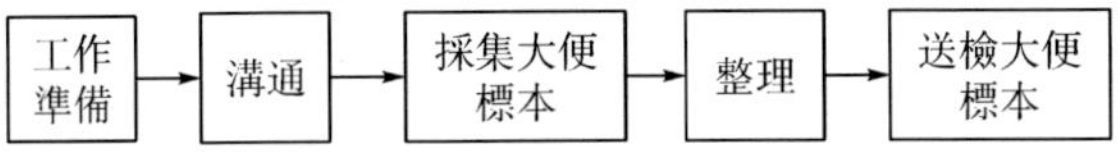

工作準備 → 溝通 → 採集大便標本 → 整理 → 送檢大便標本

圖7-5　採集老年人大便標本的技能操作步驟與流程

（1）工作準備。
①物品準備：清潔、乾燥的貼標籤的標本瓶，化驗單，便器，檢便匙。
②環境準備：環境整潔，溫、濕度適宜，門窗關閉，圍簾遮擋。
③養老護理師準備：整潔服裝，洗淨並溫暖雙手，戴口罩、帽子和手套。
（2）溝通。
養老護理師告知老年人標本採集的對象、目的、要求及採集時的注意事項。
（3）採集大便標本。
①能自理的老年人：便後，自行用檢便匙取中央部分或黏液腔血便約5g放入標本瓶。
②不能自理的老年人：由養老護理師協助。
（4）整理。
養老護理師整理床鋪，及時傾倒大便，清洗便器並消毒備用。
（5）送檢大便標本。
養老護理師及時將大便標本同化驗單一起送驗。
2. 注意事項
（1）常規標本：囑老年人排便於清潔的便器內，用檢便匙取中央部分或黏液腔血便約5g，置於標本瓶內送檢。
（2）隱血標本：囑老年人在檢查前3天禁食肉類、動物肝、動物血和含鐵豐富的藥物、食物、綠葉蔬菜，以免造成假陽性。
（3）檢查寄生蟲：囑老年人排便於便器內，用檢便匙取不同部位帶血或黏液的糞便5~10g送檢。

（四）採集老年人的尿標本
1. 技能操作
採集老年人的尿標本的技能操作步驟與流程見圖7-6。

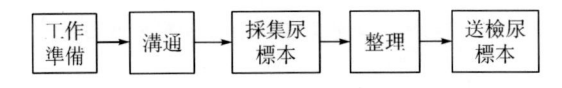

工作準備 → 溝通 → 採集尿標本 → 整理 → 送檢尿標本

圖7-6　採集老年人尿標本的技能操作步驟與流程

（1）工作準備。

①物品準備：清潔、乾燥的貼標籤的標本瓶、化驗單、便器、尿杯。

②環境準備：環境整潔，溫、濕度適宜，門窗關閉，圍簾遮擋。

③養老護理師準備：整潔服裝，洗淨並溫暖雙手，戴口罩、帽子和手套。

（2）溝通。

養老護理師告知老年人標本採集的對象、目的、要求及採集時的注意事項。

（3）採集尿標本。

①能自理的老年人：排尿前清洗會陰部→用尿杯接中段尿30ml→倒入標本瓶。

②不能自理的老年人：養老護理師協助清潔會陰部。女性：臀下墊便盆→見尿液流出後→用尿杯接中段尿30ml。男性：用尿壺接尿（保持3~5cm距離）→見尿液流出後→用尿杯接中段尿30ml。

（4）整理。

養老護理師整理床鋪，傾倒小便，清洗便器並消毒備用。

（5）送檢尿標本。

養老護理師將尿標本連同化驗單一起送驗。

2. 注意事項

（1）採集標本的容器應清潔、乾燥，供一次性使用。

（2）尿標本中不可有糞便或者其他物質混入。

（3）尿標本應立即送檢，以免發生污染。

（4）注意無菌操作。

## 第三節　老年人的便秘照料

### 一、便秘的基本知識

（一）定義

便秘：排便形態的改變，排便次數的減少，每週少於3次；排便困難，糞便乾硬，排便時間延長。

（二）緩解便秘的常用方法

1. 喝水法

喝水法是解決便秘問題的重要方法。老年人應養成愛喝水的習慣。

2. 順從生理法

順從生理法是指尊重便意，隨意而行，切勿憋便。

3. 調整姿勢法

蹲式排便方法不符合人體生理結構。正確的排便姿勢是坐式，抬高腿部，使上身與大腿形成75°角。若病情允許，老年人可取坐位或抬高床頭，以借重力作用增加腹內壓力，促進排便。

4. 簡易的瑜伽法

瑜伽法有助於醞釀便意。

5. 按摩法

按摩法指用食指、中指、無名指稍用力按壓腹部，自右下腹盲腸部開始，依結腸蠕動方向，經升結腸、橫結腸、降結腸、乙狀結腸指做環形按摩，或在乙狀結腸部由近心端向遠心端做環形按摩，每次5~10min，每日2次。

6. 抖動法

排便困難的老年人可採取此法。方法是抖動自己的肚子以促使腸道物質加速流動。

7. 飲食促排法

老年人可以適量多食用一些富含膳食纖維的食物，如水果和蔬菜。

8. 藥物療法

遵醫囑用藥。

## 二、開塞露的使用

（一）開塞露的有關知識

1. 開塞露的分類

常見的開塞露有兩種制劑，即甘油制劑和甘露醇、硫酸鎂復方制劑。

2. 機理

開塞露具有高滲作用，能刺激腸道壁，起到潤滑的作用。

3. 適用人群

開塞露適用於年老體弱的便秘者。

4. 使用時機

開塞露應在老年人有便意時使用。輕度便秘者使用後保留5~10min；嚴重便秘者使用後，保留時間適量延長，但不超過0.5h。

5. 用量

開塞露的用量：成人每次1支。

（二）使用開塞露輔助老年人排便

1. 技能操作

使用開塞露輔助老年人排便的技能操作步驟與流程見圖7-7。

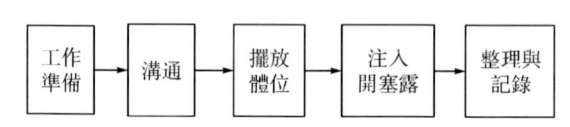

```
工作    →  溝通  →  擺放  →  注入   →  整理與
準備              體位     開塞露      記錄
```

**圖 7-7　使用開塞露輔助老年人排便的技能操作步驟與流程**

(1) 工作準備。

①物品準備：開塞露、衛生紙、便器、一次性護理墊。

②環境準備：環境整潔，溫、濕度適宜，門窗關閉，圍簾遮擋。

③養老護理師準備：整潔服裝，修剪指甲，洗淨並溫暖雙手，戴口罩、帽子和手套。

(2) 溝通。

養老護理師說明操作方法及目的，消除老年人的緊張、恐懼心理。

(3) 擺放體位。

老年人背對養老護理師側臥，將臀部置於床邊。

(4) 注入開塞露。

養老護理師撐開瓶蓋→擠出少量藥液潤滑瓶口前端和肛門口→用手分開臀部，將瓶子前段插入老年人肛門內→提示老年人深吸氣→用力將全部藥液擠壓至肛門→拔出開塞露瓶子→用衛生紙按壓肛門 5min，囑咐老年人保持原體位 10min 後再排便。

(5) 整理與記錄。

①養老護理師整理床鋪並洗手。

②養老護理師記錄開塞露的使用量、老年人的排便量與排便次數。

2. 注意事項

(1) 使用前，養老護理師確認瓶口前端光滑圓潤，以免損傷肛周皮膚。

(2) 給痔瘡患者使用時，養老護理師應動作輕柔並充分潤滑瓶口前端。

(3) 過敏者嚴禁使用。

(4) 老年人不可長時間使用，以避免產生耐藥性而影響用藥效果。

### 三、人工取便

(一) 定義

人工取便指使用手指將嵌頓在直腸內的大便取出。

(二) 適用對象

大便乾硬、滯留於直腸內，經一般瀉劑治療仍不能解決問題的老年人。

(三) 人工取便的時機

當老年人出現排便不暢，時間延長，有肛門疼痛的表現，且有少量液化的大便滲出體外時，養老護理師應及時將手指伸入肛門內，摳出乾硬的糞便，以解除老年人的痛苦。

（四）人工取便的目的

老年人出現排便困難後，若過分用力地排便，可發生暈厥、心絞痛、心梗甚至猝死等。因此便秘的老年人在排便時，養老護理師應認真觀察，及時予以協助。

（五）使用人工取便的方法輔助老年人排便

1. 技能操作

使用人工取便的方法輔助老年人排便的技能操作步驟與流程見圖7-8。

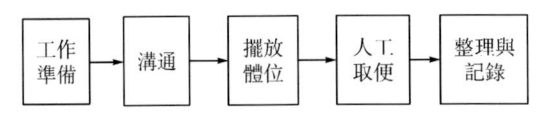

工作準備 → 溝通 → 擺放體位 → 人工取便 → 整理與記錄

圖7-8 使用人工取便的方法輔助老年人排便的技能操作步驟與流程

（1）工作準備。

①物品準備：一次性手套、一次性護理墊、潤滑油、衛生紙和便器。

②環境準備：環境整潔、溫、濕度適宜、門窗關閉、圍簾遮擋。

③養老護理師準備：整齊著裝、洗淨雙手、修剪指甲、戴好口罩、帽子和手套。

（2）溝通。

養老護理師向老年人說明操作目的及方法，消除老年人緊張、恐懼的心理。

（3）擺放體位。

養老護理師協助老人取左側臥位，脫下褲子，在臀下墊1張一次性護理墊，露出臀部。

（4）人工取便。

養老護理師用左手分開老年人的臀部，給右手食指塗上潤滑油，提示老年人深呼吸，待肛門肌肉鬆弛時，將右手食指沿直腸一側輕柔地插入老年人的直腸內，緩慢地由淺入深地將糞便掏出。

（5）整理與記錄。

養老護理師協助老年人取便後，用溫水清潔肛周，整理物品，洗手，並記錄操作時間和大便形態。

2. 注意事項

（1）養老護理師不可採用器械取便。

（2）養老護理師注意觀察老年人的身體變化情況。若老年人出現面色蒼白、呼吸急促、大汗淋灕等表現時，養老護理師應立即停止操作，及時將其送醫。

## 第四節　老年人的留置導尿照料

### 一、留置導尿的基本知識

（一）定義

留置導尿是經尿道進行導尿後，將尿管保留在膀胱內，將尿液引流出來的方法。

（二）適用對象

（1）留置導尿適用於不能自行排尿的老年人。

（2）需嚴格記錄尿量以觀察病情變化的老年人。

（3）尿失禁的老年人或者會陰部有傷口需要通過引流尿液以保持會陰部的清潔與乾燥的老年人。

（三）護理

（1）對於膀胱高度膨脹且極其虛脫的老年人，第1次放尿不可超過1,000ml。因大量放尿會使腹腔壓力迅速下降，血液會大量地滯留在腹腔的血管內，致使血壓下降出現虛脫及膀胱黏膜急遽充血，出現血尿。

（2）養老護理師固定導尿管時，可將導尿管從男性老年人的大腿上穿出，從女性老年人的大腿下穿出，妥善固定於床沿上，勿使用別針。尿袋不可高於床沿，防止逆行性感染。使用過程中，養老護理師應防止導尿管受壓、扭曲。出現引流不暢時，養老護理師須積極尋找原因，及時處理，保持引流通暢。

（3）養老護理師協助老年人翻身時須夾閉導尿管，防止逆行性感染。操作結束後，養老護理師務必及時打開開關。

（4）保持會陰部的清潔，防止泌尿感染。女性老年人用消毒棉球擦拭外陰和尿道；男性老年人用消毒棉球清潔尿道口、龜頭及包皮，每日1~2次。養老護理師根據要求定時更換導尿管及尿袋，及時放尿。

（5）老年人增加飲水量，每天飲水2,000~3,000ml，以達到沖洗的目的。

（6）養老護理師按要求準確記錄尿量，觀察尿色及性狀。

（7）養老護理師訓練老年人的膀胱功能，可間歇性夾閉導尿管，每3~4h放尿1次，以定時充盈排空的膀胱。

（四）更換尿袋的要求

（1）尿袋須定時更換。

（2）養老護理師應注意觀察尿液的顏色、性狀和尿量。

（3）保持導尿管的通暢，避免導尿管受壓、扭曲、彎折等導致引流不暢。

（4）養老護理師妥善固定尿袋，注意觀察導尿管有無脫落、漏尿等情況。
（5）養老護理師更換尿袋時應避免污染。
（6）注意觀察留置導尿管接觸部位的皮膚是否有異常現象出現，如有紅腫、破損等情況應及時告知醫護人員。

（五）為留置導尿的老年人更換尿袋

為留置導尿的老年人更換尿袋的技能操作步驟與流程見圖7-9。

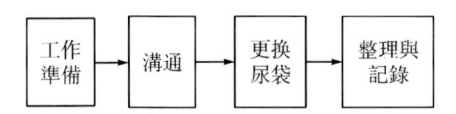

```
┌──────┐   ┌──────┐   ┌──────┐   ┌──────┐
│ 工作 │→ │ 溝通 │→ │ 更換 │→ │ 整理與│
│ 準備 │   │      │   │ 尿袋 │   │ 記錄 │
└──────┘   └──────┘   └──────┘   └──────┘
```

圖7-9 為留置導尿的老年人更換尿袋的技能操作步驟與流程

1. 工作準備
（1）物品準備：尿袋、碘伏、棉簽、一次性手套、量杯、止血鉗、筆和記錄單。
（2）養老護理師準備：整齊著裝，洗淨雙手，戴口罩、帽子和手套。

2. 溝通

養老護理師告知老年人更換尿袋的目的、要求及注意事項，以取得老年人的配合。

3. 更換尿袋
（1）養老護理師觀察尿液顏色、性狀和尿量。
（2）養老護理師打開尿袋的放尿開關，放尿於量杯內，排空尿袋，關閉尿袋和夾閉導尿管。
（3）養老護理師取出新尿袋，檢查其是否在有效期，包裝是否完整。養老護理師撕開外包裝，用止血鉗夾閉導尿管，分離導尿管與尿袋。養老護理師將使用後的尿袋放置於醫療垃圾桶內。
（4）養老護理師用碘伏給導尿管的開口端消毒，檢查並旋緊新尿袋的放尿開關，打開新尿袋的開口端，插入導尿管內。注意不要污染導尿管的開口端。
（5）養老護理師鬆開止血鉗，觀察引流情況。若引流通暢，養老護理師再妥善固定尿袋。

4. 整理與記錄
（1）養老護理師規範化處理物品，將一次性用品放在醫療垃圾筒內。
（2）養老護理師洗手，整理床鋪。
（3）養老護理師做好記錄，並及時告知醫護人員異常情況。

## 二、觀察留置導尿

（一）觀察留置導尿老年人的尿量及顏色

觀察留置導尿老年人的尿量及顏色的技能操作步驟與流程見圖7-10。

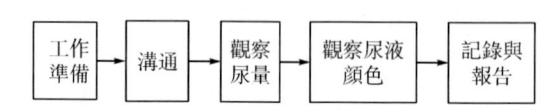

```
工作準備 → 溝通 → 觀察尿量 → 觀察尿液顏色 → 記錄與報告
```

**圖 7-10　觀察留置導尿老年人的尿量及顏色的技能操作步驟與流程**

1. 工作準備

（1）物品準備：筆、記錄單。

（2）養老護理師準備：整潔著裝，洗淨雙手，戴口罩、帽子和手套。

2. 溝通

（1）養老護理師與老年人溝通以取得配合。

（2）養老護理師詢問老年人有無腹部不適，並觀察老年人的精神狀態。

3. 觀察尿量

養老護理師的視線與尿袋中的尿液液面齊平，液面所對刻度即為尿量。

4. 觀察尿液顏色

養老護理師將尿袋置於白色背景下並觀察尿液的顏色。

5. 記錄與報告

養老護理師登記尿量、尿液顏色情況。若有異常，養老護理師應及時告知醫務人員。

（二）注意事項

（1）留置導尿期間，養老護理師應注意觀察尿量。發現尿少時，養老護理師應首先檢查導尿管是否通暢，有無彎折。

（2）養老護理師需結合老年人的飲食、輸液狀況等觀察尿量。

（3）養老護理師結合老年人的飲食及藥物觀察尿液顏色，若有異常及時告知醫護人員。

（4）長期留置導尿的老年人，尤其是女性，可能會出現尿液滲漏的現象，養老護理師應重點關注。

## 第五節　老年人的嘔吐照料

### 一、嘔吐的基本知識

（一）定義

嘔吐是食管、胃和腸內容物受到強力擠壓，經食道由口腔吐出的動作，伴有腹肌強力痙攣性收縮。嘔吐主要分為 3 個階段，即噁心、乾嘔和嘔吐。將胃內有害物質吐出是一種防禦性反射，有保護機體的作用。但頻繁或劇烈的嘔吐可引起脫水、電解質紊亂等併發症。

（二）鑑別診斷

1. 嘔吐的原因

（1）若是就餐後集體嘔吐，可能是食物中毒。

（2）育齡女性晨吐應考慮早孕，但尿毒症患者、慢性酒精中毒者也可出現晨吐。

（3）夜間嘔吐多出現於幽門梗阻。

2. 嘔吐的特點

高血壓腦病或顱內高壓患者，會出現噴射性嘔吐。

3. 嘔吐物的性質

（1）腐酵酸臭味——幽門梗阻。

（2）大便臭味——低位腸梗阻。

（3）咖啡色或鮮紅色——上消化道出血。

4. 嘔吐伴有腹痛

老年人有嘔吐伴腹痛現象時，首先考慮為急腹症，須及時就醫。

5. 嘔吐伴頭痛與眩暈

嘔吐伴有頭痛，考慮高血壓腦病等。嘔吐伴有眩暈，可能是美尼爾綜合徵等。

（三）嘔吐時變換體位的重要性

老年人在嘔吐時變換體位能有效減少或者避免誤吸、嗆咳的發生。

## 二、老年人的嘔吐照料

（一）老年人的嘔吐照料方法

（1）養老護理師協助老年人取坐位或半臥位，使頭偏向一側，可有效預防併發症。

（2）養老護理師嚴密觀察老年人的嘔吐方式、嘔吐物的性質、量，並及時告知醫護人員。

（3）自理的老年人嘔吐後，可自行漱口。對於無法自理的老年人，養老護理師應做好口腔護理以清除異味，防止不良刺激。

（4）養老護理師及時為老年人更換污染的衣物，並開窗通風，保持空氣清新。

（5）嘔吐停止後，老年人可遵醫囑進食或禁食。

（二）協助嘔吐的老年人變換體位

1. 技能操作

協助嘔吐的老年人變換體位的技能操作步驟與流程見圖 7-11。

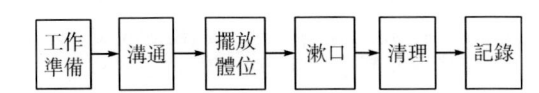

工作準備 → 溝通 → 擺放體位 → 漱口 → 清理 → 記錄

圖 7-11　協助嘔吐的老年人變換體位的技能操作步驟與流程

(1) 工作準備。
①物品準備：水杯、漱口水、毛巾、痰盂、一次性護理墊。
②環境準備：環境整潔，溫、濕度適宜，開窗通風。
③養老護理師準備：整潔服裝，洗淨雙手，戴口罩、帽子和手套。
(2) 溝通。
養老護理師安撫老年人的情緒，避免其緊張。
(3) 擺放體位。
①自理的老年人：取坐位，身體稍向前傾，拉起床欄。
②不能自理的老年人：由養老護理師協助更換體位。
症狀較輕者：由養老護理師協助取半臥位，將頭偏向一側，並在頜下墊1張一次性護理墊。
體弱、病重者：由養老護理師協助取側臥位或仰臥位，將頭偏向一側，並在頜下墊1張一次性護理墊。
(4) 漱口。
嘔吐停止後，養老護理師須為老年人清潔口腔，清除異物。
(5) 清理
養老護理師規範化處理物品，開窗通風。
(6) 記錄
養老護理師記錄嘔吐時間、嘔吐物的性質、量等。
2. 注意事項
(1) 嘔吐物若為紅色、黃綠色、咖啡色，養老護理師應保留嘔吐物並通知醫護人員查看。
(2) 養老護理師協助老年人改變體位時，動作應輕柔，以免傷害老年人。
(3) 嘔吐後，養老護理師注意及時為老年人清潔口腔以消除異味。

## 第六節　老年人的腸造瘻護理

### 一、腸造瘻的基本知識

腸造瘻一般稱人工肛門或腸造口，是將腸管一端或兩端引出到體表形成的一個開口。造口周圍無括約肌，無法控制排泄，需要運用造口袋以收集排泄物。造口的護理極其重要。

## 二、護理

（一）協助老年人更換造口袋

1. 技能操作

協助老年人更換造口袋的技能操作步驟與流程見圖 7-12。

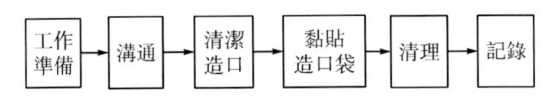

工作準備 → 溝通 → 清潔造口 → 黏貼造口袋 → 清理 → 記錄

圖 7-12　協助老年人更換造口袋的技能操作步驟與流程

（1）工作準備。

①物品準備：治療盤、治療碗、鑷子、彎盤、無菌治療巾、造口測量板、造口袋、底板、剪刀、紗布、棉球、生理鹽水、紙、筆。必要時備護膚粉、護膚膜、防漏膏或防漏條、一次性引流袋和一次性護理墊。

②環境準備：環境整潔，溫、濕度適宜，圍簾遮擋。

③養老護理師準備：整潔著裝，洗淨雙手、戴口罩、帽子和手套。

④老年人準備：取舒適臥位。

（2）溝通。

養老護理師與老年人溝通，向老年人溝通解釋操作目的以取得配合。

（3）清潔造口。

①養老護理師攜物品至床旁。

②養老護理師檢查造口袋的型號、款式、有效期，並選擇合適的造口袋。

③養老護理師協助老年人取舒適臥位。

④養老護理師在老年人的腰下墊無菌治療巾，放置彎盤。

⑤養老護理師剝除原造口袋，然後左手輕按腹壁，右手緩慢撕下造口底板，由上至下剝離，注意保護皮膚。

⑥養老護理師使用沾生理鹽水的棉球清洗造口及其周圍皮膚，勿用其他消毒液進行清洗。

⑦養老護理師用紗布擦乾老年人的皮膚，保持皮膚乾燥。

（4）粘貼造口袋。

①養老護理師用造口測量板測量造口大小。

②養老護理師用筆畫出大小，再用剪刀修剪出與造口大小一致的底板。

③養老護理師將底板與造口進行比對，查看大小是否合適。

④養老護理師除去造口袋底盤外的粘紙，將底盤對準造口並粘貼在皮膚上，袋口的凹槽與底盤扣牢，袋囊朝下，尾端反拆，並用外夾關閉，必要時用彈性的腰帶固定造口袋。

⑤養老護理師關好排放口。

（5）清理。

①養老護理師協助老年人取舒適臥位。

②養老護理師規範化處置物品並洗手。

（6）記錄。

①養老護理師觀察造口周圍的皮膚情況。若皮膚出血，黏膜呈紫黑色或造口回縮，養老護理師應立即匯報醫生。皮膚有紅腫、糜爛或破損者，可塗護膚粉，嚴重者可加用保護膜。若造口皮膚不平整或凹陷，養老護理師可用防漏膏填補，或使用凸面底板的造口袋。

②養老護理師記錄造口的異常情況及處理措施。

③養老護理師記錄排泄物的顏色、性質、量。

2. 注意事項

（1）造口袋的選用應適當。造口袋的存放應避免陽光直射。

（2）養老護理師指導老年人的飲食、著裝、運動、沐浴等。

（3）老年人勿抬舉重物，需要咳嗽或者打噴嚏時用手按壓造口，避免造成造口旁疝。

（4）當造口袋的排泄物超過1/3時，養老護理師須及時更換。

（二）為腸造瘻老年人提供指導

（1）飲食：均衡飲食。腸造瘻老年人應少吃容易脹氣或者有刺激性的食物，少食玉米、蘑菇等不利於消化的食物，以防堵塞造口；應保持大便通暢，注意飲食衛生。

（2）著裝：衣著寬鬆。

（3）運動：避免提舉重物。

（4）沐浴：選用中性沐浴液沐浴。

# 第八章　輔助工具的使用

## 學習目標

**知識目標**
1. 掌握利用拐杖行走的方法。
2. 掌握輪椅的使用方法。
3. 熟悉其他常見的保護器具及使用方法。
4. 瞭解拐杖的作用、種類。
5. 瞭解輪椅的種類。

**技能目標**
1. 能指導老年人使用拐杖。
2. 能指導老年人使用輪椅。

## 案例導學與分析

**案例導學**

張奶奶，78歲，不慎摔倒，導致右股骨頸骨折，入院後進行人工股骨頭置換手術。術後一週，張奶奶恢復情況較好，康復醫生建議其使用拐杖下地活動。

**分析：**
1. 怎樣為張奶奶選擇適宜的拐杖？
2. 作為張奶奶的養老護理師，你該怎樣指導她正確使用拐杖？

## 第一節　拐杖

### 一、拐杖的基本知識

拐杖是助行器的一種，大多由木材、鋼材或鋁合金制成，小巧、輕便。拐杖在室內室外都可以使用，幫助老年人在步行不穩的情況下進行移動。老年人使用拐杖的主要作用是保持身體平衡，減輕下肢承重，緩解疼痛，改善步態等。

（一）手杖

手杖是一種手握式的拐杖，種類繁多，按形狀分類主要有鈎形手杖、T形手杖、鵝頸形手杖等；按長度是否可調分類主要有長度可調杖、長度不可調杖；按支撐點分類主要有單腳手杖、多腳手杖。

（1）單腳手杖。單腳手杖底座只有一個支撐點，這要求老年人上肢有一定的握力與支撐力。單腳手杖主要適用於行走不穩、下肢輕度功能障礙的老年人（見圖8-1）。

（2）多腳手杖。多腳手杖底座有三個或四個支撐點，增加了手杖的支撐面積，穩定性較單腳手杖更好，但上下樓梯或道路不平時難以使用。多腳手杖主要適用於使用單腳手杖不穩或平衡能力差的老年人（見圖8-2）。

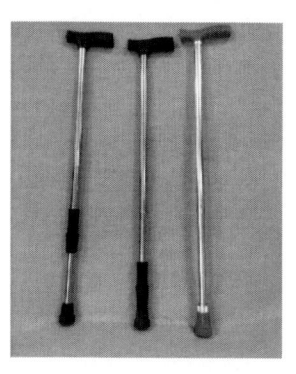

圖8-1　單腳手杖 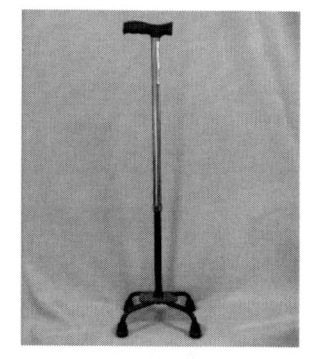　　　　圖8-2　多腳手杖

（二）肘杖

肘杖由立柱、手柄和前臂支架構成。由於肘托受力在肘部的後下方，因此命名為肘杖，也叫前臂杖或洛氏拐。肘杖要求老年人有一定的腕部力量，主要適用於下肢力量和平衡能力極差的老年人，可以單個使用，也可以成對使用（見圖8-3）。

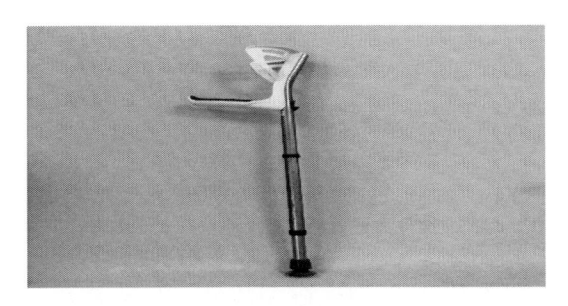

圖 8-3　肘仗

(三) 腋杖

腋杖是一種利用腋窩和手部共同支撐的拐杖，主要由腋墊、把手、側弓、伸展杆、橡皮底座、長度調節部件等構成。腋杖主要適用於使用手杖或肘杖仍無法穩定的老年人或下肢截癱、下肢功能障礙，無法負重或部分負重的老年人（見圖8-4）。

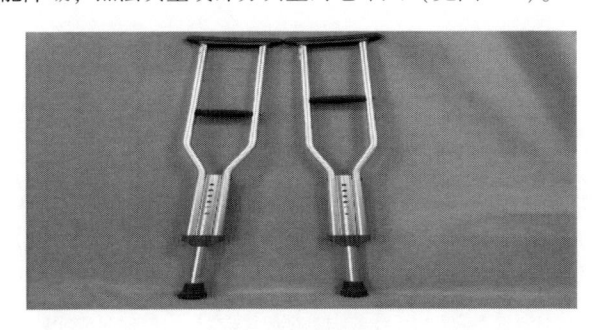

圖 8-4　腋杖

## 二、拐杖高度的選擇

(一) 手杖高度的選擇

養老護理師讓老年人著鞋站立。肘關節屈曲150°，腕關節背伸約30°，手杖底座位於小趾前外側15cm處。手杖底座至背伸手掌面的距離即為手杖的高度。老年人站立困難，養老護理師可在老年人仰臥時測量。肘杖高度與手杖高度的選擇相同。

(二) 腋杖高度的選擇

(1) 老年人著鞋站立。身高減去41cm即為腋杖的高度，把手的高度為大轉子的高度。

(2) 老年人著鞋仰臥，將腋杖底座放於小趾前外側15cm處，腋杖的高度距腋窩3~4cm（2橫指），肘關節屈曲約150°。把手的高度為大轉子的高度。

### 三、利用拐杖行走

**（一）利用手杖行走**

（1）三點步：先出手杖，再邁出患足，然後再邁健足。雙側杖只作為一點。三點步常用於患肢開始部分負重訓練時。

（2）兩點步：先出手杖和患足，然後再邁出健足。手杖和患足作為一點，健足作為另一點，交替步行。兩點步常用於三點步熟練掌握後或恢復後期。

（3）坐下：緩慢移動身體，使小腿靠近椅子邊緣；一手掛杖，一手向後抓住椅子一側扶手或將手杖放置在椅旁，雙手向後抓住椅子兩側扶手；慢慢下降重心到椅子上，將身體重量分攤到健側肢體上；雙手用力支撐，調節重心到椅子中央，坐穩。

（4）站起：移動手杖到椅子邊緣或握手杖在手中，緩慢移動身體到椅子前端；將身體微微向前傾，患肢向前略抬起；雙手向下支撐，將身體重心集中到健側肢體，站起。

（5）上臺階：將手杖上移到上一級臺階，健側下肢上臺階；重心集中在健側肢體，患側下肢上臺階（見圖 8-5）。

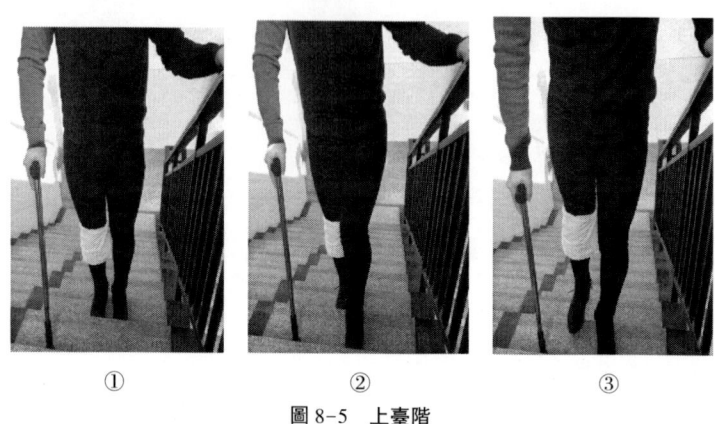

① ② ③

圖 8-5　上臺階

（6）下臺階：將手杖下移至下一級臺階，患側下肢下臺階，然後健側下肢下臺階。

**（二）利用腋杖行走**

（1）四點步：先出一側腋杖，邁出對側下肢，再出另一側腋杖，邁出對側下肢。四點步要求骨盆上提肌肌力較好，常用於恢復初期雙下肢功能障礙的老年人（見圖 8-6）。

圖 8-6　四點步

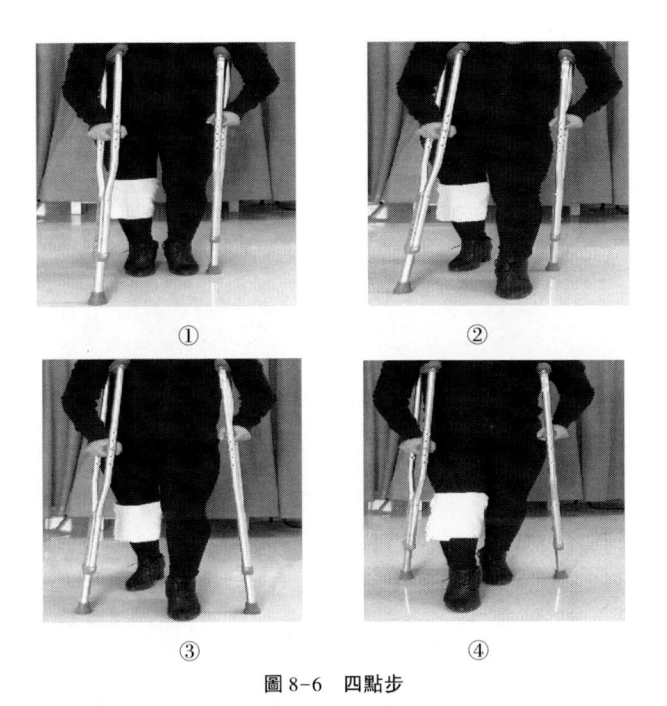

（2）三點步：先出雙側杖，再邁患肢，最後邁鍵肢。三點步常用於單側肢體功能障礙或不能負重的老年人。

（3）兩點步：一側腋杖與對側下肢同時邁出作為一點，另一側腋杖與對側下肢再同時邁出作為另一點，交替步行。兩點步常用於熟練掌握四點步或處於恢復後期的雙下肢功能障礙的老年人（見圖8-7）。

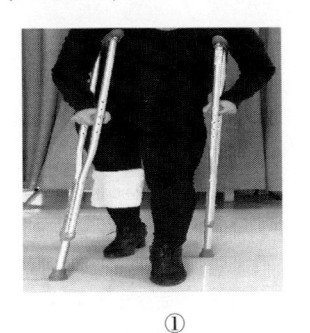

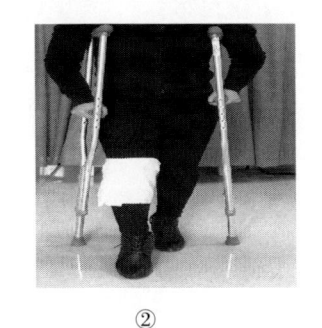

圖 8-7　兩點步

（4）搖擺步：兩側腋杖向前，利用手臂力量，將雙下肢同時擺動向前。搖擺步適用於腿部無法支撐力量、臂力較好的老年人，常用於行人較少、路面寬闊的場合（見圖8-8）。

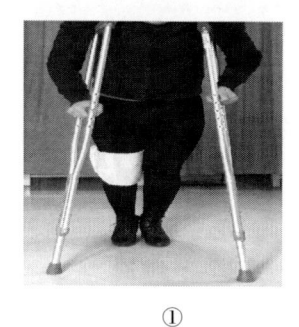

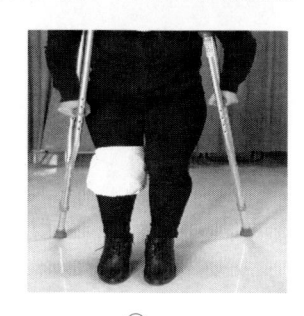

① ②

圖 8-8 搖擺步

（5）上臺階：先出腋杖到上一級臺階，再邁鍵肢，最後邁患肢。雙側腋杖只作為一點（見圖8-9）。

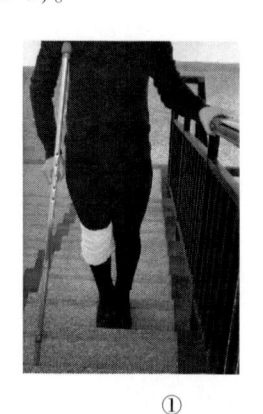

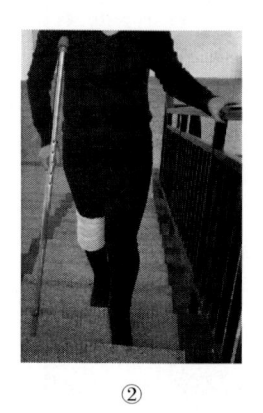

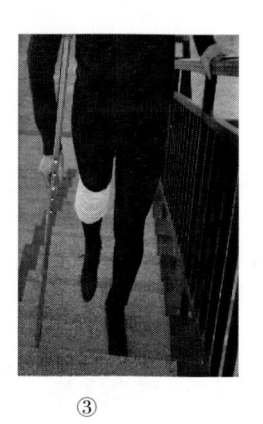

① ② ③

圖 8-9 上臺階

（6）下臺階：先出腋杖到下一級臺階，再邁患肢，最後邁健肢。雙側腋杖只作為一點（見圖8-10）。

① ② ③
圖 8-10　下臺階

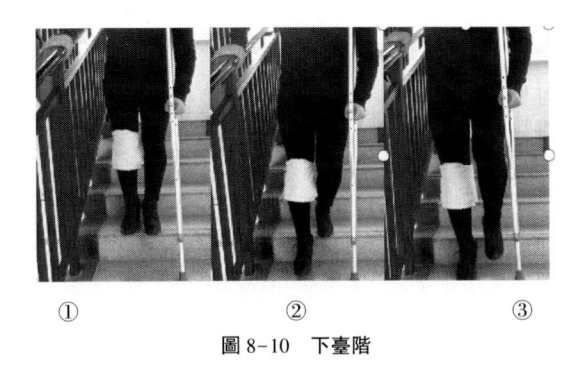

## 第二節　輪椅

### 一、輪椅的基本知識

輪椅是一種重要的助行器，可以幫助不能行走或行走困難的老年人擴大生活範圍，參加社會活動。市面上輪椅的種類很多，按材質分類主要有鋁合金材質、鋼質、航太鋁合金材質等，按功能分類主要有普通輪椅和特殊輪椅。

（一）普通輪椅

普通輪椅主要由輪椅架、制動裝置、輪等部分構成，主要適用於下肢殘疾、偏癱、胸以下截癱及行動不便的老年人。

（二）特殊輪椅

特殊輪椅是在普通輪椅上增加了其他功能的輪椅，較為常見的有電動輪椅、站立輪椅、躺式輪椅等。

### 二、輪椅的使用

（一）打開與收起

（1）打開：養老護理師將雙手放在輪椅兩側橫杆處，同時向兩側用力，使輪椅打開。

（2）收起：養老護理師拉起腳踏板，雙手握住坐墊中間的兩端，同時向上提拉，使輪椅收起。

（二）上坡與下坡

（1）上坡：老年人握緊雙側扶手。養老護理師前傾身體、屈曲雙臂，用雙手握住椅背把手，平穩向上推輪椅。

（2）下坡：養老護理師用雙手握住椅背把手，以八字步平穩站好，緩慢倒退下坡。

### （三）上臺階與下臺階

（1）上臺階：養老護理師用腳踩踏椅背的槓桿，抬起前輪；以後輪為支點前移，使前輪先上臺階；以前輪為支點，雙手提起把手，帶起後輪上臺階。

（2）下臺階：養老護理師用雙手握住椅背把手並提起把手緩慢地將後輪移到臺階下；以兩後輪為支點，翹起前輪，輕拖輪椅至前輪移到臺階下。

## 第三節　其他常見的輔助器具

其他常見的輔助器具見表8-1。

**表8-1　其他常見的輔助器具**

| 名稱 | 使用方法 | 作用 | 注意事項 |
| --- | --- | --- | --- |
| 健騎機 | 坐在座板上，拉動手柄，同時雙腳踩動踏腳，做往返運動 | 活動全身主要關節，增強上、下肢肌力和腰背部力量，增強消化系統功能 | 鍛鍊動作幅度不宜過大，且速度不能過快 |
| 漫步機 | 雙手緊握橫杠，雙腳踏於左右踏板上，雙足前後交替自然擺動 | 鍛鍊下肢肌肉靈活性，促進心腦血管和心肺系統的健康 | 踏板未停穩時嚴禁上下；不要在同側打秋千；擺腿的幅度不超過45°，時間為每次3～4s |
| 橢圓機 | 雙腳分別踏在踏板上，雙手緊扶把手。上肢做前後屈伸運動，下肢做橢圓運動 | 鍛鍊上下肢的協調能力、肌力，增強心肺功能 | 踏板靜止狀態時上下；每站位限1人使用 |
| 扭腰機 | 雙腳平穩站在圓形踏板上，雙手握緊扶手，上身保持不動，腰部以下肢體左右轉動 | 增強腰部、腹部力量，活動背部肌肉、關節和韌帶 | 扭腰時，動作盡量要慢、柔，扭動幅度控制在80°以內 |
| 上肢牽引器 | 雙手握手柄，兩臂同時均衡施力，上下垂直交替拉動 | 鍛鍊上肢靈活性，增強肩關節周圍肌肉與韌帶的柔韌性 | 切勿握到鐵鏈處，以免鐵鏈活動時夾傷手指 |
| 雙人浪板 | 雙腳站在同一踏板上，雙手握緊護欄，腰部用力做鐘擺式運動 | 增強心肺功能，改善血液循環，活動腰椎各關節及下肢經絡 | 擺動幅度、速度不宜過大，待擺臂靜止時方可上下 |
| 雙人腰背按摩器 | 腰或背部緊靠按摩器，雙手握住把手，緩慢移動，利用凸點對相關部位進行按摩 | 緩解腰背部肌肉疲勞，鍛鍊腰背部肌肉 | 雙手緊握扶手，手臂運動不宜過快 |
| 太極推手器 | 面對雙盤，手掌貼在圓盤邊沿處，然後雙臂做順時針或逆時針方向轉動 | 通過肩、肘、髖、膝等關節的活動貫通血脈，活絡筋骨，增強相關肌群柔韌性 | 鍛鍊時動作要到位，速度適中 |

思考題

1. 拐杖高度的確定方法。
2. 如何指導老年人正確使用拐杖和輪椅？
3. 生活中常見的輔助器具有哪些？

# 第九章　扶抱搬移

## 學習目標

**知識目標**
1. 掌握扶抱搬移的方法。
2. 熟悉扶抱搬移老年人的注意事項。

**技能目標**
1. 能協助老年人更換臥位。
2. 能夠搬運患病的老年人。

## 案例導學與分析

**案例導學**
　　黃爺爺，84歲，3年前突發腦中風，導致左半邊偏癱，不能行走。這3年來，黃爺爺一直臥床，生活不能自理。

**分析：**
1. 長期臥床對老年人有哪些危害？
2. 如何對長期臥床的老年人進行護理？

## 第一節　協助老年人更換臥位

### 一、翻身

(一) 解釋與評估

(1) 養老護理師向老年人解釋操作的目的、注意事項及配合要點，以取得老年人的同意。

(2) 養老護理師評估老年人的病情、意識情況、體重、活動能力、皮膚受壓情況。

(3) 養老護理師評估老年人有無骨折現象，導尿管、氧氣管、輸液管等是否通暢。

(二) 操作準備

(1) 物品準備：軟枕。

(2) 養老護理師準備：整潔著裝，修剪指甲，洗淨雙手。

(三) 協助翻身

(1) 養老護理師核對老年人的姓名、床號。

(2) 養老護理師將導尿管夾閉，協助老年人仰臥，使其將雙手放於胸前。

(3) 養老護理師根據老年人的體重及病情，選擇翻身方案。

①一人協助法：適用於體重較輕，有一定活動能力的老年人（見圖9-1）。

a. 養老護理師站於老年人的右側，雙手從下方伸至老年人身體對側，分別托住老年人的肩部和臀部，將老年人的上半身移向近側，再托住老年人的臀部、膕窩，將下半身移向近側。

b. 養老護理師協助老年人屈膝。養老護理師用雙手扶住老年人的肩部和膝部，輕輕將老年人轉向對側，並在老年人背部放一軟枕，固定體位。

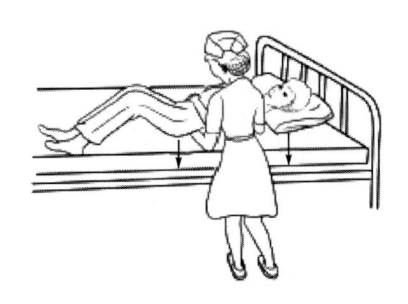

圖9-1　一人協助法

②二人協助法：適用於體重較重，活動能力差的老年人（見圖9-2）。

a. 養老護理師甲、乙站於床的同側，兩人分別將雙手從下方伸至老年人的對側。養老護理師甲托住老年人的肩部和腰部；養老護理師乙托住老年人的臀部及膕窩，兩人同時用力將老年人抬向近側。

b. 養老護理師甲扶住老年人的肩部和腰部，養老護理師乙扶住老年人的臀部和膝部，輕輕將老年人轉向對側，並在老年人背部放一軟枕，固定體位。

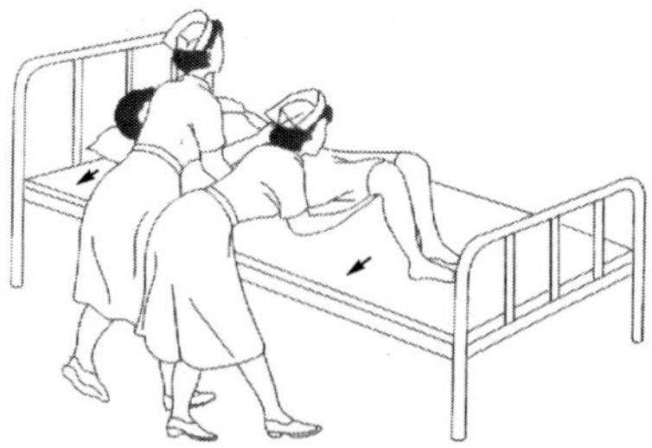

圖9-2　二人協助法

（四）檢查

養老護理師檢查老年人的導尿管等管道有無彎曲、脫落等情況，並打開導尿管等管道。

（五）整理與記錄

(1) 養老護理師整理床鋪，拉好床欄。

(2) 養老護理師洗手並做記錄。

## 二、移向床頭

（一）解釋與評估

(1) 養老護理師向老年人解釋操作的目的、注意事項及配合要點，以取得老年人的同意。

(2) 養老護理師評估老年人的病情、意識情況、體重、活動能力、皮膚受壓情況。

(3) 養老護理師評估老年人有無骨折現象，導尿管、氧氣管、輸液管等是否通暢。

（二）操作準備

養老護理師準備：整潔著裝，修剪指甲，洗淨雙手。

（三）協助移動

(1) 養老護理師核對老年人的姓名及床號，並取下枕頭立於床頭。

(2) 養老護理師將導尿管夾閉。

(3) 養老護理師根據老年人的病情及活動能力，選擇移動方法。

①一人協助法：適用於體重較輕，有一定活動能力的老年人（見圖 9-3）。

a. 老年人仰臥、屈膝，雙手拉住床頭的床欄。

b. 養老護理師將雙手從下方伸至老年人身體對側，分別托住老年人的肩部和膕窩；在抬起老年人的同時，告知老年人用腳往上蹬，上移至床頭。

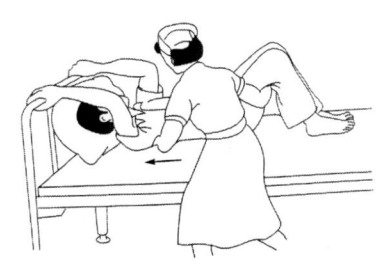

圖 9-3　一人協助法

②兩人協助法：適用於體重較重、活動能力差的老年人。

a. 養老護理師協助老年人仰臥、屈膝，放雙手於胸前。

b. 養老護理師甲、乙站於床的同側，分別將雙手從下方伸至老年人身體對側。養老護理師甲一手托肩部，一手托腰部，養老護理師乙一手托臀部，一手托膕窩；或養老護理師甲、乙分別站於床的兩側，兩人雙手交叉相連分別托住老年人的肩部和臀部，同時用力抬起老人移向床頭。

（四）檢查

養老護理師檢查老年人的導尿管等管道有無反折、彎曲、脫落等情況，並打開導尿管。

（五）整理與記錄

（1）養老護理師放回枕頭，整理床鋪，拉好床欄。

（2）養老護理師洗手並做記錄。

## 第二節　床向輪椅轉運

一、解釋與評估

（1）養老護理師向老年人及家屬解釋操作的目的、注意事項及配合要點，以取得老年人及家屬的同意。

（2）養老護理師評估老年人的病情、體重及活動能力。輪椅主要適用於不能行走但可以坐起的老年人。

## 二、操作準備

（1）物品準備：輪椅、棉被、枕頭等。
（2）環境準備：環境整潔，無障礙物。
（3）養老護理師準備：整潔著裝，修養指甲，洗淨雙手。

## 三、床向輪椅轉運

床向輪椅轉運的方法見圖9-4。
（1）養老護理師核對老年人的姓名及床號。
（2）養老護理師檢查輪椅部件是否完好。
（3）養老護理師調節床面高度與輪椅坐墊高度一致，推輪椅與床呈30°~45°角。
（4）養老護理師固定煞車，抬起腳踏板。
（5）養老護理師夾閉管道，妥善固定，協助老年人坐在床沿。老年人的雙手手臂扶在養老護理師的肩上或交叉環抱在其頸後，身體前傾並靠於養老護理師的肩部。
（6）養老護理師環抱老年人的腰部，然後以自身身體為轉動軸，將老年人移到輪椅上。
（7）養老護理師告知老年人拉好扶手，將兩臂從老年人的腋下伸入，使老年人後移並坐穩，最後系好安全帶。

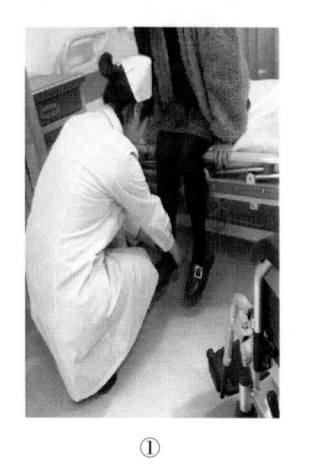

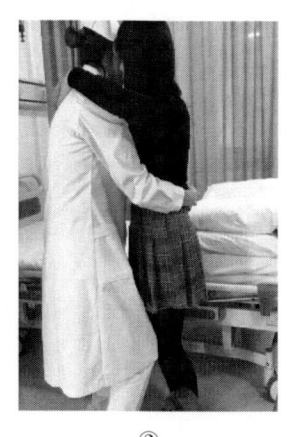

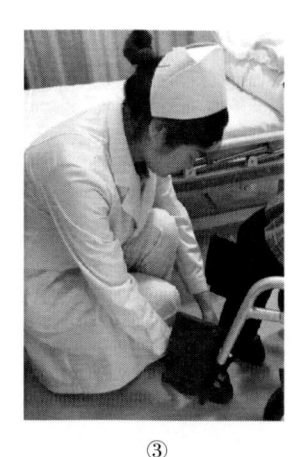

① ② ③

圖9-4 床向輪椅轉運

## 四、注意事項

（1）轉運過程中，老年人要系好安全帶，不可自行上下輪椅。

（2）養老護理師隨時觀察老年人的病情。上下坡時，速度要慢，推行要穩。

（3）老年人乘坐輪椅的時間不宜太長，每 30min 要更換體位 1 次。

（4）養老護理師應注意保護老年人的隱私。

**五、反饋與記錄**

（1）養老護理師詢問老年人在床向輪椅轉運時的感受，以便改進操作。

（2）養老護理師洗手並做好記錄。

## 第三節　床向平車轉運

**一、解釋與評估**

（1）養老護理師向老年人及家屬解釋操作的目的、注意事項及配合要點，以取得老年人及家屬的同意。

（2）養老護理師評估老年人的病情、體重及活動能力。平車適用於不能坐穩輪椅的老年人或急診、急救的老年人。

**二、操作準備**

（1）物品準備：平車、棉被、枕頭、中單等。

（2）環境準備：環境整潔，無障礙物。

（3）養老護理師準備：整潔著裝，修剪指甲，洗淨雙手。

**三、床向平車轉運**

（1）養老護理師核對老年人的姓名及床號。

（2）養老護理師檢查平車部件是否完好。

（3）養老護理師根據老年人的病情和體重選擇相應的轉運方法。

①挪動法：適用於能在床上活動的老年人。

a. 養老護理師推平車至床旁，移開床旁桌、床旁椅。

b. 養老護理師掀開被子，夾閉導尿管，並妥善固定。

c. 養老護理師推平車至床旁，使平車與床平行並靠攏，大輪端在床頭，然後調節床面高度與平車高度一致，並固定煞車。

d. 養老護理師協助老年人將上半身、臀部、下肢依次向平車中央移動，拉起平車兩側的欄杆。

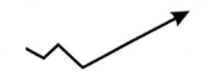

②一人搬運法：適用於上肢活動能力較好、體重較輕的老年人（見圖9-5）。

  a. 養老護理師推平車至床旁，使平車與床尾成鈍角，大輪端在床尾，然後調節床面高度與平車高度並固定煞車。

  b. 養老護理師將雙手從下方伸至老年人的身體對側，分別托住老年人的肩部和膕窩；然後告知老年人雙手交叉環抱於養老護理師頸後。養老護理師抱起老年人平穩地放於平車中央，拉起平車兩側的欄杆。

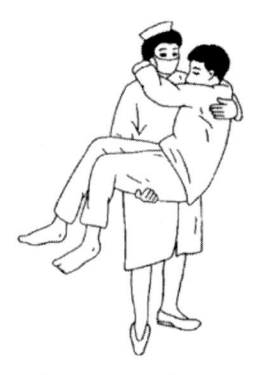

圖9-5　一人搬運法

③二人搬運法：適用於活動能力較差、體重較重的老年人（見圖9-6）。

  a. 養老護理師推平車至床旁，使平車與床尾成鈍角，大輪端在床尾，然後調節床面高度與平車高度一致，並固定煞車。

  b. 養老護理師甲、乙站於床的同側，協助老年人仰臥，使其雙手置於胸前。

  c. 養老護理師甲、乙分別將雙手從下方伸至老年人身體對側。養老護理師甲一手托肩部，一手托腰部，養老護理師乙一手托臀部，一手托膕窩，兩人同時用力抬起老年人並放於平車中央，然後拉起平車兩側的欄杆。

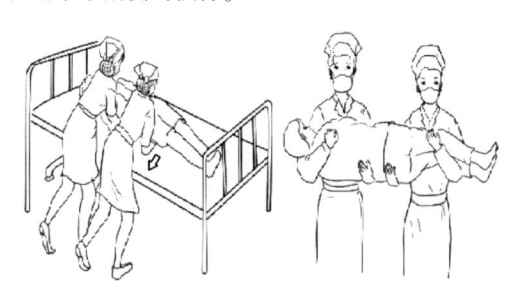

圖9-6　二人搬運法

④三人搬運法：適用於不能活動、體重較重的老年人（見圖9-7）。

a. 養老護理師推平車至床旁，使平車與床尾成鈍角，大輪端在床尾，然後調節床面高度與平車高度一致，並固定煞車。

b. 養老護理師甲、乙、丙三人站於床的同側，三人分別將雙手從下方伸至老年人的身體對側。養老護理師甲一手托頭頸部，一手托肩部，養老護理師乙一手托腰部，一手托臀部，養老護理師丙一手托膕窩，一手托踝部。三人同時用力抬起老年人並放於平車中央，然後拉起平車兩側的欄杆。

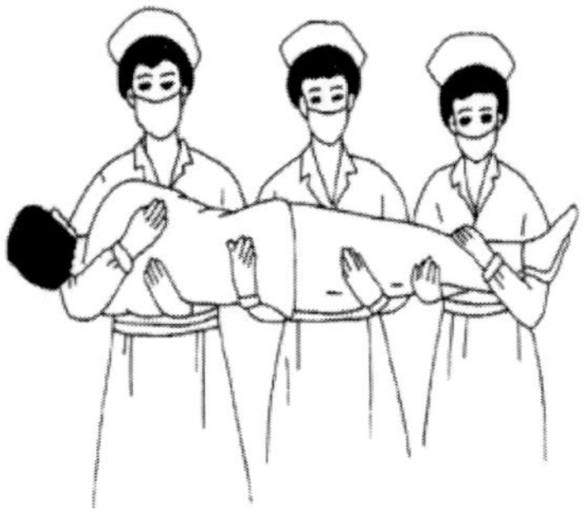

圖 9-7 三人搬運法

⑤四人搬運法：適用於頸椎、腰椎骨折或病情較重的老年人（見圖9-8）。

a. 養老護理師推平車至床旁，移開床旁桌、床旁椅。

b. 養老護理師掀開被子，夾閉導尿管，並妥善固定。

c. 養老護理師推平車到床旁，使平車與床平行並靠攏，大輪端在床頭，然後調節床面高度與平車高度一致，並固定煞車。

d. 養老護理師甲、乙分別站於床頭和床尾，養老護理師丙、丁分別站於床和平車的兩側。

e. 養老護理師丙、丁將中單放在老年人身下。

f. 養老護理師甲固定老年人的頭頸部，養老護理師乙固定老年人的雙足，養老護理師丙、丁分別拉住中單的四角。四人同時用力抬起老年人，放於平車中央，並拉好平車兩側的欄杆。

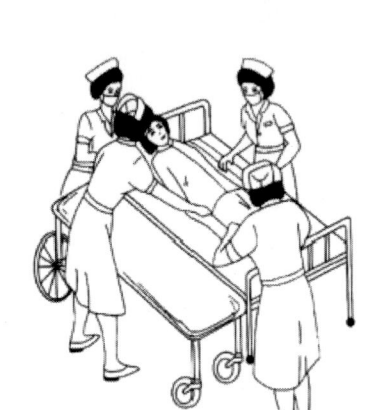

圖 9-8　四人搬運法

## 四、檢查

養老護理師檢查導尿管等有無脫落、彎曲，然後妥善固定，並為老年人蓋好被子。

## 五、注意事項

(1) 轉運過程中，養老護理師應隨時觀察老年人的病情。
(2) 上下坡時，老年人的頭部應處於高位。速度要慢，推行要穩。
(3) 養老護理師注意保護老年人的隱私。

## 六、反饋與記錄

(1) 養老護理師詢問老年人在床向平車轉運時的感受，以便改進操作。
(2) 養老護理師洗手並做好記錄。

## 思考題

1. 歸納協助老年人更換臥位的操作要點。
2. 簡述床向輪椅轉運、床向平車轉運的操作流程。

# 第十章　老年人的安全防護

## 學習目標

**知識目標**
1. 掌握老年人的居室安全防護知識。
2. 熟悉老年人的人身安全防護知識。
3. 瞭解養老機構常見的安全防護措施。

**技能目標**

能為老年人提供人身安全防護。

## 案例導學與分析

**案例導學**

2015年5月25日20時左右，河南省魯山縣城西一個老年康復中心發生火災。事故造成39人死亡、6人受傷，過火面積745.8平方米，直接經濟損失達2,064.5萬元。

**分析：**
1. 養老機構做好安全防護措施的重要性？
2. 如何做好養老機構及老年人的居室安全防護？

## 第一節　老年人的居室安全防護

### 一、老年人的居室設計基本原則

（1）方便老年人與家人或者養老護理師交流。
（2）光線設計要自然明亮，整體照明應均勻全面，不留死角。
（3）廚房設計要安全明亮，使用和操作簡單化。
（4）衛生間設計重在安全，還要採光佳和通風好。
（5）無障礙設計要考慮方便老年人活動和使用助行器、輪椅。

### 二、老年人的居室設計注意事項

1. 居住地面注意防滑

老年人的居室應採用硬木地板或有彈性的塑膠地板；公共場所應使用反光度低、花色素淨、易於清潔的防滑地磚。

2. 加強隔聲，避免嘈雜

老年人一般體質較差或患有某些老年性疾病，其共同特點是好靜。所以老年人的居室設計，其最基本的要求是門窗、牆壁的隔聲效果要好，不要讓老年人受到外界噪聲的影響。

3. 居室光線要明亮

居室的光線要明亮，要讓老年人看清楚家具和物品。同時，養老護理師應當注意不要讓表面光滑的物品受到一定角度的光線照射而產生眩光，以免刺眼，引起眩暈。

4. 家具要靈活，便於移動

為老年人準備的家具能隨季節變化而變換位置，可以方便老年人冬季取暖保暖，夏季散熱通風。

5. 床的兩側都可供上下

老年人的睡床最好左右兩側均不靠牆，這樣既能方便老年人上下床，也能方便養老護理師照顧老年人和整理床鋪。床的兩側要設置床欄，避免行動不方便或躁動不安的老年人墜床。

6. 常用物品方便使用

在老年人經常活動的區域，養老護理師適當設置儲物櫃，並根據老年人的習慣擺放常用物品，如圖書、報紙、零食、水果、水杯、電視遙控器等，以方便老年人取用。

7. 床邊設置移動餐桌

床邊設置可以靈活移動的餐桌，便於行動不便的老年人在床邊就餐。

8. 床頭附近設置插座

床頭設置電器插座，以便必要時增強照明。

9. 床周圍設置呼叫器

呼叫器設在老年人觸手可及的地方，以方便老年人求助時呼叫。

10. 廚房要便於操作

廚房臺面要便於操作及放置必備物品。物品分類儲藏，便於老年人隨手取用。

11. 衛生間設浴凳和扶手

浴凳方便老年人坐著沐浴。坐便器旁邊設置水準和豎直的扶手，便於老年人撐扶。

12. 公共區域設扶手和休息座椅

為了方便老年人在走廊活動，公共區域的兩側要設置扶手。扶手高度以 80～90cm 為宜。同時，公共區域每隔 20～30m 設置休息座椅供老年人休息使用。

## 第二節　老年人的人身安全防護

### 一、火災

火災是在時間或空間上失去控制的災害性燃燒現象。據應急管理部消防局統計，2018 年 1 月至 2018 年 8 月，全國共接報火警 16.61 萬起。其中，2018 年 8 月，全國消防部門共接報警 1.42 萬起，死亡 90 人，受傷 57 人。60 歲以上的老年人占死亡人數的 34.4%。火災已經成為威脅老年人生命安全的重大災害之一，我們必須予以高度重視。

（一）引起火災的常見原因

（1）不良的生活方式。

老年人臥床吸菸，取暖設備如電暖氣、電熱毯、暖手寶等使用不當，廚房用火不當等引發火災。

（2）老化因素。

老年人因年齡大、身體疾病等客觀原因造成反應遲鈍、行動不便、記憶力下降，容易出現因用電、用火不慎引發火災。

（3）消防安全意識弱。

部分老年人接受文化教育的程度較低，或不經常接觸消防知識，獲取消防知識的途徑狹窄，而且消防安全意識薄弱，自救逃生本領不強。

（4）其他因素。

家中線路老化、假冒偽劣電器的使用等。

（二）火災的預防

（1）養老護理師應張貼防火警示標示，提醒老年人用電、用火後隨手關閉。

（2）養老護理師應幫助老年人定期檢查和消除火災隱患。老年人屋內的電線、電器要定期檢查，及時更新，預防因為電線、電器老化引起的火災。

（3）自理能力低下的老年人應由專人照顧，避免老年人自己用電、用火。

（4）養老護理師應指導老年人安全用電、用火，如購買正規廠家生產的電器，不宜長時間使用電熱毯，不要在家中堆放易燃、易爆物品，不要臥床吸菸等。

（5）養老護理師應提高老年人的消防意識，如給老年人講解日常用電、用火安全常識，火災的嚴重性，火災後的自救方法等。

（三）火災發生後的自救

（1）老年人應沉著冷靜，撥打「119」火警電話，說清火災的詳細位置、燃燒物質、火勢、樓層高度等，然後根據火勢選擇最佳自救方案。

（2）如果整個房間起火，老年人要用濕毛巾捂住口鼻並爬到門口。

（3）如果老年人被菸火困在屋內，應用水浸濕毯子或被子，披在身上，包好頭部，並用濕毛巾捂住口鼻後往外衝。

（4）如果老年人身上著火，應在地上來回打滾或跳入身邊的水池中，也可以撕開衣服並脫掉。如果家具著火，老年人應使用濕被褥、衣物捂蓋滅火；如果電器、線路著火，老年人應切斷電源，不可潑水滅火。

（5）生命第一。老年人不要貪戀家中財物，以免延誤逃生時間。

（6）老年人不要趴在床下、桌下，不要乘坐電梯，要沿安全通道往下跑。

## 二、觸電

觸電是電擊傷的俗稱，通常指人體直接觸及電源或高壓電，經過空氣或其他導電介質傳遞，電流通過人體引起的組織損傷和功能障礙。輕者出現驚慌呆滯、面色蒼白、接觸部位肌肉收縮，嚴重者出現昏迷、持續抽搐、心室顫動、心跳驟停，超過1,000V的高壓電還可以引起灼傷。

（一）引起觸電的常見原因

（1）老年人因老化或疾病原因引起動作遲緩、視覺障礙而不慎觸電。

（2）老年人缺乏安全用電知識，安裝、維修電器時不遵守操作規程，或在電線上晾衣服。

（3）高溫、高濕、出汗使皮膚表面電阻降低，容易引起觸電。

(4) 意外事故，如折斷的電線落到人身上，或人們在雷雨天氣裡到大樹下躲雨或使用鐵柄傘被閃電擊中。

(二) 觸電的預防

(1) 老年人不要使用濕手、濕布觸摸、擦拭電器的外殼，不要在電線上晾衣服。

(2) 老年人發現絕緣層損壞的電線、燈頭、開關、插座要及時報告，請專人維修。

(3) 視力障礙的老年人要有專人照護。

(4) 老年人切忌在雷雨天氣到大樹下躲雨或使用鐵柄傘。

(三) 觸電後的處理

(1) 切斷電源。無法切斷電源時，養老護理師可以使用木棒、木板等將電線挑離觸電老年人的身體。救援者最好戴橡膠手套、穿橡膠鞋，不要用手去接觸觸電老年人。

(2) 如果觸電老年人神志不清、呼吸、心跳均不正常，可將其抬到安全的地方平躺，不可讓其到處走動，同時撥打救援電話。

(3) 如果觸電老年人心跳驟停，養老護理師應立即行人工胸外按壓。搶救過程中，養老護理師不要隨意移動傷者，在醫務人員到來前不能停止搶救。

(4) 養老護理師將燒傷或起泡的皮膚表面保護好，用乾淨布料包紮傷口，防止傷口污染。

### 三、墜床

(一) 墜床的常見原因

1. 老化因素

(1) 老年人因身體機能下降，出現反應遲鈍等現象，導致平衡力減弱。

(2) 骨骼肌肉系統退化導致活動能力減退，墜床風險增加。

(3) 老年人的視力、聽力的減退也增加了墜床風險。

2. 疾病因素

(1) 老年人心律失常、心力衰竭、肢體功能障礙、神志不清、躁動不安等都容易引起墜床。

(2) 服用鎮靜藥、安眠藥、抗抑鬱藥、降壓藥、降糖藥、血管活性藥、利尿劑等也易引起墜床。

3. 心理因素

老年人不服老、自尊心強、不願尋求幫助，自行上下床等導致墜床。

4. 其他因素

協助老年人翻身時，養老護理師防護不當、室內物品擺放不合理等也會導致墜床。

（二）墜床的預防

(1) 養老護理師粘貼防墜床警示標示。

(2) 養老護理師加強安全教育。

(3) 保證室內光線充足，夜間要有安全指示燈。

(4) 病床的高度適宜，煞車制動，床欄高度合適，床墊不可過軟或過硬。

(5) 老年人休息時要拉好床欄，改變體位時宜慢。

(6) 房間設置要合理，生活用品放在觸手可及的地方。需要幫助時，老年人要會使用呼叫器。

(7) 養老護理師評估老年人的病情，根據具體情況採取保護措施，如使用約束帶、鎮靜藥物等。

(8) 老年人服用鎮靜、降壓、安眠等可導致身體失衡的藥物後，要臥床休息，減少下床活動。

(9) 有肢體功能障礙的老年人要由專人照護，不可自行上下床。

（三）墜床後的處理

(1) 養老護理師立即就地查看老年人，瞭解病情。

(2) 養老護理師報告醫生，配合醫生協同處理。

(3) 老年人根據醫囑接受必要的檢查和服用藥物。

(4) 養老護理師做好老年人及家屬的安撫工作。

(5) 養老護理師做好記錄。

四、走失

走失常常伴隨著認知障礙，如不知道「自己在哪兒」，不知道「這是什麼地方」。老年人常常毫無目的地四處走，缺乏自我保護意識。

（一）走失的常見原因

(1) 疾病因素，如阿爾茨海默症、腦神經損傷、精神疾病等。

(2) 環境因素，如居住地的改變，對周圍環境不熟悉，或外出距離遠、時間長。

(3) 心理因素，如與家屬、養老護理師發生矛盾，賭氣出走。

（二）走失的預防

(1) 養老護理師告訴老年人和家屬走失的後果，提高防走失意識。

(2) 經常徵求老年人的意見，及時發現老年人的心理變化，瞭解老年人的需求，滿足老年人的合理要求。

(3) 有走失風險的老年人要有專人陪護。

(4) 對於有認知障礙的老年人，養老護理師可安裝定位設備、懸掛標示，以便老年人

走失後能在他人的幫助下及時和家人取得聯繫。

（三）走失後的處理

（1）養老護理師立即聯繫老年人的家屬，並與家屬共同尋找。

（2）養老護理師一旦確定老年人走失，須立即報警，尋求警方的幫助。

（3）養老護理師做好家屬的安撫工作。

（4）養老護理師做好記錄。

## 思考題

1. 老年人有哪些常見的人身安全風險？
2. 如何協助老年人做好人身安全防護措施？

# 第十一章　心理護理方法與技巧

## 學習目標

### 知識目標
1. 掌握識別老年人心理問題的方法。
2. 熟悉造成老年人心理異常的原因。
3. 熟悉指導老年人進行人際交往及情緒救急的方法。
4. 瞭解維護老年人心理健康的方法。

### 技能目標
1. 能識別老年人心理異常的常見表現。
2. 能針對老年人的異常情緒實施心理疏導。
3. 能對老年人人際交往中存在的不和諧現象與矛盾進行分析。

## 案例導學與分析

### 案例導學

（1）一個效應——鰥寡效應

英國研究人員研究數萬對夫妻後發現，不少人在配偶去世3年內離世。研究人員將這一現象稱為「鰥寡效應」（Widowhood effect）。聖安德魯斯大學研究人員於1991—2005年隨機訪問了大約5.8萬對夫妻。15年間，8.5%的男性和16.5%的女性經歷了喪偶。調查結果顯示，40%的男性和26%的女性在配偶去世後3年內去世。該項調查首次涉及多種死因，包括癌症、吸菸、酗酒、事故、其他疾病、他殺和自殺。雖然不少喪偶男性和喪偶女性由於上述諸原因去世，但仍有足夠的證據表明，這些人的離世更多是因為配偶去世造成的。

（2）一組研究

隨著年齡的增長，老年人退出了工作崗位，生活圈子變窄，社會活動變少，精神生活

匱乏，老年人的孤獨感比較普遍。

老年人的認知功能衰退，不容易適應新事物，難以適應社會的高速發展，容易產生自卑、失落、多疑等心理問題。

分析

1. 日常生活當中，你認為心理健康的人是怎樣的人？
2. 為何需要關注老年人的心理健康？

## 第一節　老年人心理健康概述

### 一、心理健康的基本知識

心理健康也稱心理衛生。世界心理衛生聯合會在第三屆國際心理衛生大會上將心理健康定義為：在身體、智能及情感上與他人的心理健康不相矛盾的範圍內，將個人心境發展成最佳狀態。

狹義的心理健康指人的基本心理活動的過程內容完整、協調一致，即認識、情感、意志、行為、人格完整協調，能適應環境，與社會保持同步。

廣義的心理健康是一種高效而滿意的持續的心理狀態。

老年人心理健康不僅意味著沒有心理疾病，還意味著個人的良好適應和充分發展。

### 二、老年人心理健康的標準

國內外關於老年人心理健康的標準因社會、時代、文化傳統、民族等因素的不同而有差異。目前國內外尚沒有全面而確定的心理健康標準。

（一）國外標準

國外標準中影響較大的有馬斯洛和密特爾曼提出的心理健康十大標準。

美國心理學家馬斯洛和密特爾曼提出判斷心理健康的十條參考標準：有充分的安全感；能充分瞭解自己，並對自己的能力做出恰當的估計；有切合實際的目標和理想；與現實環境保持接觸；能保持人格的完整與和諧；具有從經驗中學習的能力；能保持良好的人際關係；能適當地表達與控制自己的情緒；在不違背集體要求的前提下，有限度地發揮個性；在不違背社會道德規範的情況下，能適當地滿足個人的基本需要。

（二）國內標準

在中國數千年的醫療實踐中，人們歷來重視心身關係，如《易經》中的「對立統一」觀，《黃帝內經》中的「天人合一」觀及「形神合一」觀等都有關於心身關係的論述。

(1)《中國健康老年人標準》(2013年版)。

綜合全球心理學專家對老年人心理健康標準的研究,結合中國老年人的實際情況,2013年中華醫學會老年醫學分會和《中華老年醫學雜誌》編輯部發布了《中國健康老年人標準》(2013年版):重要臟器的增齡性改變未導致功能異常;無重大疾病;相關高危因素控制在與其年齡相適應的達標範圍內;具有一定的抗病能力;認知功能基本正常;能適應環境;處事樂觀積極;自我滿意或自我評價好;能恰當處理家庭和社會人際關係;積極參與家庭和社會活動;日常生活活動正常,生活自理或基本自理;營養狀況良好,體重適中,保持良好生活方式。

(2) 心理健康三標準(許又新,1988)。

精神病學心理治療專家許又新提出了衡量心理健康的三個標準:體驗標準、操作標準和發展標準。

體驗標準:以個人的主觀體驗和內心體驗為準,主要包括良好的心情和恰當的自我評價。

操作標準:通過觀察、實驗和測驗等方法來考察心理活動的過程和效率,其核心是效率,包含個人心理活動的效率和社會效率或社會功能(如工作及學習效率高、人際關係和諧等)。

發展標準:指個體有向較高水準發展的可能性,並為實現其可能性而制定切實可行的行動措施。

## 第二節　老年人常見的心理問題以及識別方法

### 一、老年人常見的心理問題

(一) 焦慮

焦慮(anxiety)指一種缺乏明顯客觀原因的內心不安或無根據的恐懼,是人們遇到某些事情如挑戰、困難或危機時出現的一種正常的情緒反應。適度的焦慮有益於個體更好地適應變化,有利於個體通過自我調節保持身心平衡等,但持久過度的焦慮則會嚴重影響個體的身心健康。

1. 原因

(1) 體弱多病。老年人因體弱多病、行動不便、力不從心等產生焦慮反應。疾病雖然不是引起焦慮的唯一原因,但是在某些情況下,老年人的焦慮症狀可以由疾病引起,如甲狀腺功能亢進、腎上腺腫瘤等均可伴發焦慮。

(2) 各種應激事件。離退休、喪偶、喪子(女)、經濟困窘、家庭關係不和、搬遷、社會治安及生活常規被打亂等可能引起老年人的焦慮反應。

（3）藥物副作用。例如，抗膽鹼性藥物、咖啡因、β受體阻滯劑、皮質類固醇、麻黃鹼等均可引起焦慮反應。

2. 表現

焦慮表現為對未來的害怕不安、內心的痛苦、精神運動性不安及自主神經功能失調等。焦慮分為急性焦慮和慢性焦慮兩類。

（二）抑鬱

抑鬱（depression）是以情緒低落、悲觀消極、少言少動、思維遲鈍等為主要特徵的老年人常見的一種精神心理問題。老年人的自我意識和自我控制水準降低，抑鬱如果持續的時間較長，則可使其心理功能下降或社會功能受損，並可陷入孤獨、悲觀、厭世的陰影中。抑鬱程度和持續時間不一。當抑鬱持續2周以上，表現符合《心理疾病診斷統計手冊》（第四版，DSM-IV）的診斷標準時則為抑鬱症。

抑鬱症高發年齡在50～60歲。抑鬱症是老年期常見的功能性精神障礙之一，抑鬱情緒在老年人中更常見。老年人的自殺通常與抑鬱有關。

1. 原因

（1）年齡。年齡增長引起的生理和心理功能退化。

（2）慢性疾病及軀體功能障礙。慢性疾病包括高血壓、低血壓、冠心病、糖尿病及癌症等；軀體功能障礙包括因病導致自理能力下降或喪失等。

（3）社會因素，例如離退休、喪偶、經濟窘迫、家庭關係不和諧等。

（4）消極的認知應對方式，例如罪惡感、沒有價值感等。

2. 表現

抑鬱的發生是漸進而隱伏的，早期可表現為神經衰弱的症狀，如頭痛、頭昏、食欲不振等，後期表現為情感障礙、思維障礙、精神活動障礙、意志行為障礙、軀體功能障礙。

（三）孤獨

孤獨（loneliness）是一種被疏遠、被拋棄和不被他人接納的情緒體驗。孤獨感在老年人中較為常見。因此，解除老年人的孤獨感是不容忽視的社會問題。

1. 原因

老年人孤獨的原因有：離退休後遠離社會生活；無子女或因子女成家而成為「空巢老人」；體弱多病、行動不便，降低了與親友往來的頻率；性格孤僻、喪偶等。

2. 表現

孤獨的表現包括：無助、寂寞、傷感、抑鬱，精神萎靡不振，常偷偷哭泣、顧影自憐。老年人體弱多病、行動不便時，消極感會更加明顯。有的老年人為擺脫孤獨，會選擇不良的生活方式，如吸菸、酗酒等，嚴重影響身心健康，有的老年人會因孤獨而患抑鬱症，甚至有自殺傾向。

（四）自卑

自卑（inferiority）即自我評價偏低，就是自己瞧不起自己，是一種消極的情感體驗。當自尊需要得不到滿足，老年人又不能實事求是地分析自己時，就容易產生自卑心理。

1. 原因

老年人自卑的原因有：老化引起的生活能力下降，疾病引起的部分或全部生活自理能力和適應環境的能力喪失，離退休後角色轉換障礙，家庭矛盾等。

2. 表現

自卑的老年人往往從懷疑自己的能力到不能表現自己的能力，從怯於與人交往到孤獨的自我封閉。本來經過努力可以達到的目標，也會因為老年人認為「我不行」而放棄。自卑的老年人看不到人生的希望，領略不到生活的樂趣，也不敢去憧憬美好的明天。

（五）離退休綜合徵

離退休綜合徵（retirement syndrome）是指老年人由於離退休後不能適應新的社會角色、生活環境和生活方式的變化而出現焦慮、抑鬱、悲哀、恐懼等消極情緒，或因此產生偏離常態行為的一種適應性心理障礙。這種心理障礙往往還會引起其他疾病，影響身體健康。

退休的六大階段：退休前階段、蜜月期——短暫和諧階段、清醒期——覺醒階段、重新定位期——再定位階段、穩定期、終止期。

1. 原因

老年人出現離退休綜合徵的原因有職業因素、個性因素、興趣愛好、性別因素。

2. 表現

離退休綜合徵是一種複雜的心理異常反應。其主要表現有焦慮，如坐臥不安、心煩意亂、行為重複、無所適從，偶爾出現強迫性定向行走；由於注意力不集中而常做錯事；性格變化明顯，易急躁和易怒，做事缺乏耐心，對任何事情都不滿或不快，多疑，懷舊，不能客觀地評價事物甚至產生偏見；失眠、多夢、心悸、陣發性全身燥熱；自信心下降，有強烈的失落感、孤獨感、衰老無用感，對未來的生活感到悲觀、失望，無興趣參加以前感興趣的活動，不願與人主動交往，懶於做事，嚴重時個人生活不能自理。

（六）空巢綜合徵

「空巢家庭」是指家中無子女或子女成家後相繼離開，只剩下老年人獨自生活的家庭。空巢綜合徵（empty nest syndrome）是指生活在空巢家庭的老年人因人際關係疏遠、缺乏精神慰藉而產生被疏離、被捨棄的感覺，出現孤獨、空巢、寂寞、傷感、精神萎靡、情緒低落等一系列心理失調的症狀。空巢綜合徵屬於適應障礙，是老年人群的一種心理危機。

1. 原因

（1）傳統觀念衝擊。

（2）不適應離退休生活。

（3）性格因素。

2. 表現

空巢綜合徵主要表現為情緒消極、孤獨悲觀、身體不適。空巢老年人普遍存在生活無人照料、生病無人過問、缺乏精神安慰、孤獨寂寞等一系列問題，特別是在高齡、獨居、體弱多病的空巢老年人中，這些現象更為明顯。

## 二、老年人心理問題的識別

識別老年人心理問題的常用量表有：焦慮自評量表（SAS）、抑鬱自評量表（SDS）、SCL-90健康自評量表、老年抑鬱量表（GDS）。

### （一）焦慮自評量表（SAS）

焦慮是一種比較常見的精神體驗，長期有焦慮反應的人易發展成焦慮症。本量表包含20個項目，有4級評分，請仔細閱讀以下內容，根據最近一星期的情況如實作答。

填表說明：所有題目均共用以下答案，請在A、B、C、D下劃「√」，每題限選一個答案。

姓名　　　　　　　　　　性別：□男　□女

自評題目：

答案：A表示沒有或很少時間，B表示小部分時間，C表示相當多時間，D表示絕大部分或全部時間。

| | | | | |
|---|---|---|---|---|
| 1. 我覺得比平時容易緊張或著急 | A | B | C | D |
| 2. 我無緣無故在感到害怕 | A | B | C | D |
| 3. 我容易心裡煩亂或感到驚恐 | A | B | C | D |
| 4. 我覺得我可能將要發瘋 | A | B | C | D |
| *5. 我覺得一切都很好，也不會發生什麼不幸 | A | B | C | D |
| 6. 我手腳發抖打顫 | A | B | C | D |
| 7. 我因為頭疼、頭頸痛和背痛而苦惱 | A | B | C | D |
| 8. 我感覺容易衰弱和疲乏 | A | B | C | D |
| *9. 我覺得心平氣和，並且容易安靜坐著 | A | B | C | D |
| 10. 我覺得心跳得很快 | A | B | C | D |
| 11. 我因為一陣陣頭暈而苦惱 | A | B | C | D |
| 12. 我有暈倒發作或覺得要暈倒 | A | B | C | D |
| *13. 我吸氣呼氣都感到很容易 | A | B | C | D |
| 14. 我感到手腳麻木和刺痛 | A | B | C | D |
| 15. 我因為胃痛和消化不良而苦惱 | A | B | C | D |
| 16. 我常常要小便 | A | B | C | D |

| | | | |
|---|---|---|---|
|*17. 我的手腳常常是乾燥溫暖的 A|B|C|D|
|18. 我臉紅發熱 A|B|C|D|
|*19. 我容易入睡，並且一夜睡得很好 A|B|C|D|
|20. 我做噩夢 A|B|C|D|

評分標準：正向計分題 A、B、C、D 按 1、2、3、4 計分；反向計分題（標註＊的題目題號：5、9、13、17、19）按 4、3、2、1 計分。總分乘以 1.25 取整數，即得標準分。低於 50 分為正常；50~59 分為輕度焦慮；60~69 分為中度焦慮；69 分以上為重度焦慮。

（二）抑鬱自評量表（SDS）

本量表包含 20 個項目，分為 4 級評分。為保證調查結果的準確性，請您務必仔細閱讀以下內容，根據最近一星期的情況如實作答。

填表說明：所有題目均共用答案，請在 A、B、C、D 下劃「√」，每題限選一個答案。

姓名　　　　　　　性別：□男　□女

自評題目：

答案：A 表示沒有或很少時間，B 表示小部分時間，C 表示相當多時間，D 表示絕大部分或全部時間。

| | | | | |
|---|---|---|---|---|
|1. 我覺得悶悶不樂，情緒低沉|A|B|C|D|
|*2. 我覺得一天之中早晨最好|A|B|C|D|
|3. 我一陣陣哭出來或想哭|A|B|C|D|
|4. 我晚上睡眠不好|A|B|C|D|
|*5. 我吃得跟平常一樣多|A|B|C|D|
|*6. 我與異性密切接觸時和以往一樣感到愉快|A|B|C|D|
|7. 我發覺我的體重在下降|A|B|C|D|
|8. 我有便秘的苦惱|A|B|C|D|
|9. 我心跳比平時快|A|B|C|D|
|10. 我無緣無故地感到疲乏|A|B|C|D|
|*11. 我的頭腦跟平常一樣清楚|A|B|C|D|
|*12. 我覺得經常做的事情並沒困難|A|B|C|D|
|13. 我覺得不安而平靜不下來|A|B|C|D|
|*14. 我對將來抱有希望|A|B|C|D|
|15. 我比平常容易生氣激動|A|B|C|D|
|*16. 我覺得做出決定是容易的|A|B|C|D|
|*17. 我覺得自己是個有用的人，有人需要我|A|B|C|D|
|*18. 我的生活過得很有意思|A|B|C|D|

19. 我認為如果我死了，別人會生活得更好些　　A　　B　　C　　D
＊20. 平常感興趣的事我仍然照樣感興趣　　　　A　　B　　C　　D

評分標準：正向計分題 A、B、C、D 按 1、2、3、4 計分；反向計分題（標註＊的題目，題號：2、5、6、11、12、14、16、17、18、20）按 4、3、2、1 計分。總分乘以 1.25 取整數，即得標準總分。標準總分為 53 分。抑鬱嚴重程度＝標準總分/80。結果解釋：0.5 以下為無抑鬱；0.5～0.59 為輕微至輕度抑鬱；0.6～0.69 為中度至重度抑鬱；0.7 以上為重度抑鬱。

## 第三節　老年人的心理健康維護與人際關係調節

### 一、老年人的心理健康維護

（一）自我維護

（1）引導老年人保持自我意識：通過自我觀察、體驗來評價和認識自我。

（2）維護好人際關係。

（3）培養自我興趣愛好。

（4）不斷更新觀念，以適應社會發展。

（5）堅持身體鍛鍊。

（6）保持良好的親子溝通與協調。

（二）家庭和社會對老年人心理健康的維護

（1）幫助老年人正確認識和評價衰老與死亡：通過生命回顧幫助老年人看清自己生命的意義。

（2）幫助老年人做好離退休的心理準備。

（3）鼓勵老年人多用腦。

（4）營造良好的社會支持體系。

（三）老年人不良情緒的應對方法

老年人不良情緒的應對方法主要有：①宣洩法。宣洩法是指用說出來、哭出來、寫出來或其他發泄的方式表達不良情緒的方法。②轉移法。③昇華法。④幽默法。⑤積極暗示法。⑥遺忘法。⑦發揮餘熱法。

### 二、老年人的人際關係調節

（一）良好的人際關係對老年人的重要性

錯綜複雜的人際關係就像一張大網，我們每個人都是其中的一個結點。這張網因為我

們而存在，我們也不能離開這張網。對老年人而言，人際關係更為重要。良好的人際關係是老年人滿足安全感的心理需要，可以幫助老年人消除退休後的孤獨和寂寞，給老年人提供排解不良情緒的機會，有利於老年人建立強大的社會支持網絡。

(二) 老年人的人際關係調節技巧

(1) 穿著打扮得體大方。

(2) 「怎麼說」比「說什麼」更加重要。

(3) 自我接納，增強自信心。

(4) 為人熱情友好。

## 思考題

1. 全世界有關老年人心理健康的標準有哪些？
2. 老年人常見的心理問題有哪些？

# 第十二章　用藥

## 學習目標

**知識目標**
1. 掌握用藥的基本原則。
2. 掌握藥物的保管方法，及時處理積攢的舊藥品。
3. 熟悉老年人常用藥物的作用。

**技能目標**
1. 能協助老人按時、按量服用藥物。
2. 能觀察用藥後的療效和不良反應。
3. 能制定一個藥品清單，記錄老年人服用藥物的時間和方法。

## 案例導學與分析

**案例導學**
　　近日，家住南港區的王爺爺昏倒在家中，家人立即叫來「119」救護車將老人送往市中心教學醫院。經醫生檢查，老人已處於休克狀態，病情危急，呼吸微弱。醫護人員立即將老人收入神經內科病房住院治療。
　　據家屬講，老人平時身體硬朗，沒有什麼病。由於最近飲食雜亂，老人經常拉肚子，感覺腹脹，總說自己消化不好。於是，老人找來健胃消食片服用。第二天清晨，家人發現習慣晨練的老人一直未起床，叫他也不答應，進屋一看，發現老人已意識不清，連忙將老人送往醫院。

**分析**
1. 該老人可能發生了什麼問題？
2. 養老護理師應如何緊急處理？

老年人或多或少都會使用藥物，作為養老護理師，協助老年人服藥是我們的重要工作。但藥物的錯誤使用不僅不治病，還可能延誤病情。因此掌握基本的用藥常識非常有必要。

## 第一節　藥物概述

### 一、藥物的作用

（1）預防疾病，如B肝疫苗。

（2）診斷疾病，如膽囊造影用藥。

（3）治療疾病，如各類抗生素。

（4）補充身體所需要的物質，如維生素D、鈣類。

### 二、藥物的分類

（一）處方藥

處方藥是必須憑執業醫師或執業助理醫師處方才可調配、購買和使用的藥品。

例如，剛上市的新藥、可產生依賴性的藥物、毒性較大的藥物、某些須醫生或實驗室確診的疾病使用的藥物（如心血管系統疾病藥物）。

（二）非處方藥（OTC）

非處方藥是不需要憑醫師處方即可自行判斷、購買和使用的藥品。

例如，用於感冒、發燒、咳嗽的藥物；緩解頭痛或消化不良症狀的藥物；關節疾病的外用膏貼；鼻炎等過敏症藥物；營養補劑，如維生素、某些中藥補劑等。

### 三、藥物的儲備

（1）藥物應放在通風、乾燥、光線明亮處，避免陽光直射，保持整潔。

（2）藥物由機構統一保管和發放時，藥瓶上應註明編號和姓名。

（3）藥瓶上應貼有明顯的瓶籤，標籤應字跡清楚地註明藥名、濃度、劑量、使用方法。

（4）藥物要定期檢查，如有沉澱、渾濁、異味、潮解、霉變、標籤脫落、辨認不清，應立即停止使用。

（5）藥物應固定放在養老護理師和老年人都知道的地方。每天早晨，養老護理師可將老年人一天的藥量分別放在幾個藥杯或小空瓶內，以防漏服或誤服。

（6）藥物盡量使用原包裝保存。瓶裝藥服用後，應擰緊瓶蓋。

（7）乙醇、碘酊、糖衣片等藥物易揮發潮解，應蓋緊瓶蓋。
（8）硝酸甘油片、氨茶鹼片等見光易分解，應裝在避光或棕色瓶內，放在陰暗處保存。
（9）栓劑、水劑、胰島素、益生菌、眼藥水等易被熱破壞，應冷藏在冰箱裡（2℃~8℃）。
（10）胰島素、抗生素等容易過期，不應儲備太多。養老護理師按失效期的先後有計劃地使用藥物，避免過期。

## 第二節　常見的用藥方法

### 一、用藥的基本原則

（1）按醫囑準確使用。
（2）用藥前後反覆查對藥物名稱、每次使用劑量、用藥方法和有效期。
（3）對於有疑問的藥物，養老護理師要跟相關人員核實清楚了再給老年人使用。
（4）養老護理師應注意觀察藥物的效果和不良反應。
（5）如老人用藥後出現不良反應，養老護理師應及時處理並做好登記。

### 二、協助老年人口服藥物

（一）核對醫囑和檢查藥物

養老護理師仔細檢查藥物的名稱、劑量、服藥時間、藥物的質量和有效期，嚴禁給老年人服用標籤不清、變色、發霉、粘連、有異味或超過有效期的藥物。

（二）按時服藥

由於各種藥物的吸收和排泄速度不同，老年人要想保證藥物療效，必須按時服藥。

（1）一日三次。例如，服用抗生素藥的時間可在早晨7:00—8:00，下午15:00—16:00，晚上22:00左右。

（2）飯前或空腹服用，指在沒吃飯或吃飯前30min服用。促進食慾的藥物應在飯前服用，如胃蛋白酶合劑、甲氧氯普胺、多潘立酮等。

（3）飯後服用，指在吃飯後30min服用。幫助消化的藥或對胃有刺激的藥物應飯後服用，如阿司匹林。

（4）食間服用，指在兩餐之間而不是在一頓飯的中間服用。如果老年人忘記服用，也可在下頓飯前服用。如果老年人因睡眠錯過服藥時間，養老護理師可將下次服藥時間向後推，不必將熟睡中的老年人喚醒。

（三）服藥的劑量要準確

藥物的療效和毒性與服藥劑量有著密切的關係，所以每次的劑量都要按醫生的要求服

用，老年人不能因自己感覺好轉或沒有效果就自行減少劑量或加大劑量。如果老年人認為藥物效果不明顯或已經好轉，應坦白地告知醫生，由醫生決定藥物或劑量的更換。老年人也不可以因為忘記服藥而將幾次的劑量一次服進。

養老護理師取藥前先要洗淨雙手，按照醫生的要求取出應服用的劑量，放入小杯或小勺內再給老年人服用。養老護理師取水劑要使用量杯，並將視線對準計量刻度；取油劑或滴劑時應先在小杯或小勺內放入少量涼開水後，再將藥滴入小杯或小勺內給老年人服用，以保證所服劑量的準確性。

（四）服藥的姿勢要正確

服藥的姿勢一般採取站立位、坐位或半臥位，因平臥位服藥容易發生誤吸或嗆咳，並使藥物進入胃內的速度減慢，影響藥物的吸收。

臥床的老年人應盡可能地在養老護理師的協助下坐起來服藥，服藥後 10~15min 再躺下；不能坐起來的老年人服藥後，盡可能多喝水，以便將藥物衝下。

（五）服藥後要多喝水

（1）老年人服藥前需先飲一口水以濕潤口腔，服藥中還需多喝水（不少於 100ml），以防胃內形成高濃度藥液而刺激胃黏膜。老年人不可乾吞藥片，以免藥片黏附在食管壁上或滯留在食管狹窄處，刺激或腐蝕食道黏膜，造成損傷。

（2）老年人服藥時應用溫開水，不要用茶水、咖啡或酒。

（3）老年人服磺胺藥、解熱藥更要注意多喝水，以防因尿量少而致磺胺結晶析出，引起腎小管阻塞，損害腎臟功能。服發汗藥後多喝水是為了增強藥物的療效。

（六）服用特殊藥物要注意方法

（1）服用鐵劑、酸類等對牙齒有損害的藥物時，要用吸管，服藥後要漱口以免損害牙齒。

（2）對老年人難以咽下的片劑、丸劑，養老護理師可將其研細後加水調成糊狀給老年人服用，不可將大片的藥片掰成兩半給老年人吃，這樣容易造成食道損傷。

（3）老年人不可將粉狀的藥物直接倒入口腔後用水衝服，以免藥粉在食道中阻塞。

（4）糖衣和膠囊包裝的藥物一般應整粒吞服。止咳糖漿對呼吸道有安撫作用，服後不需要喝水。

### 三、協助老年人使用滴眼劑

滴眼劑指用藥物製成的供滴眼使用的溶液。眼膏和眼用凝膠一般也屬於滴眼劑的範疇。由於滴眼劑屬於滅菌製劑，由結膜直接吸收，因此使用滴眼劑時一定要注意衛生。

（一）使用方法

（1）養老護理師要認真檢查、核對藥瓶上的姓名、藥名、用法、給藥途徑、給藥時間、藥品質量和有效期；應先將藥瓶搖一搖，如果發現藥液渾濁和有絮狀團塊，表明藥水

已被污染，切勿再用（見圖12-1）。為了保證療效，養老護理師上藥前應先為老年人清潔眼部（見圖12-2），告知老年人如何配合。

（2）上藥時，養老護理師應避免交叉感染。兩眼都滴藥時，養老護理師先滴健康的眼睛，後滴患病的眼睛；先滴病情輕的眼睛，後滴病情重的眼睛。操作過程中，養老護理師注意瓶塞口、瓶口不可觸及任何東西（包括眼瞼、睫毛），以免污染藥液。如果數種滴眼劑同時使用，中間須間隔5~10min（見圖12-3）。

（3）用藥過程中，養老護理師要注意觀察老年人的全身反應（有些藥液經角膜吸收後對心血管和呼吸系統產生毒性）。

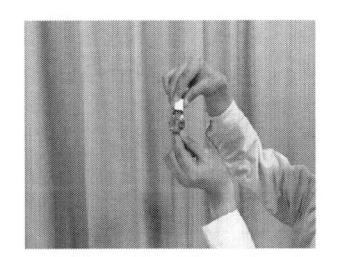

圖12-1　核對滴眼劑　　　　圖12-2　清潔眼部

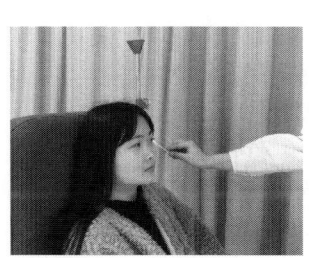

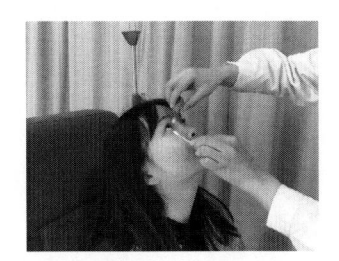

圖12-3　上藥

（二）注意事項
（1）使用滴眼劑前，養老護理師應先搖勻藥液。
（2）養老護理師滴藥時，動作應輕柔，避免損傷黏膜。
（3）滴眼劑的保存應參照相關說明予以執行，必要時放入冰箱保存。

## 第三節　用藥後的護理

### 一、用藥後的觀察要點

用藥後的不良反應有：胃腸道反應、泌尿系統反應、神經系統反應、循環系統反應、呼吸系統反應、皮膚反應、過敏性休克反應。

（一）心血管系統類藥物

用藥後的觀察要點包括：症狀是否減輕，發作是否改變；服利尿劑後，尿量有無變化；有無頭暈、乏力、暈厥等狀況。

（二）呼吸系統疾病類藥物

用藥後的觀察要點包括：咳嗽程度和伴隨症狀是否減輕，痰的顏色、量、氣味是否改變，感染情況是否得到控制。

（三）消化系統疾病類藥物

用藥後的觀察要點包括：食慾、噁心、嘔吐程度，腹瀉腹痛症狀有無改變；少尿、口渴等脫水現象是否存在；出入水量、進食量、尿量、排便量等有無變化。

（四）泌尿系統疾病類藥物

用藥後的觀察要點包括：尿量、次數、顏色有無改變，尿頻、尿急、尿痛及血尿現象是否存在。

（五）血液系統疾病類藥物

用藥後的觀察要點包括：頭暈、耳鳴、乏力、活動後心慌氣短的現象有無改善；皮膚瘀點、瘀斑有無減少，消化道出血情況有無好轉。

（六）內分泌疾病類藥物

用藥後的觀察要點包括：服用降糖藥後有無低血糖反應；服用治療代謝性疾病的藥物後，身體外形有無變化，如突眼、毛髮異常等。

（七）風濕性疾病類藥物

用藥後的觀察要點包括：四肢、脊柱關節疼痛和腫脹程度有無減輕；關節僵硬程度、活動受限程度有無改善。

（八）神經系統疾病類藥物

用藥後的觀察要點包括：頭痛、頭暈程度有無減輕；嗜睡、昏睡和昏迷情況有無減輕；發音困難、語言表達不清楚等語言障礙有無改善；肢體活動情況有無變化。

### 二、用藥後不良反應的處理方法

（1）注意看說明書，瞭解不良反應和處理方法。

（2）不良反應嚴重的老年人應立即停藥，並報告醫生或家屬。

（3）老年人取平臥位，頭偏向一側，保持呼吸道通暢，以防窒息。

（4）養老護理師密切觀察病情。

（5）老年人必要時遵醫囑用藥或就醫。

### 三、藥物誤用的處理辦法

（1）保持鎮靜，不要慌亂。

（2）養老護理師先查清楚老年人誤服了什麼藥，再採取相應措施。

（3）老年人誤服解熱鎮痛藥、維生素類藥、助消化藥時，養老護理師只需觀察，不必採取措施。

（4）老年人誤服外用藥、劇毒藥、農藥、毒鼠藥時，養老護理師必須採取緊急措施，要盡快為老年人催吐，用筷子或勺把刺激老人的咽喉部使其嘔吐，以減少毒物的吸收，並立即送醫院搶救。

（5）老年人誤服碘酒時，養老護理師應迅速給老年人服用一些米湯或濃麵湯，同時用催吐法促進毒物的排出。

（6）老年人誤服過量的安眠藥時，養老護理師要保持老年人的呼吸道通暢，採用催吐法促進毒物的排出，並盡快送醫院治療。

## 思考題

1. 簡述常見藥物的保管方法。
2. 簡述藥物的使用原則。
3. 老人發生藥物誤服時如何緊急處理？

# 第十三章　消毒技術

## 學習目標

**知識目標**
1. 瞭解清潔、消毒、滅菌的相關知識。
2. 掌握常用的消毒方法。
3. 熟悉監測老年人居室消毒效果的常用方法。
4. 熟悉終末消毒的方法。
5. 瞭解隔離的要求和相關知識。

**能力目標**
能對老年人的常用物品及房間進行消毒。

## 案例導學與分析

**案例導學**
　　人們常提出疑問：沒有燒開的自來水裡可能有致病菌，因此不能直接喝；剛買來的蘋果表面也有細菌，因此不能直接吃。那麼為什麼用有菌的自來水洗了有菌的蘋果後就能直接吃呢？
**分析：**
　　在養老護理師的日常工作中，什麼情況下我們只需要清潔，什麼情況下得消毒，什麼情況下又必須滅菌呢？

# 第十三章 消毒技術

## 第一節 清潔、消毒和滅菌

### 一、清潔、消毒和滅菌的基本知識

（一）清潔

清潔是指用清水、肥皂水或洗滌劑洗去物品表面的污垢和微生物。清潔能減少微生物的數量，但不能殺滅微生物。

（二）消毒

消毒是指採用物理或化學方法將物品上的微生物（細菌、病毒）數量減少到不致病的程度。

（三）滅菌

滅菌是指利用物理或化學方法，殺滅物體上所有微生物的過程，包括細菌芽胞。

### 二、常用的消毒、滅菌劑

常用的消毒、滅菌劑見表13-1。

表13-1 常用的消毒、滅菌劑

| 名稱 | 消毒效力 | 濃度與用法 | 注意事項 |
| --- | --- | --- | --- |
| 碘酊 | 高效 | 2%用於皮膚消毒，擦後待乾，再用70%乙醇脫碘 | 對皮膚有刺激性，不用於黏膜消毒；對碘過敏者禁用 |
| 碘伏 | 中效 | 0.5%~1%有效碘溶液用於外科手術及注射部位消毒；0.05%有效碘溶液用於黏膜、創面消毒 | 避光陰涼密封保存；消毒後不用乙醇脫碘 |
| 乙醇 | 中效 | 70%~75%用於皮膚消毒 | 易揮發，加蓋密封保存；有刺激性，不用於黏膜、創面消毒；易燃，避火保存 |
| 福馬林（40%甲醛） | 高效 | 40%甲醛 2~10ml/m³ 加水 4~20ml/m³ 加熱，作室內物品及空氣消毒用；40%甲醛 40~60ml/m³ 加高錳酸鉀 20~40g/m³，櫃內熏蒸，密閉6~12h | 室溫18℃以上，相對濕度超過70%才能保證消毒效果；對人體有一定毒性、刺激性，使用時注意防護 |
| 含氯消毒劑（漂白粉等） | 中、高效 | 0.5%漂白粉溶液用於浸泡餐具、便器等，浸泡30min；1%~3%漂白粉溶液噴灑、擦拭地面、牆壁、物品表面 | 陰涼、乾燥、通風處密封保存，減少有效氯的喪失；有腐蝕及漂白作用，不宜用於金屬製品、有色衣物、油漆家具的消毒 |
| 食醋 | — | 5~10ml/m³ 加熱水1~2倍，加熱熏蒸，密閉門窗30~120min 後打開通風換氣 | 用於流感、流腦老年人的居室消毒 |

### 三、常用的消毒、滅菌方法

（一）天然消毒法

天然消毒法是利用日光等天然條件殺滅致病微生物，達到消毒、滅菌目的的方法。

1. 日光曝曬法

日光由於其發熱、乾燥和紫外線的作用，具有一定的殺菌力。日光殺菌作用的強弱受地區、季節、時間等因素影響，日光越強，照射時間越長，殺菌效果越好。日光中的紫外線通過大氣層時，被大氣層中的臭氧層吸收而減弱，而且不能全部透過玻璃，因此，物品必須直接在陽光下曝曬，才能取得消毒、殺菌效果。日光曝曬法常用於書籍、床墊、被褥、毛毯及衣服等的消毒。曝曬時，養老護理師應經常翻動被曬物，使物品各面都能與日光直接接觸。物品在日光曝曬下 4~6h 可達到消毒、滅菌的目的。

2. 通風法

通風法雖然不能殺滅微生物，但可在短時間內使室內外空氣交換，減少室內致病微生物。通風的方法有多種，如通過門、窗或氣窗通風，也可用換氣扇通風。居室內應定時通風換氣，通風時間每次一般不少於 30min。

（二）物理滅菌法

物理滅菌法是利用熱力等物理作用，使微生物的蛋白質及酶變性凝固，以達到消毒、滅菌目的的方法。

1. 燃燒法

燃燒法是一種簡單易行、迅速徹底、有效的滅菌方法，但對物品的破壞性大。燃燒法多用於耐高熱，或已帶致病菌而又無保留價值的物品，如被某些細菌或病毒污染的紙張、敷料。應用此法時，養老護理師要注意安全，須遠離易燃或易爆物品，以免引起火災。

2. 煮沸法

煮沸法是一種經濟、方便的滅菌方法。煮沸法的操作方法是，養老護理師等水開後計時，煮沸物品 10~15min。煮沸法可用於餐具、毛巾、手絹、注射器等不怕濕而耐高溫的物品的消毒、滅菌。

3. 高壓蒸汽滅菌法

高壓蒸汽滅菌法是利用高壓鍋內的高壓和高熱進行滅菌的方法，此法殺菌力強，是最有效的物理滅菌方法。高壓蒸汽滅菌法的操作方法是，養老護理師待高壓鍋上汽後，加閥再蒸 15min。高壓蒸汽滅菌法適合消毒棉花、敷料等物品。

（三）化學消毒滅菌法

化學消毒滅菌法是利用化學藥物滲入細菌體內，使菌體蛋白凝固、變性，干擾細菌酶的活性，抑制細菌代謝和生長或破壞細胞膜的結構，改變其滲透性，干擾其生理功能等，從而達到消毒、滅菌作用的方法。家庭常用的化學消毒滅菌法有以下三種。

1. 擦拭法

擦拭法是用化學藥液擦拭被污染的物體表面，常用於地面、家具、陳列物品的消毒。擦拭法的操作方法是，養老護理師用濃度為 0.5%～3% 的漂白粉澄清液、84 消毒液等含氯消毒劑，擦拭牆壁、床、桌椅、地面及廁所。

2. 浸泡法

浸泡法是將被消毒物品浸泡在消毒液中，常用於不能或不便蒸煮的生活用具的消毒。浸泡時間的長短因物品及溶液性質的不同而有差異。例如，用濃度為 1%～3% 的漂白粉澄清液浸泡餐具、便器需 1h；用濃度為 0.5% 的 84 消毒液浸泡需 15min，而用濃度為 0.02% 的高效消毒片澄清液浸泡只需 5min 就可以達到目的。若浸泡被嘔吐物及排泄物污染的物品，不但消毒液濃度加倍，而且浸泡時間也加倍。

3. 熏蒸法

熏蒸法是利用消毒藥品所產生的氣體進行消毒的方法，常用於傳染病人居住過的房間的消毒。

（1）福爾馬林（甲醛）+高錳酸鉀熏蒸法。

每立方米加入福爾馬林 25～40ml、高錳酸鉀 15～30g，兩種藥放置在一起即產生氣體，可達到消毒目的。消毒時，必須將門窗緊閉 12～24h，消毒後再打開門窗通風，此法對傳染病人的居室消毒有效。

（2）食醋熏蒸法。

每立方米用食醋 3～10ml，加水 2～3 倍，加熱熏蒸。食醋熏蒸法可用於室內空氣消毒。

## 第二節　對老年人的常用物品及房間消毒

### 一、對老年人的雙手消毒

老年人在外出歸來後、飯前、便後使用肥皂水或洗手液將雙手各個部位充分清洗，並使用流動水將泡沫沖洗乾淨。

### 二、對老年人的常用物品消毒

（一）毛巾、衣物及床上用品

養老護理師可採用日光曝曬法和煮沸法消毒。養老護理師將物品用肥皂水清洗後，拿到陽光下曝曬 6～8h。養老護理師要經常翻動物品，一般每隔 2h 翻動 1 次，使物品的各個面都能直接與日光接觸。曝曬後，養老護理師把物品放在通風、乾燥處備用。

（二）餐具

（1）養老護理師用洗滌劑清洗餐具，去掉油漬和污漬，再用清水徹底洗淨。

（2）養老護理師將餐具完全浸沒在冷水或涼開水中，煮沸消毒。

（3）鍋蓋須蓋緊，鍋不可漏氣。

（4）水煮沸後，養老護理師計時 5～15min。在煮沸後，水中不可再加入餐具；帶蓋的餐具必須打開；餐具不可重疊，應使內面與沸水充分接觸。

（5）消毒後的餐具及時從鍋內取出，放在清潔的櫥櫃內。

（6）煮沸後，如果急需消毒其他餐具，養老護理師應加入急需消毒的其他餐具，並待水沸後重新計算時間。

（三）盆具、痰杯和便器

（1）盆具：養老護理師先用肥皂或去污粉清除污垢，再用流動水沖洗乾淨。

（2）痰杯、便器：養老護理師先將污物倒掉，再用去污粉或稀鹽酸刷洗、衝水，然後倒入濃度為0.5%的漂白粉澄清液對其進行浸泡消毒。

**三、對老年人的房間消毒**

養老護理師採用通風法淨化老年人房間內的空氣，消除室內異味，減少室內空氣中細菌的數量，增加室內的含氧量。

## 第三節　監測老年人房間的消毒效果

**一、消毒監測的基本知識**

消毒監測是指用一定的方法監測消毒效果，從而指導養老護理師正確、合理地消毒，以保證消毒效果，促進老年人健康。

**二、消毒監測的內容**

（一）消毒力監測

1. 消毒液的濃度

含氯消毒液：養老護理師在每日使用前用特定試紙蘸取少許配製好的消毒液，觀察其顏色變化，與試紙比對卡進行比對，確定其濃度是否在有效範圍。

2. 紫外線燈的照射強度

紫外線燈：使用壽命1,000h，隨著使用時間的增加，紫外線燈的消毒強度逐漸減弱。因此，養老護理師應在使用過程中進行日常監測和照射強度監測。

（1）日常監測。養老護理師每日記錄照射時間及累計照射時間（見表13-2）。紫外線燈的累計照射時間達1,000h時應更換新燈管。

表 13-2　紫外線燈日常使用登記表

| 日期 | 使用時間（min） | 照射區域 | 累計使用時間（h） | 備註 | 操作者 |
| --- | --- | --- | --- | --- | --- |
| 2019.01.11 | 30 | 居室 5 | 1,000 | 更換燈管 | 張三 |
| 2019.01.12 | 60 | 居室 6 | 1 | 出院 | 張三 |
| 2019.01.12 | 60 | 治療室 | 2 | 棉布擦拭 | 張三 |

（2）照射強度監測（每半年 1 次）。養老護理師將紫外線強度計置於所測紫外線燈管的正下方 1m 處，開燈照射 5min 後判斷結果。一般來說，普通 30 瓦新燈管輻照強度不低於 $90uw/cm^2$ 為合格，使用中燈管輻照強度不低於 $70uw/cm^2$ 為合格。若不合格則須更換新燈管。

（二）消毒效果監測

1. 空氣消毒效果染菌檢測

（1）檢測之前：養老護理師要徹底清潔房間，用濃度為 0.5% 的 84 消毒液擦拭桌面和地面，用紫外線燈照射房間 1h，備好培養皿，並按規定時間將其放置於規定位置。

（2）採樣時機：消毒處理後進行採樣。

（3）採樣高度：與地面垂直高度 80~150cm。

（4）布點方法：室內面積 $\leq 30m^2$，養老護理師在房間的一條對角線上取 3 點（中心取 1 點、兩端距牆 1m 處各取 1 點）；室內面積 $>30m^2$，養老護理師設東西南北中 5 點，其中東西南北各點均距牆 1m。

（5）採樣方法：養老護理師將直徑 9cm 的普通營養瓊脂平板放在無菌小巾上，將小蓋翻起口向上放在採樣點暴露 5min，然後將大蓋扣在小蓋上，連同無菌小巾一起送檢。

2. 物體表面消毒效果染菌監測

（1）採樣時機：消毒後 4h 進行採樣。

（2）採樣面積：被採表面 $<100cm^2$，養老護理師取全部表面；被採表面 $\geq 100cm^2$，養老護理師取 $100cm^2$。

（3）採樣方法：被採物體表面較大時，養老護理師用浸有無菌生理鹽水採樣液的棉拭子塗抹 4 個 $25cm^2$（5×5）的面積，橫豎往返塗抹各 5 次，並隨之轉動棉拭子。小型物體則採用棉拭子直接塗抹整個物體表面的方法進行採樣（注意註明實際採樣面積），隨後送檢。

思考題

1. 請復述消毒、滅菌的相關知識。
2. 如何對老年人的居室消毒並監測消毒效果？

# 第十四章　冷熱應用

## 學習目標

**知識目標**
1. 掌握冰袋的相關知識與使用方法。
2. 掌握老年人熱水袋的溫度控制方法和使用方法。
3. 掌握老年人熱濕敷的常用方法、禁忌。
4. 熟悉體溫的正常值和影響因素。
5. 熟悉物理降溫的相關知識。
6. 熟悉溫水擦浴的要求和常用溶液。
7. 瞭解老年人皮膚的生理變化。
8. 瞭解老年人使用熱水袋可能出現的危害。
9. 瞭解溫水擦浴的概念。
10. 瞭解老年人熱濕敷的應用範圍。

**能力目標**
1. 學會為老年人熱濕敷。
2. 能為老年人物理降溫。

## 案例導學與分析

**案例導學**
　　單爺爺，79歲，右側膝關節疼痛。醫生請養老護理師為單爺爺做局部熱濕敷。

**分析：**
1. 作為養老護理師，如何為老年人做熱濕敷？
2. 在為單爺爺做熱濕敷時需要注意什麼？

## 第一節　老年人的皮膚觀察與體溫測量

### 一、老年人的皮膚觀察

皮膚由表皮、真皮和皮下組織構成，並含有附屬器官（汗腺、皮脂腺、指甲、趾甲）及血管、淋巴管、神經等。

（一）老年人皮膚的生理變化

老年人的皮膚呈生理性老化狀態。皮膚是保持身體正常生理活動的第一道防線，是人體最大的器官。老年人的皮膚對不良刺激的防禦功能降低，再生和愈合能力減弱。通常人過中年，皮膚開始衰老，60歲以後皮膚老化更加明顯。

老年人的皮膚因皮脂腺分泌減少而失去光澤，容易皸裂、瘙癢；由於表面粗糙、鬆弛、彈性下降而出現皺紋、下眼瞼腫脹，形成眼袋；皮膚毛細血管減少、變性，脆性增加使皮膚容易出血；皮膚神經末梢的密度顯著減少，導致皮膚調節溫度的功能減弱，使脂褐素沉積形成老年斑。

（二）老年人皮膚損傷的觀察

1. 老年人皮膚損傷的表現

老年人皮膚容易受損，表現為以下四個方面。

（1）萎縮。皮膚起皺變薄，乾燥鬆弛，光澤減退，彈性減少，血管脆性增加，易出現紫癜瘀斑等。

（2）增生。額面部出現皮贅、老年疣、老年皮脂腺痣、櫻桃樣血管瘤、日光性角化病等。

（3）遲鈍。皮膚的功能降低，容易受熱中暑，受涼感冒。皮膚的反應性減退，易受損傷，對細菌、病毒、真菌等病原微生物的防禦力也減弱。

（4）敏感。對某些因素作用後反應過於強烈，如皮膚乾燥、瘙癢、疼痛等。

2. 老年人熱療導致皮膚損傷的觀察與處理

老年人使用熱療法要經常觀察與檢查皮膚，如果出現皮膚發紅應立即停止熱療，如已有燙傷跡象，應立即把燙傷部位浸泡在潔淨的冷水中。燙傷後越早用冷水浸泡，效果愈佳。用冷水浸泡時間一般應持續半個小時以上。冷水浸泡的目的是減少熱量停留在傷口的時間，同時也可以止痛，減少滲出和腫脹從而避免或減少水泡形成。燙傷級別可分為三度（見表14-1）。燙傷起泡時，如水泡直徑小於5mm時，不要戳破水泡，應盡量讓水泡自然吸收。老年人出現燙傷，養老護理師一定要仔細記錄燙傷時間、面積、程度，並立即報告，及時將老年人送醫，協助醫生給予相應處理。

表 14-1　不同燙傷級別與皮膚損傷狀態

| 級別 | 皮膚損傷狀態 |
| --- | --- |
| 一度燙傷 | 紅斑性，皮膚變紅，並有火辣辣的痛感 |
| 二度燙傷 | 水泡性，患處產生水泡 |
| 三度燙傷 | 壞死性，皮膚剝落 |

（三）老年人皮膚損傷的觀察

1. 技能操作

老年人皮膚損傷的觀察的技能操作步驟與流程見圖 14-1。

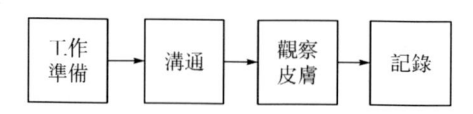

工作準備 → 溝通 → 觀察皮膚 → 記錄

圖 14-1　老年人皮膚損傷觀察的技能操作步驟與流程

（1）工作準備

①物品準備：手電、記錄單、筆。

②環境準備：環境清潔，溫、濕度適宜，光線充足。

③養老護理師準備：整潔服裝，洗淨雙手。

④老年人準備：平臥於床上。

（2）溝通

養老護理師查房，詢問老年人有無不適，告知老年人要檢查全身皮膚情況，以便取得配合。

（3）觀察皮膚

養老護理師掀開被子，仔細觀察老年人全身皮膚有無異常，如光線不足可用手電照明。如有皮膚損傷或顏色異常，養老護理師應仔細詢問老年人有無感覺、知覺上的變化，認真聽取老年人的主訴。觀察完畢，養老護理師協助老年人取舒適臥位，蓋好被子。

（4）記錄

養老護理師洗手並記錄。養老護理師將老年人的皮膚情況詳細記錄在記錄單上，主要記錄內容包括皮膚損傷的部位、面積、顏色、性質等。對新發現的皮膚問題，養老護理師應立即報告醫護人員。

2. 注意事項

（1）要對皮膚情況作前後對比。

（2）從頭到腳進行觀察，勿遺漏。

（3）記錄完整，報告及時。

（四）老年人的皮膚保健

1. 預防皮膚損傷

老年人的皮膚損傷後，傷口愈合比年輕人慢得多。老年人應避免風吹、日曬、雨淋及寒暑變化；帽子、口罩、圍巾、手套、棉鞋等要備齊；天寒地凍時，減少外出；雨天路滑，謹防摔倒。

2. 注意飲食起居

減少濃茶、咖啡、辣椒、海鮮等刺激性飲食可以有效地防止皮炎、濕疹、蕁麻疹等瘙癢性皮膚病的發生。內衣寬鬆適度，以棉織物為好，以減少刺激皮膚。

3. 講究洗浴方法

老年人洗澡時，水溫不宜過高，一般為35℃~38℃，桑拿浴和冷水浴對老年人不太適宜；洗澡時間不宜過久，一般為10~20min，最長不超過0.5h；洗澡不宜過勤，一般7~10天洗澡1次即可。不宜用鹼性較強的肥皂，最好選用溫和的皂液，如果洗澡次數偏多，則不必每次使用皂液。老年人洗浴後及時塗擦潤膚品。

4. 選擇護膚品

老年人的皮膚乾燥缺水、皺紋多，可以選擇含橄欖油、硅酮油、透明質酸等成分的保濕潤膚劑；為了促進血液循環，增加皮膚彈性，提高皮膚抵抗力，可選擇含人參、花粉、珍珠、胎盤、鹿茸等成分的營養護膚品；為了抗衰老，抗黑色素生成，祛斑增白，防曬除皺，可選擇含維生素A、維生素E以及超氧化物歧化酶（SOD）的護膚品。

5. 警惕皮膚病惡變

老年性皮膚病變絕大多數是良性的，本身不惡變也不破潰，只是有礙美觀；而自行搔抓、摳擠、燙洗等不良刺激可能會引起惡變；若皮膚潰瘍長期不愈合、增生變色或者黑痣突然增大、破潰出血則可能是惡變的徵象，老年人應及早就醫。

## 二、老年人的體溫測量

（一）體溫的正常值和影響因素

體溫是人體體表溫度的簡稱。由於測量方法的不同，體溫正常值的參考範圍略有差異。口測法為36.3℃~37.2℃，肛測法為36.5℃~37.2℃，腋測法為36℃~37℃。體溫並不是固定不變的，可隨性別、年齡、晝夜、情緒和運動等因素的不同而有波動，但這種改變經常在正常範圍內。

1. 性別因素

一般而言，女性的體溫較男性稍高，一個原因是女性的體內脂肪較男性多。女性的體溫在月經前期和妊娠早期輕度升高，在排卵期較低。這種波動主要與孕激素分泌週期有關。

2. 年齡因素

新生兒的體溫易受外界溫度的影響。因為新生兒的中樞神經系統的發育尚未完善，皮膚汗腺發育也不完全，所以體溫調節功能較差，容易波動。兒童代謝率高，故體溫略高於成人。老年人代謝率低，故體溫偏低。

3. 晝夜因素

一般而言，人體的體溫在清晨 02：00—06：00 最低，在下午 16：00—20：00 最高，其變動範圍在 0.5℃~1℃。這種晝夜有規律的波動，是人們長期的生活方式（活動、代謝、血液循環等）造成相應的週期性變化形成的。長期從事夜間工作的工作者則出現夜間體溫升高，日間體溫下降的情況。

4. 情緒與運動

情緒激動時交感神經興奮，運動時骨骼肌收縮，均可使體溫略有升高。此外，外界氣溫的變化、進食等均可使體溫產生波動。

(二) 發熱和體溫過低

體溫高於正常稱為發熱，體溫低於正常稱為體溫過低。

1. 發熱

發熱的原因很多，主要有感染性發熱和非感染性發熱兩大類，其中以感染性發熱最常見。感染性發熱可由各種病原微生物，如病毒、細菌、支原體等引起。非感染性發熱可見於中暑、腦外傷、甲亢等病人。

2. 體溫過低

體溫過低主要見於休克、嚴重營養不良、甲狀腺功能低下及過長時間暴露於低溫環境中的病人。

## 第二節　老年人的冷療應用

### 一、冷療法的基本知識

(一) 定義

冷療法（物理降溫）是利用低於人體溫度的物質，作用於機體的局部或全身，以達到止血、止痛、消炎和退熱的方法。高熱老年人除藥物治療外，最簡易、有效、安全的降溫方法就是冷療法。

根據冷療面積的不同，冷療法可分為局部冷療法和全身冷療法。局部冷療法包括使用冰枕（見圖 14-2）、冰袋（見圖 14-3）、冰帽、冷濕敷法和化學制冷袋等；全身冷療法包括溫水擦浴、乙醇擦浴等。

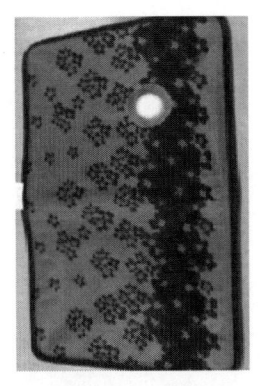

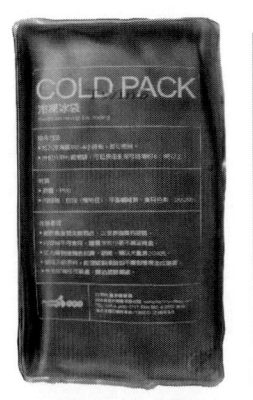

圖 14-2　冰枕　　　　　圖 14-3　冰袋

（二）作用

1. 控制炎症擴散

化膿早期用冷療法，可使局部毛細血管收縮、血流減慢、降低細胞的新陳代謝和微生物的活力，從而限制炎症的擴散。

2. 減輕局部充血和出血

局部軟組織損傷的早期應用冷療法，可以通過收縮局部毛細血管來減輕局部組織的充血和出血。

3. 減輕疼痛

冷療法可以抑制細胞的活動，降低神經末梢的敏感性，從而減輕疼痛。同時冷療後，毛細血管通透性降低，使充血、腫脹的組織對神經末梢的壓迫減輕，從而緩解疼痛。老年人在牙痛和燙傷時可使用冷療法。

4. 降溫

冷療工具直接和皮膚接觸，通過物理作用，降低高熱及中暑老年人的體溫。對於腦外傷和腦缺氧的老年人，養老護理師還可以通過冷療法來降低局部或全身的體溫，以減少腦細胞耗氧量，利於腦細胞功能的恢復。

（三）冷療效果的影響因素

1. 冷療時間

冷療時間應根據應用目的、機體狀態和局部組織情況而定。冷療時間一般為 10~30min。

2. 冷療面積

冷療效果與冷療面積有關。若全身用冷，冷療面積大，則效果較好；反之，則效果較差。

3. 個體差異

由於老年人的年齡、疾病和機體狀況等各有不同，因此他們對冷療法的耐受性也不相同。例如，高熱老年人可用冷療法降溫，而麻疹高熱老年人則不可用冷療法降溫。對老年人採用冷療法時應慎重。末梢循環不良者應禁用冷療法。

4. 環境溫度

環境溫度直接影響著冷療法的效果。例如，在寒冷乾燥的環境中採用冷療法，效果會更好。

## 二、冰袋的使用

（一）定義

冰袋是最常用的局部冷療工具。需要降溫、減少出血和緩解局部疼痛的老年人常需使用。常用的冰袋有自製冰袋和化學冰袋兩種。

1. 自製冰袋

自製冰袋的做法：把砸碎的小冰塊放入涼水盆中，融去冰塊稜角；將冰袋斜放於桌面上，向其中放入冰塊至袋容量的1/2，再放入少許冷水；緩慢放平冰袋使液體接近冰袋口，排出冰袋內的氣體後夾緊冰袋口；擦乾冰袋外部的水漬，倒提抖動，檢查有無漏水，然後套上布套。

2. 化學冰袋

養老護理師將化學冰袋內芯取出，使兩側化學冰凍介質（硝酸銨和結晶碳酸鈉）充分混合；檢查無漏液後裝入布袋或用毛巾包裹即可使用。

（二）使用方法

高熱老年人降溫可將冰袋放置於前額、頭頂或體表大血管處，避開禁用冷療的部位。冷療時間一般為10～30min。冷療時間過長或反覆使用冷療法，可導致不良反應，如寒戰、面色蒼白、凍瘡，甚至影響呼吸或心率。

（三）使用禁忌

（1）皮膚破損及有慢性炎症的老年人禁用冷療法。冷療法會使局部毛細血管收縮，血流量減少，致使組織營養不良，從而影響傷口愈合及炎症吸收。

（2）局部組織血液循環明顯不良的老年人禁用冷療法。冷療法會加重血液循環障礙，導致局部組織缺血、缺氧，甚至出現變性、壞死。

（3）有些老年人對冷刺激格外敏感，用冷療法後會出現皮疹、關節疼痛、肌肉痙攣等情況，因此不能使用冷療法。

（4）禁用冷療的部位。枕後、耳郭、陰囊處：用冷療法後容易引起凍傷。心前區：用冷療法後會出現反射性心率減慢和心律失常。腹部：用冷療法會造成腹瀉。足底：用冷療法不僅會使末梢血管收縮，影響散熱，而且會引起一過性冠狀動脈收縮，可誘發心絞痛。

(四)用冰袋為老年人冷療

1. 技能操作

用冰袋為老年人冷療的技能操作步驟與流程見圖 14-4。

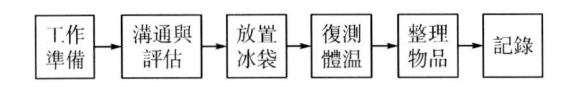

工作準備 → 溝通與評估 → 放置冰袋 → 復測體溫 → 整理物品 → 記錄

圖 14-4　用冰袋為老年人進行物理降溫的技能操作步驟與流程

(1)工作準備。

養老護理師根據實際情況準備自制冰袋或化學冰袋數個,並檢查冰袋是否完好,準備布套或小巾、體溫計、體溫記錄單、筆。

(2)溝通與評估。

養老護理師向老年人解釋操作的目的,取得老年人的配合;詳細評估老年人的身體狀況,以確認是否可進行冷療操作。

(3)放置冰袋。

①養老護理師用布套或小巾將冰袋包裹,置於老年人的前額、頭頂和體表大血管處,如腹股溝、腋下。禁止用冰袋直接接觸皮膚。

②使用冰袋期間,養老護理師要經常詢問老年人的感受,觀察冰袋的情況及局部皮膚的顏色,有無凍傷等。冰塊融化後,養老護理師應及時更換。

(4)復測體溫。

養老護理師應在物理降溫後 30min 給老年人復測體溫,觀察降溫效果;若採用腋下測溫,注意要在未放置冰袋的腋窩處測量體溫。

(5)整理物品。

①養老護理師待老年人體溫下降後取出冰袋,整理床鋪,安置好老年人,使其取舒適體位。

②養老護理師將冰袋中的冰水倒空,倒掛冰袋晾乾,吹入空氣後夾緊袋口(以防兩層橡膠粘連),放於通風陰涼處備用。若使用一次性化學冰袋,用完後,養老護理師按醫療垃圾分類處置。

(6)記錄。

養老護理師洗手後,記錄老年人使用冰袋前後的體溫變化。

2. 注意事項

(1)養老護理師每 10min 觀察冷療部位的皮膚狀況,若有蒼白、青紫、灰白、顫抖或麻木感須立即停止使用。

(2)使用化學冰袋前,養老護理師應檢查有無破損,防止因破損造成化學物質滲漏,從而損傷皮膚。

(3) 養老護理師應密切觀察老年人的病情及體溫變化。降溫後，體溫不宜低於36℃。如有異常，養老護理師應及時報告。

### 三、溫水擦浴

（一）定義

溫水擦浴是利用溫水接觸身體皮膚，通過溫水的蒸發、傳導作用增加機體的散熱，達到降溫的目的。溫水擦浴的要求如下：

(1) 溫水擦浴的水溫設定為32℃～34℃。溫水的配置技巧是先加冷水，再加熱水，最後再用水溫計確定溫度。

(2) 溫水擦浴的手法：將小毛巾纏在手上成手套式，以離心方向邊擦邊按摩。

(3) 溫水擦浴的部位：擦拭腋下、掌心、腹股溝、膕窩、腳心等部位，用力可稍大，時間可稍長，有利於降溫。禁擦胸前區、腹部、後頸，這些部位對冷刺激敏感，容易引起不良反應。

(4) 溫水擦浴的時間一般為15～20min。

(5) 高熱老年人使用溫水擦浴降溫時應在頭部置冰袋，足部置熱水袋。

（二）用溫水擦浴為高熱老年人降溫

1. 技能操作

用溫水擦浴為高熱老年人降溫的技能操作步驟與流程見圖14-5。

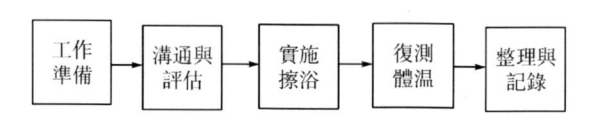

工作準備 → 溝通與評估 → 實施擦浴 → 復測體溫 → 整理與記錄

圖14-5 用溫水擦浴為高熱老年人降溫的技能操作步驟與流程

(1) 工作準備。

①物品準備：32℃～34℃溫水、紗布或小毛巾、大毛巾、冰袋、熱水袋、布套或小巾、乾淨衣褲、體溫計、體溫記錄單、筆。

②環境準備：安靜整潔，溫、濕度適宜，門窗關閉，必要時用屏風遮擋。

(2) 溝通與評估。

養老護理師向老年人解釋操作的目的，取得老年人的配合，同時詳細評估老年人的身體狀況，確認是否適合進行操作。

(3) 實施擦浴。

①養老護理師揭開老年人的被子，將準備好的冰袋、熱水袋用布袋或小巾包裹，在老年人頭部放冰袋，在腳下置熱水袋。

②養老護理師協助老年人露出需擦拭的部位，下墊大毛巾，擰乾浸濕的小毛巾並纏在

手上成手套式，以離心方向邊擦邊按摩。其順序如下：露出一側上肢，自頸部沿上臂外側擦至手背，自側胸部經腋窩內側擦至手心，同法擦拭另一上肢；使老年人側臥，露出背部，自頸部向下擦拭背部，擦拭後穿好上衣；露出一側下肢，自內髖部沿腿的外側擦至足背，自腹股溝的內側擦至踝部，自股下經膕窩擦至足跟，同法擦拭另一下肢。

③擦乾後，養老護理師為老年人穿好褲子，移去熱水袋和冰袋，協助老年人蓋好被子。

（4）復測體溫。

溫水擦浴30min後，養老護理師協助老年人測量體溫，如體溫降至38.5℃及以下，則可取下頭部冰袋。

（5）整理與記錄。

養老護理師整理好熱水袋和冰袋，然後洗手，並記錄體溫變化。

2. 注意事項

（1）溫水擦浴過程中，養老護理師應注意為老年人保暖。

（2）溫水擦浴過程中，養老護理師應注意保護老年人的隱私，避免暴露過多。

（3）溫水擦浴過程中，養老護理師應注意保護老年人的安全，避免墜床。

## 第三節　老年人的熱療應用

### 一、老年人熱水袋的應用

（一）老年人的取暖物品類型

老年人通常使用的取暖物品主要有熱水袋、電熱水袋和暖貼。

1. 熱水袋

熱水袋是以橡膠制成的袋囊。使用時，在袋囊中裝入熱水，再將熱水袋裝入熱水袋套內或用毛巾包裹放置在所需部位，達到取暖的目的。

2. 電熱水袋

將電熱水袋放於乾燥水準面上，連接電源充電大約5min，充電指示燈滅後斷開電源即可。使用時放置在所需部位，用於取暖。

3. 暖貼

撕開外袋，取出暖貼，撕下暖貼粘貼片，使暖貼充分暴露在空氣中，並將其貼於熱療部位的內衣的外面。暖貼中的高純度鐵粉在催化劑作用下，與空氣中的氧氣發生氧化反應，散發熱量，供老年人取暖。

（二）使用熱水袋可能出現的危害

老年人使用熱水袋不當，可能出現低溫燙傷。皮膚長時間接觸高於體溫的低熱物體，

如接觸70℃的物體持續1min，接觸近60℃的物體持續5min時，就會造成燙傷，這種燙傷叫低溫燙傷。容易發生低溫燙傷者一般是晚上睡覺不易蘇醒的人和感覺遲鈍的人，常見於老年人。

低溫燙傷的表現：創面疼痛感不十分明顯，僅在皮膚上出現紅腫、水泡、脫皮或者發白的現象，面積不大；燙傷的皮膚表面看來燙傷不太嚴重，但實際創面深，甚至會深層組織壞死；如果處理不當，嚴重者會發生潰爛，傷口長時間無法愈合。

（三）熱水袋的安全使用方法

（1）熱水袋的表面應完好，無破損，無漏水現象。

（2）使用熱水袋時，水溫不可過高，一般人群以50℃左右為宜，老年人應低於50℃。灌水後，養老護理師排盡袋內空氣，擰緊蓋子，並在熱水袋外面套上防護布套。

（3）老年人使用熱水袋時，應將其放置在距離身體10cm處，睡前放置，睡覺時取出。

（4）患糖尿病、脊椎損傷或腦卒中等疾病的老年人有感覺、運動功能障礙，痛覺、溫度覺減退或消失，因此不宜使用熱水袋。如必須使用時，養老護理師應加強看護、巡視。

（5）使用電熱水袋時，養老護理師應避免袋內的水溫不均。電熱水袋加熱完畢，養老護理師應搖動袋身，讓袋內的水溫均勻。

（四）使用熱水袋為老年人保暖

1. 技能操作

使用熱水袋為老年人保暖的技能操作步驟與流程見圖14-6。

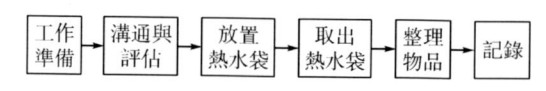

工作準備 → 溝通與評估 → 放置熱水袋 → 取出熱水袋 → 整理物品 → 記錄

圖14-6 使用熱水袋為老年人保暖的技能操作步驟與流程

（1）工作準備

①物品準備：熱水袋、熱水袋套、水壺（內盛50℃左右的溫水）、毛巾等。

②環境準備：環境整潔，溫、濕度適宜。

③養老護理師準備：整潔服裝，洗淨雙手。

④老年人準備：取平臥位，蓋好被子。

（2）溝通與評估

養老護理師評估老年人的身體狀況，有無感覺、知覺功能障礙，有無皮膚破損。養老護理師向老年人告知使用熱水袋的目的，以取得配合。

（3）放置熱水袋

養老護理師攜熱水袋至老年人的床旁，掀開被子，將其放置於距離足部或身體10cm處。養老護理師告知老年人熱水袋放置的位置，提醒老年人變換體位時避免肢體觸及。如

有不適，老年人按呼叫器通知養老護理師。熱水袋放置期間，養老護理師應每隔15min巡視1次。

（4）取出熱水袋

老年人熱療30~60min後，取出熱水袋。

①養老護理師檢查熱水袋的溫度，詢問老年人是否繼續使用（如繼續使用，需要更換熱水）。

②養老護理師觀察老年人靠近熱水袋處的肢體是否溫暖，皮膚有無發紅、起水泡等低溫燙傷的跡象。

③養老護理師協助老年人取舒適臥位，蓋好被子，整理床鋪。

（5）整理物品

養老護理師將熱水袋內的水倒空，倒掛晾乾後吹入空氣，旋緊塞子，放在陰涼乾燥處備用。

（6）記錄

養老護理師洗淨雙手，記錄熱水袋的使用情況。記錄內容包括熱水袋的放置時間、取出時間、老年人熱療後的全身及局部情況。

2. 注意事項

（1）在老年人使用熱水袋過程中，養老護理師要每隔15min巡視1次。如果發生燙傷，養老護理師應立即停止使用，為老年人進行局部降溫並及時報告醫護人員。

（2）老年人應避免長時間使用熱水袋，時間以30~60min為宜。

（3）老年人使用熱水袋時，水溫應調節至50℃。熱水袋應裝入熱水袋套或用毛巾包裹，避免與皮膚直接接觸，以防燙傷。

## 二、老年人熱濕敷的應用

（一）老年人熱濕敷的應用

1. 老年人熱濕敷的作用

熱濕敷一般用濕布敷法，穿透力強，能利用熱傳導促進血液循環，幫助炎症吸收或促進消散；可作用於深層組織，使痙攣的肌肉鬆弛，從而達到止痛的目的。熱濕敷常用於慢性炎症及痛症（患處沒有發紅或發熱的症狀），如慢性腰頸椎病、慢性退化性膝關節炎、肌肉疲勞或痙攣等。在推拿的運用上，常於手法操作後輔以熱濕敷。熱濕敷有祛風散寒、溫經通絡、活血止痛的作用，還可以增強手法治療效果、減輕手法刺激產生的局部不良反應。

2. 老年人熱濕敷的禁忌徵

患有急性炎症、皮膚炎、血栓性靜脈炎、外周血管疾病的老年人，患處有傷口、創傷剛癒合、過分疼痛或腫脹、失去分辨冷熱的能力（如部分患糖尿病的老年人）、不能明白

指示的老年人（如患有嚴重老年痴呆症的老年人），都不宜使用熱濕敷。此外，老年人熱濕敷還有如下禁忌徵：軟組織扭傷、挫傷早期，未經確診的急性腹痛、鼻周圍三角區感染、臟器出血、惡性腫瘤。

（二）老年人熱濕敷法的應用範圍及溫度控制

1. 老年人熱濕敷的應用範圍

熱濕敷的分類及應用範圍見表 14-2。

表 14-2　熱濕敷的分類及應用範圍

| 分類 | 應用範圍 |
| --- | --- |
| 非無菌性熱濕敷 | 範圍廣泛，常用於消炎、鎮痛 |
| 無菌性熱濕敷 | 用於眼部及外傷傷口熱敷 |
| 藥液熱濕敷 | 用於輔助治療 |

2. 老年人熱濕敷的溫度控制

養老護理師用 50℃～60℃的溫熱水浸透敷布，擰乾，用手腕掌側測試敷布溫度是否適當。敷布須不燙手時才能敷於老年人患部。

（三）為老年人熱濕敷

1. 技能操作

為老年人熱濕敷的技能操作步驟與流程見圖 14-7。

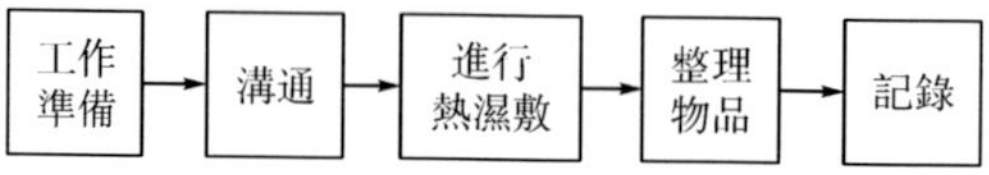

工作準備 → 溝通 → 進行熱濕敷 → 整理物品 → 記錄

圖 14-7　為老年人熱濕敷的技能操作步驟與流程

（1）工作準備

①物品準備：水盆 1 個（內盛 50℃～60℃的溫熱水），暖瓶 1 個，乾毛巾 2 條，橡膠單 1 張，浴巾 1 條，潤膚油 1 瓶。

②環境準備：環境整潔，門窗關閉，溫、濕度適宜。

③養老護理師準備：整潔服裝，洗淨雙手。

④老年人準備：取坐位或臥位。

（2）溝通

養老護理師瞭解老年人的身體狀況，向老年人告知熱濕敷的作用和操作過程，以取得老年人的配合。

（3）進行熱濕敷

①養老護理師備齊物品至老年人的床旁，露出老年人需要熱濕敷的部位（如關節），鋪好橡膠單及浴巾。

②養老護理師將乾毛巾浸在水盆中濕透，擰至半乾，以不滴水為宜；打開毛巾，在自己的手腕掌側測試毛巾溫度，待溫度適宜，放於老年人需要熱濕敷的部位上；用乾毛巾覆蓋，以防散熱過快。

③養老護理師詢問老年人有無不適，觀察老年人的皮膚有無發紅、起水泡等低溫燙傷情況。如果老年人感覺過熱，養老護理師可揭開毛巾一角放出熱氣。養老護理師每3～5min更換1次毛巾，隨時給水盆添加熱水，濕敷20～30min（或遵醫囑）。

（4）整理物品

熱濕敷完畢，養老護理師用乾毛巾為老年人擦乾皮膚上的水漬，在熱濕敷部位塗潤膚油，協助老年人整理好衣物，並蓋好被子。

（5）記錄

養老護理師記錄熱濕敷的起始及結束時間、老年人的皮膚情況、老年人的反應等。

2. 注意事項

（1）養老護理師嚴密觀察熱濕敷部位的皮膚狀況，防止燙傷。

（2）有癱瘓、糖尿病、腎炎等病症的老年人或感覺、知覺異常的老年人不可使用熱濕敷，以免發生意外。

## 思考題

1. 冷、熱應用的禁忌徵是什麼？
2. 簡述為老年人溫水擦浴的注意事項。
3. 簡述為老年人熱濕敷的注意事項。

# 第十五章 常見疾病的護理

## 學習目標

**知識目標**
1. 掌握常見疾病的護理措施。
2. 熟悉常見疾病的臨床表現和併發症。
3. 瞭解常見疾病的概念和注意事項。

**能力目標**

能對患有常見疾病的老年人進行基礎護理和健康指導。

## 案例導學與分析

**案例導學**

張奶奶，73歲，因突然昏迷被送到醫院就診。入院時，老人身材偏胖，血壓148/97mmHg，隨機血糖20.6 mmol/L，尿酮體（+），吸菸，喜食甜食，有動脈硬化病史，父母均有糖尿病史。

**分析：**
1. 試為張奶奶制訂一份糖尿病的護理計劃。
2. 如何為糖尿病老年人進行心理護理？

## 第一節 老年人呼吸系統疾病的護理

老年人呼吸系統的疾病主要是慢性支氣管炎。本書以慢性支氣管炎為例進行介紹。慢性支氣管炎是由於感染或非感染因素引起氣管、支氣管黏膜及其周圍組織的慢性非特異性

炎症，臨床上以反覆咳嗽、咳痰、喘息為特徵，每年持續3個月，連續2年以上。其早期症狀輕微，多於冬季發作，春夏緩解；晚期因炎症加重，症狀可常年存在，不分季節。

## 一、病因

病因尚未完全清楚，可能與以下因素有關：

（1）吸菸：目前公認吸菸為慢性支氣管炎最主要的發病因素，吸菸會使支氣管局部抵抗力降低，戒菸可使症狀緩解甚至痊愈。

（2）感染因素：感染是慢性支氣管炎發生、發展的重要因素，主要為病毒和細菌感染。

（3）理化因素：常會促進疾病的發展，如刺激性菸霧、粉塵、大氣污染的慢性刺激等。

（4）氣候：寒冷常為慢性支氣管炎發作的重要原因和誘因，慢性支氣管炎發病及急性加重常見於冬天。

（5）其他因素：遺傳、抵抗力下降、營養缺乏等。

## 二、臨床表現

咳嗽、咳痰、喘息為慢性支氣管炎的主要症狀。

（1）咳嗽：主要表現為長期反覆且呈進行性加重的咳嗽，常在寒冷的季節或是季節交替的時候出現。病情較重的老年人，一年四季均有咳嗽。

（2）咳痰：痰液主要呈白色泡沫樣，晨起時痰液較多且黏稠，不易咳出。

（3）喘息：由於支氣管發生炎症之後變得水腫，使得氣道狹窄，加上黏稠的痰液堵住氣管，造成氣喘。

## 三、護理措施

（一）一般護理

（1）環境：養老護理師應為老年人提供溫暖舒適的環境；為保持室內的溫度和濕度，在開空調的同時應使用空氣加濕設備；另外要對房間定時開窗通風，保持室內空氣的清新，如遇霧霾天氣應使用空氣過濾系統。

（2）保暖：養老護理師注意做好老年人的保暖措施，預防感冒，特別是在寒冷的季節。在冬季為老年人洗澡時，養老護理師要注意調節好室溫和水溫，動作輕柔、迅速。

（3）飲食：老年人戒菸忌酒；多吃高蛋白、高熱量、高維生素、低脂、易消化的清淡食物；多飲水以稀釋黏稠的痰液。食物應軟硬適中。

（4）運動：適當的鍛鍊可以增強機體的抵抗能力。老年人可以選擇適合自己的鍛鍊方式，如散步、打太極等。

### （二）呼吸肌鍛鍊

老年人平時可進行控制性深呼吸鍛鍊、腹式呼吸鍛鍊、縮唇呼氣鍛鍊等。呼吸肌鍛鍊可使呼吸肌尤其是膈肌強壯有力，提高呼吸效率，促進痰液排出，可以調動全身免疫系統活力，減少支氣管、肺部反覆感染和炎症急性發作。

### （三）心理護理

慢性支氣管炎是老年人常見的疾病。養老護理師要告知老年人相關的疾病知識，樹立老年人戰勝疾病的信心，讓老年人主動積極地與疾病進行對抗；要主動關心、體貼老年人。

## 四、併發症

慢性支氣管炎最常見的併發症為慢性阻塞性肺疾病、肺心病、支氣管擴張等。

## 五、注意事項

養老護理師指導老年人注意個人衛生，預防感染，外出時可佩戴口罩；對於吸菸的老年人，養老護理師要告知其吸菸的危害性，幫助其一起戒菸。

## 第二節　老年人循環系統疾病的護理

### 一、高血壓的護理

高血壓是指以體循環動脈血壓升高為主要表現的臨床綜合徵，是老年人常見的一種心血管疾病，它的致死率和致殘率較高。老年人通常對高血壓的認識不夠，其服藥醫從性也較差，從而導致高血壓的控制和治療效果欠佳。

高血壓的診斷依據見表 15-1。

表 15-1　高血壓的診斷依據

| 分級 | 收縮壓（mmHg） | 舒張壓（mmHg） |
| --- | --- | --- |
| 正常血壓 | <120 | <80 |
| 正常高值 | 120～139 | 80～89 |
| 高血壓 | ≥140 | ≥90 |
| 1級高血壓（輕度） | 140～159 | 90～99 |
| 2級高血壓（中度） | 160～179 | 100～109 |
| 3級高血壓（重度） | ≥180 | ≥110 |
| 單純收縮期高血壓 | ≥140 | <90 |

(一) 病因

1. 遺傳因素

目前30%～50%的患病老年人都有家族高血壓遺傳病史。

2. 精神及環境因素

高強度的工作和生活壓力，易怒、火爆的脾氣、失眠等因素都會引發高血壓。

3. 年齡因素

高血壓的發病率與年齡的增長成正比。40歲以上的人，高血壓發病率相對更高。

4. 飲食習慣

飲食結構欠佳，如攝入過多的鈉鹽、過度飲酒、吸菸等均可使血壓升高。

5. 其他疾病的影響

超重、糖尿病、甲狀腺疾病等。

(二) 臨床表現

高血壓在發病初期不易被察覺，大多數老年人在體格檢查的時候才發現，且以收縮期高血壓較為常見。

1. 一般症狀

早期症狀不明顯，少數人會出現頭昏、頭痛、耳鳴、四肢麻木等症狀。血壓幅度晝夜波動大，容易發生體位性低血壓。

2. 體徵

聽診可聞及主動脈瓣區第二心音亢進、主動脈瓣區收縮期雜音或收縮中晚期喀喇音，長期持續高血壓可有左心室肥厚並可聞及第四心音。

(三) 護理措施

1. 一般護理

(1) 環境：養老護理師應為老年人營造一個安靜、整潔、光線柔和的休息環境，保持適宜的溫、濕度，當老年人休息時可在門口張貼醒目標示，以免旁人打擾老年人休息。

(2) 活動：適當的活動可以提高生活質量、控制體重。養老護理師應根據老年人的血壓水準，制訂適合老年人的運動計劃，在運動中注意觀察老年人有無不適；鼓勵老年人做力所能及的事情。

(3) 飲食護理：養老護理師指導老年人養成良好的飲食習慣，戒菸忌酒；限制鈉鹽攝入，每天低於6g；減少脂肪攝入，補充適量蛋白質；多吃富含膳食纖維的食物，預防便秘。

2. 用藥護理

(1) 強調長期藥物護理的重要性。血壓調整到理想水準後，老年人繼續堅持服用維持劑量的藥物，以保持血壓相對穩定。無症狀的老年人尤其需要重視。

(2) 老年人要遵醫囑服藥，絕不能擅自停藥或增減藥物的劑量。

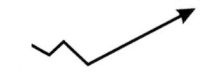

（3）養老護理師要詳細地向老年人講解藥物的名稱、劑量、用法以及副作用。老年人若有不適，要立即告訴醫護人員。

3. 心理護理

養老護理師告知老年人情緒對血壓的影響，指導老年人學會自我調節。例如，情緒出現波動，老年人可以通過聽音樂、看電視等轉移注意力的方式來調節。養老護理師要多傾聽老年人的煩惱，協助老年人養成積極、樂觀的心態。

（四）併發症

高血壓常見的併發症有動脈硬化、腦卒中、高血壓腦病、心律失常、冠心病等。

（五）注意事項

養老護理師囑咐老年人在起床或改變體位時應動作緩慢，做到3個30s，即醒來後30s再睜眼，睜眼30s後再坐起，坐起30s後再站起，慢慢適應體位的改變，以免引起體位性低血壓。

## 二、冠心病的護理

冠心病是冠狀動脈粥樣硬化性心臟病的簡稱，亦稱缺血性心臟病，是指各種原因引起的冠狀動脈狹窄或阻塞，導致心肌缺血、缺氧或壞死而引起的心臟病。本病多發生在40歲以後，與年齡的增長成正比，男性多於女性。本病是老年人最常見的疾病，已成為影響老年人生活質量的主要疾病，也是老年人的主要死因之一。

（一）病因

（1）高齡。

（2）高脂血症、高血壓、糖尿病。

（3）肥胖、吸菸、精神壓力大、遺傳等。

（4）老年女性發生冠心病與雌激素水準下降有關。

（二）臨床表現

（1）起病隱匿，不易察覺，病程較長。

（2）併發症較多，常存在多器官功能受損。

（3）臨床分為心肌梗死型、隱匿型、心力衰竭型、心絞痛型、猝死型五個類型。最常見的為心絞痛型，最嚴重的為心肌梗死型以及猝死型，這兩種類型能夠直接導致死亡。

（三）護理措施

（1）休息：發病時，老年人要絕對臥床休息。養老護理師協助老年人取舒適體位。病情較輕的老年人經過休息，症狀能得到緩解。

（2）吸氧：有條件者可吸氧，流量為2~5L/min，可有效減輕缺血以及疼痛症狀。

（3）心理護理：養老護理師幫助老年人正確認識疾病，改變消極的心態，解除緊張不安的情緒，減少心肌耗氧量。

（4）監測病情：養老護理師嚴密觀察老年人的疼痛部位、疼痛程度、疼痛持續時間，監測生命體徵的變化。

（5）良好的生活習慣：老年人戒菸、戒酒，多食用富含膳食纖維的食物以保持大便的通暢。

（四）併發症

冠心病最常見的併發症有心律失常、心力衰竭。

（五）注意事項

（1）老年人要盡量避免誘發冠心病的因素，如便秘、寒冷、抽菸、飲酒、情緒激動等。

（2）用藥指導：養老護理師遵醫囑按時按量給藥，避免老年人擅自減藥或停藥。

（3）康復指導：適當運動可以提高老年人的生活質量和身體素質，延長壽命。運動方式可以選擇步行、慢跑、健美操等。

### 三、心力衰竭的護理

心力衰竭通常是由各種心臟功能性或結構性疾病導致心室射血功能損傷和（或）心室充盈功能損傷而引起的一組臨床綜合徵。其臨床表現主要是呼吸困難、無力、體力活動受限和水腫。按發生的程度分，心力衰竭可分為急性心衰和慢性心衰兩種。

（一）病因

各種原因造成心肌的收縮力下降或心臟的負荷過大都可能引起心力衰竭。主要有以下幾方面：

（1）過於勞累或者情緒過於激動。

（2）心律失常，特別是快速心律失常，如心房顫動等。緩慢性的心律失常如病態竇房結綜合徵等也不少見。

（3）原有心臟疾病加重，冠狀動脈血液供給量缺乏，造起心肌缺血。

（4）其他併發症，如貧血、甲亢等。

（5）電解質的紊亂以及酸鹼平衡的失調。

（6）洋地黃等藥物使用不當，如藥量過大或不足。

（7）抑制心肌收縮的藥物可能引起心力衰竭，如部分抗心律失常藥、β受體阻滯劑。

（8）腱索斷裂和乳頭肌的功能失調。

（二）臨床表現

1. 急性心衰

急性心衰是指心臟在較短的時間裡發生心肌收縮力顯著下降或心室負荷加重從而引起急性的心排出量減少的臨床情況。急性心衰的表現有：

（1）肺水腫。老年人突然出現較為嚴重的呼吸困難，氣急，呼吸可達到 30~40 次/min，

端坐呼吸，頻繁咳嗽，常咳出粉紅色的泡沫痰。

（2）發病時，老年人出現煩躁、大汗、面色灰白、心率及脈搏增快、嘴唇發紫等症狀，血壓開始可升高，之後可下降到正常水準或者是低於正常水準。

（3）老年人兩肺可聞及濕囉音和哮鳴音，出現頸靜脈怒張。

2. 慢性心衰

慢性心衰是絕大部分心血管病人的最後歸宿，亦是他們最主要的死因。在臨床上，根據病變發生的心腔及瘀血的位置，慢性心衰可分成左心衰竭、右心衰竭以及全心衰竭。慢性心衰多從左心衰竭開始，之後出現肺動脈高壓，進而出現右心衰竭。單獨的右心衰竭比較少見。

（1）左心衰竭。

①呼吸困難。這是左心衰竭最常見的表現。呼吸困難開始僅發生在做重體力的勞動時，在休息後可緩解，亦稱之為「勞力性呼吸困難」。伴隨病情的發展，呼吸困難加重，甚至在做輕體力活動時也出現，有的老年人表現為「陣發性夜間呼吸困難」，即老年人在一般情況下入睡並不困難，但在熟睡之後，突然胸悶、氣急，被迫坐起。嚴重時，老年人即使臥床休息也會呼吸困難，只有被迫採取半臥位或坐位才能緩解，這種情況稱為「端坐呼吸」。更為嚴重者會發生急性肺水腫，臨床表現為極度的呼吸困難。

②咳嗽、咳痰和咯血。咳嗽為左心衰竭的主要表現之一。多數老年人在勞動的時候或者夜間平臥的時候咳嗽加重，這是肺泡、支氣管黏膜的瘀血所致。咳出的痰液呈現出白色泡沫樣，有時因帶血而呈現出粉紅色泡沫樣。

③其他症狀。左心衰竭可出現夜尿增多、聲音嘶啞、發紺等症狀。大腦缺氧時，老年人亦出現乏力、倦怠症狀，嚴重時有煩躁、嗜睡現象、精神錯亂等症狀，甚至會昏迷。

（2）右心衰竭。

右心衰竭的主要表現是體循環瘀血。

①多臟器持續充血而發生的功能性改變，如噁心、嘔吐、食欲不振、尿少、腹脹、便秘、黃疸或肝區脹痛等。

②心臟排血量下降、缺氧導致呼吸困難，老年人時常有頭昏、心慌、乏力、疲乏等現象。

③頸靜脈怒張。這是右心功能不全的早期表現。

④水腫。下垂凹陷性的水腫常發生在身體的下垂部位，嚴重者會發展成為全身水腫。

⑤腹水和胸水。腹水多發生在右心衰竭晚期，胸水則以發生在右側胸為常見。

⑥肝大。肝大多伴有壓痛。持續性的右心衰竭會造成心源性肝硬化。老年人在右心衰竭晚期會出現肝臟功能損傷、肝腹水及黃疸。

⑦發紺。發紺常見於長期的右心衰竭者，這是靜脈壓增高和靜脈血氧下降造成的。

⑧右心衰竭晚期的老年人會消瘦、營養不良，表現出惡病質。

（3）全心衰竭

全心衰竭時期，老年人同時存在左心功能和右心功能不全的現象。

（三）護理措施

1. 環境護理

養老護理師保持房間安靜，溫、濕度適宜，燈光柔和，減少對老年人的打擾。

2. 飲食護理

老年人多食清淡、易消化的食物，少食多餐。營養缺乏的老年人要補充高維生素、高蛋白、富含膳食纖維的飲食，限制熱量、鈉鹽的食用，禁菸忌酒。

3. 休息護理

心力衰竭的老年人要注意休息。適當休息能使身體各組織需要的血流量下降，減輕心臟負荷，減慢心率，利於改善心臟功能。

心功能Ⅱ級的老年人，要限制體力活動，特別是重體力勞動。

心功能Ⅲ級的老年人，應限制大多數體力活動，保證每天有充分的休息時間，夜間睡眠時可使用高枕。

心功能Ⅳ級的老年人，必須絕對臥床休息，以半臥位的休息體位為宜。嚴重心力衰竭的老年人為減少靜脈血的回流，要同時下垂雙下肢；日常生活應有專人護理，並在心臟功能改善後早日下床活動。

4. 吸氧

老年人如有缺氧的表現或者伴有急性心肌梗死、肺炎等所致的心力衰竭時應適量吸氧。

5. 排便護理

排便時，老年人用力會增加腹壓，且使大量的靜脈血液回流到心臟，增加心臟的負荷。因此老年人要保持大便通暢，避免心力衰竭加重。

6. 用藥護理

養老護理師觀察藥物使用過程中及藥物使用後的脈搏、呼吸、心率、血壓、意識變化及不良反應。

7. 心理疏導

養老護理師要幫助老年人正確認識疾病，樹立戰勝病魔的信心，保持積極樂觀的心態。老年人可以通過聽音樂、看電視等方式轉移注意力，改善情緒。

（四）併發症

心力衰竭常見的併發症有心源性肝硬化、呼吸道的感染、血栓的形成與栓塞以及電解質紊亂等。

（五）注意事項
(1) 老年人應避免誘發心力衰竭的因素，這是預防心力衰竭的關鍵。
(2) 老年人要適當運動，注意勞逸結合，預防肥胖。
(3) 老年人要保持良好的生活習慣，合理飲食，戒菸戒酒。
(4) 老年人要預防感染，特別是上呼吸道感染。

## 第三節　老年人內分泌及代謝系統常見疾病的護理

**一、糖尿病的護理**

糖尿病是由體內胰島素分泌不足或胰島素作用受阻引起的以血糖升高為主的慢性全身性代謝性疾病，其發病率與年齡的升高成正比。老年糖尿病以非胰島素依賴型糖尿病（Ⅱ型）為多見。

（一）病因

糖尿病的病因尚未完全清楚。糖尿病的發生與遺傳因素，如高齡、肥胖、高熱量、高脂肪、低膳食纖維的飲食，精神刺激等有一定關係。

（二）臨床表現

(1) 代謝紊亂綜合徵，即多飲、多食、多尿及體重減少，也稱為「三多一少症」，是糖尿病的典型症狀。
(2) 糖尿病酮症酸中毒。
(3) 高血糖和高尿糖。
(4) 低血糖。低血糖常因老年人不遵醫囑服藥所致。

（三）護理措施

1. 一般護理

(1) 飲食護理。飲食控制是糖尿病的基礎護理方法，也是最重要的護理方法。症狀較輕的老年人，可以通過飲食護理緩解症狀。養老護理師要讓老年人及其家屬意識到合理的飲食對控制血糖、減輕症狀的重要性。老年人要減少高糖分、高脂肪、高膽固醇食物的攝入，多食維生素含量豐富的食物以及富含膳食纖維的食物以保持大便通暢，同時要做到定時定量。

(2) 運動護理。適當的運動可以減輕體重，減少體內脂肪含量。養老護理師指導老年人做適合自己的運動，要持之以恆，堅持每天鍛鍊。老年人不宜空腹鍛鍊，在外出鍛鍊的時候最好隨身攜帶食物，以防止低血糖的發生。

（3）監測血糖。血糖的監測對於預防低血糖有十分重要的意義，老年人要定期監測血糖。

2. 用藥護理

養老護理師指導老年人按醫囑服藥。老年人應按時、按劑量服藥，不可隨意增量或減量。

3. 低血糖的預防護理

老年人發生低血糖時會出現大汗、心慌、頭昏等症狀。一旦發生低壓糖，養老護理師應立即給予糖分攝入，如口服糖水，待老年人清醒後再讓其進食，以防止再昏迷，同時要監測血糖水準。糖尿病老年人對低血糖症狀的知覺降低，可在無任何症狀的情況下喪失神志，所以意識不清的糖尿病老年人可能伴有低血糖。

4. 心理護理

養老護理師向老年人及家屬傳達糖尿病的相關知識，主動與老年人交流，改善他們焦慮、抑鬱的情緒，幫助他們樹立戰勝疾病的信心。

（四）併發症

糖尿病的併發症主要包括：

（1）低血糖。

（2）腦血管病。其特點為腦梗死多，腦出血少，中小梗死多，多發病竈多，椎基底動脈梗死多，直接引起死亡少，癲癇發作多。

（3）感染。合併感染時，病情重而症狀輕。

（4）非酮症性高滲性糖尿病昏迷是糖尿病的危重情況，須緊急處理。

（5）眼部病變。例如，視網膜病變、白內障、青光眼等。

（6）其他併發症。例如，糖尿病性腎病、神經病變、糖尿病足。

（五）注意事項

養老護理師要指導老年人監測血糖，控制體重，養成良好的生活習慣。老年人外出時要隨身攜帶食物以防止低血壓的發生。

## 二、高尿酸血症和痛風的護理

高尿酸血症與痛風是兩種常見的由嘌呤代謝障礙引起的代謝性疾病。痛風是由遺傳性或獲得性嘌呤代謝紊亂、尿酸排泄障礙導致血尿酸增加的一組異質性疾病。高尿酸血症與痛風在臨床上以高尿酸血症、原酸鹽結晶、沉積為特徵，表現為高尿酸血症，反覆發作的痛風性急性關節炎、痛風石沉積、痛風慢性關節炎和關節畸形等，常累及腎臟引起慢性間質性腎炎和尿酸性尿路結石。高尿酸血症不一定是痛風，而痛風一定是高尿酸血症。

（一）病因

高尿酸血症是老年人體內尿酸生成過多或排泄過少引起的。

痛風的原因可以分為兩大類：

（1）原發性痛風：跟遺傳和基因因素相關，是一種先天性的代謝性疾病。原發性痛風多因老年人體內參與嘌呤代謝部分酶的活性異常，使體內嘌呤過量而生成，從而產生過多的尿酸。

（2）繼發性痛風：主要是由某些基礎疾病、食物或藥物導致。繼發性痛風見於腎功能減退、紅細胞增多症、慢性白血病、淋巴瘤、大量細胞壞死等。

（二）臨床表現

（1）尿酸增高：臨床上，男性體內血尿酸大於 420μmol/L，女性體內血尿酸大於 360μmol/L，就是高尿酸血症。尿酸增高可以無症狀。

（2）急性關節炎：為痛風的首發症狀，起病急，第一跖趾關節最常累及，多數是在老年人食用了高嘌呤、高蛋白的食物後突然發作，數天或者數周後症狀消退。足趾、踝關節等也是多發部位。急性關節炎長期反覆發作可轉為慢性關節炎，使關節腫大、僵硬、畸形。

（3）痛風石（又稱痛風結節）：是痛風的一種特徵性損害。痛風石多發生於關節周圍及耳郭，表現以骨質缺損為中心的關節腫脹、僵硬及畸形。嚴重時，痛風石處的皮膚較薄，可潰爛形成瘻管。

（4）痛風性腎病：早期僅有間歇性蛋白尿和鏡下血尿。痛風性腎病的臨床表現有尿酸結石，可有腎絞痛、血尿和尿路感染症狀，嚴重時可出現高血壓、氮質血症等腎功能不全症狀。

（5）心臟病變：尿酸鹽可在心臟內膜、心肌和傳導系統中沉積，甚至形成結石，引起心肌損害、冠狀動脈供血不足、心律失常和心功能不全。

（三）護理措施

1. 一般護理

（1）休息。

生活中，老年人要注意休息和保暖，特別注意對受累關節的護理。老年人在病情嚴重時可抬高患肢，遵醫囑服用適量的止痛藥。

（2）飲食護理。

飲食方面，老年人要避免食用嘌呤含量高的食物，如動物內臟、海鮮、啤酒、肉湯等，同時禁酒，以減少誘發疾病的因素，可多食鹼性食物以利於尿酸的溶解和排出，如柑橘、西瓜、冬瓜等。養老護理師指導老年人每日飲水 2,000～3,000ml，以預防尿路結石。

（3）對症護理。

①疼痛護理。痛風急性發作期，老年人要絕對臥床休息，直到症狀緩解。除適量服用止痛藥以外，老年人還可以採取熱濕敷的方式來緩解疼痛。

②皮膚護理。痛風嚴重時，局部皮膚較薄，出現脫屑和瘙癢。老年人要保持患處的清

潔，避免摩擦、損傷，防止潰爛。

③腎功能損害的護理。養老護理師要觀察老年人有無腰痛、排尿困難、血尿的情況，叮囑老年人多飲水。

2. 病情觀察及護理

養老護理師注意觀察老年人的疼痛部位、疼痛程度、疼痛間隔時間，有無在睡眠期間因劇痛而驚醒的情況。對症狀較重的老年人，養老護理師應建議其轉入專科醫院進行治療，以免延誤病情。

3. 心理護理

當老年人出現疼痛等不適時，情緒和日常生活均會受到影響。除了採取緩解疼痛的措施以外，養老護理師還可以向老年人講解疾病的相關知識，增加老年人對疾病的認識，樹立戰勝疾病的信心；平時多與老年人交談，給予他們精神上的支持。

（四）併發症

高尿酸血症和痛風的併發症主要有高血壓、糖尿病、腎功能損害以及冠心病加重等。

（五）注意事項

（1）運動。適當的運動可以舒緩不良的情緒。在身體條件允許的情況下，養老護理師要鼓勵老年人多外出鍛鍊。

（2）自我觀察病情。養老護理師應教會老年人觀察痛風石的特徵，老年人平時可用手觸摸耳郭及手足關節處，檢查是否發生痛風石。

## 第四節　老年人神經系統常見疾病的護理

### 一、帕金森病的護理

帕金森病在醫學上稱為「原發性震顫麻痺」，也稱「震顫麻痺」，是一種中老年人常見的中樞神經系統變性疾病。其臨床特徵為靜止性震顫、肌強直、運動遲緩和姿勢步態異常。本病的發生率與年齡的增長成正比。

（一）病因

帕金森病的病因尚不清楚，可能與年齡、環境以及遺傳因素有關。

（1）年齡。本病多見於50歲以上的中老年人。隨著年齡的增長，該病的發病率增高。

（2）環境。老年人長期接觸殺蟲劑、除草劑、某些化學品等可能引起帕金森病。

（3）遺傳因素。大約10%的帕金森病老年人有遺傳病家族史。部分學者發現幾種基因的突變與帕金森病的發病有關。

（二）臨床表現

（1）起病方式。該病起病緩慢，逐漸進展，以月或年為單位。

（2）靜止性震顫為該病的首發症狀。震顫多從一側手的遠端開始，逐漸擴展到同側上肢和同側下肢，以及對側上肢和對側下肢，嚴重時可影響到下頦、口唇、舌、頭及全身各部位，但發聲部位不受影響。

（3）肌強直。肌強直可以是帕金森病的早期表現，表現為促動肌和拮抗肌的肌張力增加，被動運動時關節阻力始終存在，稱為「鉛管樣強直」。如老年人合併有靜止震顫，在被動運動時，阻力出現斷續性停頓，如同齒輪轉動，稱為「齒輪樣肌強直」。肌強直可累及全身。

（4）運動遲緩，即隨意運動減少且運動緩慢。運動遲緩表現為動作啓動和終止均困難和緩慢；在面部表現為面部表情肌活動減少，呈「面具面容」，如口常張開，眨眼減少；在四肢表現為手指精細動作困難、手指僵硬，書寫時字越寫越小，稱「小寫症」。

（5）姿勢步態異常。步態拖拽，步距縮小，兩上肢齊腰呈固定屈曲位；行走時，起步困難，為避免跌倒，身體前傾，步伐小而越走越快，不能及時停步，即「慌張步態」；轉身困難，以致要用連續數個小碎步才可轉身。

（6）其他症狀：口吃、流涎、便秘、抑鬱、睡眠障礙等。

（三）護理措施

1. 休息與活動

（1）養老護理師做好老年人的基礎護理工作，叮囑老年人著寬鬆柔軟的衣褲，選擇軟底防滑鞋；定時為不能自理的老年人翻身、拍背，預防壓瘡和肺炎。

（2）養老護理師鼓勵老年人加強鍛鍊，做力所能及的事。

（3）養老護理師指導排尿困難的老年人放鬆精神，按摩、熱濕敷腹部以刺激排尿。

（4）老年人要有計劃和有目的地做一些康復訓練，以延緩其他功能的衰退。

2. 飲食護理

老年人要以高熱量、高維生素、高膳食纖維、低鹽、低脂、適量優質蛋白質的易消化飲食為主，戒菸酒，多食新鮮蔬菜和水果，多飲水。進食時，養老護理師抬高床頭，使老年人保持坐位或半臥位，選擇合適的進食方法，預防噎食和誤吸。

3. 心理護理

帕金森病的病程長，老年人和家屬都會有一定的心理壓力。條件允許的情況下，養老護理師可以多帶老年人外出散步或者曬太陽；注意傾聽老年人的心聲，盡量滿足老年人的訴求；鼓勵家屬多關心老年人；注意修飾老年人的儀容儀表，多加讚美，以保持老年人樂觀的心態。

4. 安全護理

養老護理師應避免老年人單獨外出。外出時，老年人要穿防滑鞋。臥床老年人要拉好床欄。

（四）併發症

患帕金森病的老年人如果不接受治療，多在起病後 10 年左右因嚴重的肌強直和繼發性的關節強硬而不能進食及行動，並易出現吸入性肺炎、褥瘡等併發症。

（五）注意事項

（1）養老護理師應幫助老年人培養積極樂觀的心態，早預防、早治療。

（2）養老護理師應鼓勵老年人多運動，防止關節僵硬。病情嚴重的老年人，盡量避免獨自外出，以防跌倒。

（3）帕金森病是一種無法根治的疾病，病程很長。養老護理師應關心、體貼病人，照顧其日常生活，幫助其預防併發症和及時識別病情變化。

二、老年痴呆的護理

老年痴呆是指發生在老年期，由大腦退行性病變、腦血管性病變、腦外傷等各種疾病導致，以認知和記憶障礙為主要臨床表現的一組疾病。老年痴呆主要包括阿爾茨海默病、血管性痴呆、混合性痴呆和其他類型痴呆，如顱內感染、酒精依賴、外傷等引起的痴呆等。

（一）病因

老年痴呆的發病因素複雜，主要跟遺傳、炎症、腦血管病變、免疫機制下降等有關。

（二）臨床表現

（1）記憶減退。老年痴呆的首發症狀為記憶減退，尤其是近期記憶，不能學習和保留新信息。例如，剛吃了飯，過一會兒又會問什麼時候吃飯。

（2）語言遲鈍或贅述。語言表達不通暢，老年人不能準確表達自己的意願，經常語無倫次、贅述、嘮叨不停等。

（3）定向力降低：主要表現為對地點和時間的定向錯誤，易於迷路。

（4）抽象思維和計算判斷力受損：主要表現為計算困難。

（5）日常生活能力下降，積極主動性降低。老年人不願主動交往，做家務失去條理性。例如，炒菜不放油、鹽或亂放物品。

（6）性格改變：敏感多疑、喜怒無常、斤斤計較、行為反常、不顧社會規範等。

（7）運動功能損傷。痴呆情況較重的老年人會出現身體運動功能的障礙，如平衡能力減弱、行動不便、生活不能自理。

（三）護理措施

1. 日常生活護理

（1）衣著。養老護理師為老年人準備寬鬆、易於穿脫的衣褲，將衣服置於老年人容易拿到的地方。

（2）睡眠。養老護理師為老年人制訂合理的睡眠計劃，幫助老年人養成良好的作息習慣。

(3) 自我生活能力。養老護理師應培養和鍛鍊老年人照顧自己的能力，鼓勵老年人做力所能及的事。

(4) 飲食護理。養老護理師合理安排飲食結構，對食物進行小化處理，指導老年人掌握正確的進食方法，預防噎食及嗆咳。

2. 安全護理

(1) 居家護理。老年人要注意用電和用氣的安全，養老機構要安裝家具防撞條，採取適老化設計的室內裝修，安裝防護欄，將尖銳物品和有毒、有害物品放置在老年人無法觸及的地方。老年人應盡量避免頻繁搬家。

(2) 外出護理。老年人外出的時候最好有人陪同，佩戴好胸牌，上面簡單寫明老年人的情況、養老護理師及家屬的電話號碼。

3. 心理護理

(1) 關心和開導老年人。養老護理師要注意觀察老年人的精神狀態，鼓勵老年人多與其他人交談、做游戲等，對老年人日常所做的事情多加讚揚，以增強其自信心。

(2) 維護老年人的自尊。養老護理師在護理老年人的時候使用簡單、直接、形象的語言，要有足夠的耐心，要態度溫和、周到體貼、積極主動地去關心和照顧老年人，以實際行動溫暖老年人的心靈。如遇聽力較差的老年人，養老護理師除提高說話的音量以外，還可以使用身體語言。

(四) 併發症

老年痴呆的併發症有運動功能障礙、震顫、唾液分泌增多等。

(五) 注意事項

老年痴呆的早期表現不明顯，因此，養老護理師要注意觀察早期出現的不典型的症狀。對於服用藥物的老年人，養老護理師要等老年人將藥物咽下以後再離開。老年人應盡早進行康復治療。

### 三、腦血管疾病的護理

腦血管疾病是各種血管源性腦病變引起的腦功能障礙。神經功能缺失持續時間不足24h 的稱為短暫性腦缺血發作，超過 24h 的稱為腦卒中。根據病情嚴重程度的不同，腦血管疾病分為小卒中、大卒中和靜息性卒中。根據病理性質的不同，腦血管疾病可分為缺血性卒中和出血性卒中，前者又稱為腦梗死，包括腦血栓形成和腦栓塞，後者包括腦出血和蛛網膜下腔出血。

(一) 病因

疾病因素：高血壓、心臟病等。

其他因素：年齡、基因遺傳、不良生活習慣等。

(二) 臨床表現

1. 短暫性腦缺血

短暫性腦缺血多是由於動脈粥樣硬化的斑塊落到血液中，進入大腦，造成腦循環障礙而引起的。短暫性腦缺血有偏癱、失語等臨床症狀。症狀發生快，消失亦快，個別可達24h，且容易反覆發作。

2. 腦血栓形成

腦血栓形成多發生於有高血壓、動脈粥樣硬化的老年人，因管腔狹窄，血流受阻所致，表現為失語、偏癱等。腦血栓形成多在夜間或休息時發生，症狀在1~2日達高峰。

3. 腦出血

腦出血多見於動脈粥樣硬化形成的微動脈瘤破裂，多發於50~70歲的高血壓老年人。大多數老年人病情嚴重，愈後差，死亡率高。

(三) 護理措施

1. 一般護理

(1) 環境。養老護理師為老年人提供一個舒適安靜的環境，使腦出血急性期的老年人絕對臥床休息2~4周，為其抬高床頭15°~30°，以減輕腦水腫。

(2) 安全護理。養老護理師要為臥床老年人加保護性床欄，必要時用約束帶適當約束；將床旁呼叫器放置在老年人易於拿取的地方，同時要加強巡視。

(3) 養老護理師要做好臥床老年人的基礎護理工作，保持其皮膚的清潔。

(4) 養老護理師指導老年人遵醫囑正確服藥，老年人不能擅自停藥或增減藥量。

2. 飲食護理

養老護理師應為老年人選擇清淡、易消化的食物，同時注意營養搭配全面。對於食慾欠佳的老年人，養老護理師要使菜品符合老年人的喜好。

3. 心理護理

患有腦血管疾病的老年人容易自卑，養老護理師要多與其進行溝通。當老年人有困難的時候，養老護理師要及時上前幫助，在護理老年人的過程中要有愛心和耐心，對老年人做得好的地方要及時肯定和讚賞。

4. 康復護理

養老護理師要合理安排康復訓練的項目，要使老年人堅持鍛鍊。

(1) 語言功能訓練時，養老護理師要多與老年人交談，鼓勵其大膽練習發音等。

(2) 肢體癱瘓的老年人應在康復早期即開始做關節的被動運動。養老護理師應盡早協助老年人下床活動，先借助平衡木練習站立、轉身，後逐漸借助拐杖或助行器練習行走。協調能力訓練主要訓練肢體活動的協調性，訓練方式是先集中訓練近端肌肉的控制力，後集中訓練遠端肌肉的控制力。

(3) 坐位和臥位的轉換訓練。養老護理師可將床頭抬高,訓練老年人側臥後,用單手支撐抬頭抬肩的動作,直到老人能夠支撐身體坐起來。

### (四) 併發症

腦血管疾病的併發症有腦疝、上消化道出血、肺部感染、腦心綜合徵、電解質紊亂、中樞性體溫度調節障礙及褥瘡等。

### (五) 注意事項

(1) 養老護理師要特別注意臥床老年人的皮膚護理,防止褥瘡。
(2) 養老護理師要關注老年人的居家安全和出行安全。

## 四、癲癇的護理

癲癇是慢性反覆發作性短暫腦功能失調綜合徵,以腦神經元異常放電引起反覆性癲癇發作為特徵。在任何年齡、地區和種族的人群中都有發病者,成年期起病的癲癇稱晚發性癲癇。臨床上多選擇20歲作為其年齡起點,而將60歲以上老年人發生的癲癇稱為老年晚發性癲癇或老年性癲癇。老年性癲癇多為繼發性。

### (一) 病因

癲癇的病因比較複雜,常見的因素有:
(1) 遺傳因素、染色體異常等。
(2) 腦外傷、顱內腫瘤、腦血管病等。
(3) 感染,如腦炎、腦膜炎、腦血吸蟲病等。
(4) 某些基礎代謝性疾病,如低血糖、糖尿病昏迷等均可引起癲癇發作。

### (二) 臨床表現

癲癇的臨床表現分為多種,下面列舉部分臨床表現:

1. 失神發作(小發作)

失神發作的典型表現為短暫的意識障礙,而不伴有或伴有輕微的運動症狀。每次發作的時間為2~15s,不超過1min。失神發作的臨床表現為老年人動作中止,兩眼凝視,叫之不應,面色蒼白,待症狀緩解後可繼續原來的活動。

2. 全面強直—陣攣發作(大發作)

全面強直—陣攣發作指全身肌肉收縮及意識喪失的發作,臨床表現為心率加快,血壓升高,口吐白沫,甚至大小便失禁等。

3. 複雜部分發作

複雜部分發作又稱精神運動發作。老年人伴有不同程度的意識障礙,往往有精神症狀,常伴有反覆刻板的自動症,如咀嚼、拍手、自言自語等。先兆多在意識喪失前或即將喪失時發生,故發作後老年人仍能回憶。

4. 癲癇持續狀態

癲癇持續狀態指單次癲癇發作超過 30min，或者癲癇頻繁發作，以致老年人尚未從前一次發作中完全恢復而又有另一次發作，持續時間超過 30min。癲癇持續狀態是一種需要搶救的急症。

（三）護理措施

1. 一般護理

（1）生活護理。患有癲癇的老年人在日常生活中要避免情緒激動和勞累，不宜做高強度的工作，也不宜單獨操作機械。

（2）休息與活動。患有癲癇的老年人要養成良好規律的生活習慣，保證充足睡眠，避免熬夜、疲勞等。運動對身體的恢復有很好的促進作用，老年人可以選擇散步、慢跑等有氧運動。

（3）飲食護理。患有癲癇的老年人宜進食清淡、易消化的食物，保證三餐規律，保持營養均衡，多食新鮮蔬菜和水果，多喝水，少吃鹽。

（4）安全護理。養老護理師要為臥床老年人安裝床欄，以防止老年人墜床。日常外出時，老年人最好有人陪同，穿著舒適的衣物，並穿防滑鞋。

2. 用藥護理

患有癲癇的老年人一定要按時按量服藥，切不可擅自停藥或是改變藥物的劑量。抗癲癇藥有一定的刺激作用，要在飯後服用。服藥期間，老年人應注意口腔衛生，經常刷牙。

3. 心理護理

癲癇是一種慢性疾病。如果老年人在公共場所發病，清醒後往往會產生羞恥感，甚至不願意外出。養老護理師要給老年人多一些陪伴和關愛，還可以通過他人的勵志故事來鼓勵老年人。

（四）併發症

癲癇發作時容易引發骨折、顱腦損傷，還可能會引起呼吸道感染、不同程度的腦水腫、呼吸性酸中毒、腦中風、精神抑鬱等病症。

（五）注意事項

（1）預防癲癇的發生，應注意優生優育，禁止近親結婚。育齡婦女做好產前體檢，孕期做好產檢，同時避免產傷對預防癲癇有重要意義。

（2）老年人應注意健康的生活方式，減少患腦炎、腦膜炎的概率。

（3）患有癲癇的老年人要及時診斷，及早治療。治療越早，腦損傷越小，復發越少，預後越好。消除引起癲癇的原發病如顱內占位性疾病、代謝異常、感染等，對治療反覆發作的癲癇也有重要意義。

## 第五節　老年人運動系統常見疾病的護理

### 一、骨質疏鬆症的護理

骨質疏鬆症是一種因骨量低下、骨微細胞結構破壞導致骨質脆性增加、骨折風險升高的全身性骨病。在骨折發生之前，骨質疏鬆症通常無特殊臨床表現。

（一）病因

骨質疏鬆症的病因目前還不明確。骨質疏鬆症是一種多因素所致的慢性疾病，通常是激素的調控、遺傳、物理、內分泌失調、鈣攝入和吸收不足、運動負荷減少和環境等因素相互影響的複雜結果。

（二）臨床表現

骨性疼痛、身高變矮和駝背、脆性骨折是骨質疏鬆症的典型臨床表現。但大部分骨質疏鬆的老年人在病情早期無明顯的症狀，往往在骨折發生後做 X 射線檢查或骨密度檢查才發現有骨質疏鬆症。

（1）骨性疼痛。腰背痛是骨質疏鬆症最常見的症狀，疼痛沿脊柱向兩側擴散。在骨質疏鬆症早期，疼痛不明顯，多為彌漫性疼痛；負荷增加時疼痛加重；嚴重時，老年人翻身、端坐和行走有困難，平躺或半臥時疼痛減輕。

（2）身高變矮和駝背是骨質疏鬆症的重要臨床表現之一，多在腰背部發生骨性疼痛後出現。正常人有 24 節椎體，每一節椎體高度約 2cm，老年人患骨質疏鬆症時椎體壓縮，每節椎體縮短 2mm 左右，身高會縮短 3~6cm。當彎腰、負重導致椎體壓縮變形或壓縮性骨折時，老年人就出現駝背。

（3）脆性骨折。患骨質疏鬆症的老年人，其骨微細胞結構破壞，骨質脆性增加，骨強度降低，常在無明顯外力或很輕微的外力下就發生骨折，如打噴嚏、彎腰、負重、擠壓或摔倒等。骨折部位多見於以胸椎、腰椎、腕部、髖部。

（三）護理措施

1. 一般護理

（1）飲食護理

膳食搭配要豐富多樣。老年人應多食含鈣量豐富的食物，如牛奶、小魚類、蔬菜、藻類等。長期臥床的老年人易發生骨質脫鈣，應多飲水以預防尿路結石，禁菸忌酒，減少咖啡、濃茶的攝入。

（2）緩解疼痛

骨性疼痛明顯或有脆性骨折的老年人應臥硬板床休息，注意保暖，防止肌肉痙攣以緩

解疼痛。臥床老年人不宜抬高頭部，可在膝下墊薄枕，彎曲膝關節，以減輕腰部壓力，也可通過按摩、熱水浴促進肌肉放鬆；必要時遵醫囑使用止痛劑。

（3）合理運動

運動是骨重建的決定性因素，能增加成骨的細胞活性，提高骨密度。老年人應力所能及地活動關節和肌肉，不能超負荷，應注意安全，避免跌倒。養老護理師應指導臥床老年人開展床上肢體被動活動或主動活動，防止肌肉萎縮和肢體功能喪失。

2. 心理護理

養老護理師多向老年人講解疾病的相關知識，消除老年人對疾病的恐懼；向老年人做好健康指導，鼓勵老年人多參與社會活動，以消除孤獨和寂寞感；對於無法忍受疼痛的老年人，可以遵醫囑給予其止痛藥，增加老年人的舒適度。

（四）併發症

骨質疏鬆症的併發症有駝背、身高變矮、骨折等，其中骨折是常見的併發症，多發生在老年人的日常活動中，常見部位有腰椎、胸椎等。

（五）注意事項

（1）用藥指導。鈣劑應在飯前1h及睡前服用，與維生素D同時服用效果好。養老護理師教會老年人觀察用藥後的不良反應，指導老年人服用藥物。

（2）預防骨折。養老護理師指導老年人預防骨折。骨質疏症嚴重的老年人應睡木板床，以防加重椎骨的壓縮性骨折。

（3）定期復診。養老護理師指導老年人正確地活動關節，減輕關節的負擔和勞損，並提醒老年人遵醫囑定期復查。

## 二、骨性關節炎的護理

骨性關節炎又稱退行性關節炎，是一種常見的慢性關節疾病，主要以關節軟骨的病變、破壞和骨質增生為主要特徵。骨性關節炎的發生概率與年齡的增長成正比。骨性關節炎多見於老年人。

（一）病因

骨性關節炎的發生可能與以下因素有關：

（1）年齡。流行病學研究表明，骨性關節炎的發病概率隨著人們年齡的增長而增加。

（2）體重。肥胖會增加關節的負荷，易引起關節變形。

（3）骨密度降低。骨密度降低會使關節能承受的壓力變小。

（4）姿勢不良。長期保持某種不良的姿勢也會增加骨性關節炎的發病概率，如長期低頭玩手機容易造成頸部或肩關節的病變。

（5）其他因素。外傷、遺傳因素等。

（二）臨床表現

（1）疼痛。疼痛主要發生於受累關節，常於晨起發生，於活動後緩解。但如果活動量過大，疼痛又可能加重。

（2）關節僵硬。晨起時，症狀最為嚴重；活動後，症狀得到緩解。

（3）關節變形。病情嚴重時，除受累關節的活動受限以外，還有少數人會出現關節變形。

（三）護理措施

1. 一般護理

（1）環境。養老護理師為老年人提供安全、方便的生活環境，做好防跌倒的措施。

（2）飲食。養老護理師為老年人提供含鈣豐富、方便食用的食物。

（3）休息與活動。疼痛時，老年人應適當休息；疼痛緩解後，要適當鍛鍊，可以選擇散步等方式；外出不便時可以借助拐杖。

（4）保暖。老年人要注意保暖，避免感冒。

（5）理療。例如，針灸、按摩、推拿。

2. 心理護理

養老護理師對老年人進行健康教育，對老年人取得的每一點進步都加以讚揚，以提高老年人戰勝疾病的信心，給予老年人積極生活的勇氣。

（四）併發症

骨性關節炎的併發症有關節活動障礙、關節畸形、傷殘。

（五）注意事項

（1）老年人要多食高鈣的食物。病情允許的情況下，老年人應多外出曬太陽，促進鈣的吸收。

（2）老年人要增強信心。肥胖的老年人要多運動，控制脂肪的攝入。

（3）老年人應盡量多活動，避免長期臥床。

三、肩關節周圍炎的護理

肩關節周圍炎是指肩關節周圍組織的慢性炎症，以肩部疼痛、活動受限為特徵，簡稱肩周炎，又稱漏肩風、五十肩、凍結肩。肩關節周圍炎常見於中老年人。

（一）病因

（1）年齡。肩關節周圍炎多發生於50歲左右的人。

（2）外傷。肩部挫傷或韌帶拉傷等。

（3）不良姿勢。過度活動或長期保持某種不良的姿勢易造成局部關節的慢性損傷。

（4）其他疾病因素。心、肺、膽道疾病的疼痛會牽涉到肩部，導致肩部活動受限，從而轉變為肩周炎。

（二）臨床表現

（1）疼痛。肩關節周圍炎的疼痛，早期輕微，後逐漸加劇，且範圍變廣，常因天氣變化及勞累而加重，夜間較白天明顯，嚴重者夜不能寐。

（2）活動障礙。肩關節活動全方位受限，尤其以外展、外旋、後伸的受限最為明顯。病情嚴重者不能完成提褲、梳頭等動作，嚴重影響日常生活。

（3）肌肉萎縮。當肩關節活動受限，而老年人長時間不接受治療和進行鍛鍊時，肩關節周圍的肌肉就會出現萎縮。

（三）護理措施

1. 一般護理

（1）保暖。養老護理師為老年人做好保暖措施，尤其是在寒冷的季節。此外，夏季空調的風不能直接對著肩關節周圍吹。

（2）飲食。老年人應均衡營養，多攝入含鈣豐富的食物，如牛奶、黑木耳等。

（3）基礎護理。養老護理師為老年人完成梳頭等基礎護理工作，幫助老年人樹立良好的外在形象。

（4）活動與鍛鍊。老年人應堅持活動肩關節。方法是：老年人站立，向前、後、內、外擺動手臂，通過畫圈法和手指爬牆法活動肩關節。

2. 安全護理

養老護理師將熱水壺和水杯放置在安全的位置，並及時為老年人提供飲水，以防老年人自行取水時發生燙傷。

3. 心理護理

養老護理師為老年人進行相關疾病的健康指導，消除老年人對疾病的恐懼，增強其戰勝疾病的信心。

（四）併發症

（1）頸椎病。如果老年人懷疑肩痛與頸椎病有關，應做頸部的 X 射線檢查，從而明確診斷及對症治療。

（2）糖尿病。肩周炎治療效果不佳者應檢查血糖含量，排除糖尿病的可能性。

（3）肺癌。肺部疾病會引起肩周的疼痛，為明確診斷，老年人應做肺部的 X 射線檢查。

（五）注意事項

老年人要避免提重物，不宜從事體力勞動強度大的工作；要堅持適度鍛鍊；不能忍受疼痛時，可遵醫囑服用止痛藥。

## 第六節　老年人消化系統常見疾病的護理

老年人常見的消化系統疾病包括食管疾病、胃十二指腸疾病、結腸疾病、肝臟疾病等。本書以胃十二指腸為例，介紹慢性胃炎的護理。

慢性胃炎是指由多種原因引起的慢性胃黏膜炎性病變。按照病情嚴重程度的不同，慢性胃炎可分為慢性肥厚性胃炎、慢性淺表性胃炎、慢性糜爛性胃炎、慢性萎縮性胃炎四種類型。慢性胃炎的發病率在各種胃病中居於首位，且慢性胃炎易反覆。老年人以慢性萎縮性胃炎為主。

### 一、病因

（1）幽門螺杆菌感染。研究表明，幽門螺杆菌感染是慢性胃炎的主要致病因素，其分泌的毒素使胃黏膜上皮細胞產生炎症反應。

（2）年齡。慢性胃炎的發病率與年齡的增長成正比。

（3）生活習慣。不良的生活習慣，如三餐不規律、長期熬夜、吃辛辣刺激的食物、抽菸喝酒、飲咖啡等均可引起胃部炎症反應。

（4）精神壓力。生活、工作的不如意等都會給人帶來壓力，使人產生緊張、抑鬱、焦慮、恐懼等情緒，這些因素都會誘發慢性胃炎。

（5）其他因素。環境因素、免疫力下降、自身疾病等也會誘發慢性胃炎。

### 二、臨床表現

慢性胃炎初期，老年人多無不適，一般只有胃脹、打嗝、隱痛、反酸、食欲下降等現象，進食後胃脹或隱痛的情況加重，有的伴有燒灼感。

### 三、護理措施

（一）一般護理

（1）環境。養老護理師應保持室內適宜的溫、濕度。

（2）飲食。養老護理師應為老年人提供營養豐富、高蛋白、高熱量、高維生素、低脂、易消化且不易脹氣的食物。老年人應定時定量吃好三餐，避免暴飲暴食，不吃太燙的食物。

（3）胃酸過多的老年人應避免食用高脂肪、酸性的食物，如食醋；疾病發作期的老年人應食用溫熱的流質或半流質食物；胃出血的老年人應禁食。

（4）休息。急性發作期的老年人應臥床休息。養老護理師應為老年人提供良好的基礎

護理，對於疼痛難忍的老年人，應遵醫囑給予止痛藥。

（二）安全護理

病情嚴重的老年人容易產生輕生的念頭，養老護理師要注意觀察老年人的行蹤。長期臥床的老年人要拉好床欄。

（三）心理護理

慢性胃炎的老年人往往都很焦慮，擔心癌變。所以養老護理師要為老年人普及疾病方面的知識，讓老年人正確認識疾病，幫助老年人建立積極樂觀的心態。條件允許的情況下，養老護理師可以多帶老年人外出散步，多為老年人創造與他人交流的機會，以免老年人胡思亂想。

四、併發症

慢性胃炎的併發症有貧血、消瘦、胃黏膜糜爛、營養不良、癌前病變等。

五、注意事項

（1）養老護理師應觀察老年人的情緒狀態，幫助老年人樹立積極樂觀的心態，避免不良因素的刺激，提醒老年人注重勞逸結合。

（2）飲食規律，三餐定量，切忌過飽或過饑。老年人進食時不宜過快，不宜吃過燙的食物，同時要注意飲食衛生。

（3）養老護理師應注重對老年人病情的監測，如果老年人有胃出血等症狀，要立即聯繫醫生。

## 思考題

1. 高尿酸血症的飲食護理措施是什麼？
2. 慢性胃炎的一般護理措施有哪些？

# 第十六章　老年人常見的急救技術

## 學習目標

**知識目標**
1. 掌握為老年人進行心肺復甦的方法。
2. 掌握應對老年人燙傷、跌傷的急救措施。
3. 熟悉老年人發生異物卡喉的急救措施。
4. 瞭解老年人缺氧的表現。
5. 瞭解老年人外傷後的急救措施。

**技能目標**
1. 能對老年人的外傷進行初步應急止血、包紮。
2. 能對老年人的燙傷做初步的應急處理。
3. 能緊急應對老年人異物卡喉的情況。
4. 能協助老年人進行氧氣吸入的操作。
5. 能為心臟驟停的老年人進行心肺復甦。

## 案例導學與分析

**案例導學**

趙奶奶，80歲，因摔倒打破熱水壺導致左側小腿燙傷，出現約1cm×1.5cm的水泡。燙傷後第二日，趙奶奶於家門口散步，再次跌倒。地面凸起的石子造成燙傷部位出現約3cm的傷口並伴有出血。此時，正在不遠處吃飯的老伴，見此情形十分緊張，迅速站起，準備來幫趙奶奶。就在站起的那一刻，他突然說不出話，面部出現紫紺，並於數分鐘後倒在地上，情況十分危急。幸好此時在醫院工作的兒子和兒媳回家探望，及時予以正確有效的急救，兩位老年人才成功脫離危險並被送往醫院接受後續的治療。

分析：
1. 該案例中，趙奶奶和老伴分別出現了哪些危急的情況？
2. 針對上述危急情況，養老護理師應該如何採取正確有效的急救措施？

# 第一節　老年人的心肺復甦術

一、危重老年人的觀察要點

（1）意識。養老護理師觀察老年人的意識狀態，如詢問老年人，看老年人的回答是否切合主題。

（2）生命體徵。養老護理師監測老年人的體溫、脈搏、呼吸、血壓、心率等。

（3）皮膚狀況。養老護理師查看老年人的全身皮膚，確認是否有壓紅、破損和水腫。

（4）大、小便情況。養老護理師觀察老年人的大、小便顏色、性狀和量。

（5）管道情況。對於帶管道的老年人，養老護理師要查看導尿管、氧氣管等管道是否通暢，有無擠壓、彎折現象，固定是否穩妥。

二、為老年人進行心肺復甦

（一）確保施救現場的環境安全

見到有老年人暈倒，養老護理師應該先確保施救現場的環境安全，然後跪在老年人身體的一側，用雙手輕拍老年人的雙肩，並分別在兩側耳邊大聲地呼喊「老人家，您怎麼啦」，切記不要搖晃老年人的肩膀（見圖16-1）。

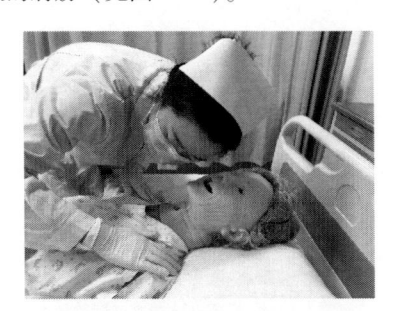

圖16-1　呼叫暈倒的老年人

（二）識別心臟驟停

如果呼喊老年人，老年人沒有應答，養老護理師應該在10s內快速檢查老年人的呼吸

和脈搏。檢查老年人呼吸的方法：看老年人的胸廓是否有起伏，聽老年人是否有呼吸的聲音，用面部去感覺老年人的口鼻部是否有氣流。檢查老年人脈搏的方法：食指和中指並攏，從老年人的氣管正中部位向旁滑移 2~3cm，在胸鎖乳突肌前緣內側凹陷處輕觸頸動脈搏動。

（三）記錄時間和呼救

養老護理師記錄發現老年人失去意識的時間，同時大聲呼叫旁人幫忙撥打 120 急救電話並取除顫儀。

（四）擺放體位

（1）老年人採取去枕仰臥位，頭部後仰，臥於地面或者硬床板上。

（2）養老護理師翻轉老年人時，要使老年人的頭部、頸部和軀幹部處於直線的狀態，以保護老年人的頸部。翻轉後，老年人的身體繼續保持一條直線，雙手放於身體兩側。

（3）養老護理師解開老年人的衣領，放鬆腰帶或皮帶，跪在老年人身體的一側。

（五）胸外心臟按壓

（1）按壓的部位：兩乳頭連線中點或是劍突以上兩橫指處。

（2）按壓的頻率：100~120 次/min。

（3）按壓的深度：5~6cm。

（4）按壓的方法：按壓時，養老護理師前傾上半身，伸直腕部、肘部及肩關節並與地面保持垂直，以髖關節為軸，重疊兩手掌的掌跟，交叉兩手手指，以掌跟為著力點垂直向下用力，借助上半身的體重、肩部和臂部的肌肉力量進行按壓。

（六）開放氣道

1. 壓額抬頦法（最常用）

方法：養老護理師用一只手掌的小魚際肌按壓老年人的前額，使其頭部後仰，同時將另一只手的食指和中指置於靠近頦部的下頜骨下方，將老年人的下頜向前、向上托起（見圖 16-2）。

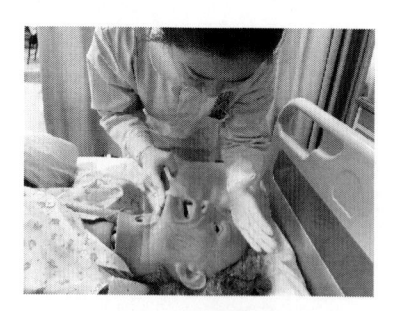

圖 16-2　壓額抬頦法

2. 壓額抬頸法（疑似或有頸部外傷的老年人禁用）

方法：養老護理師將一只手放在老年人的頸部後面，將老年人的頸部上抬，同時用另一只手掌的小魚際肌按壓老年人的前額，使其頭部後仰。

3. 托下頜法（適用於頸部有外傷的老年人）

方法：養老護理師將雙手放在老年人的頭部兩側，緊握老年人兩側的下頜角，並用力向上托起下頜。

（七）人工呼吸（Breathing）

（1）在保持氣道開放的前提下，養老護理師將氣體經老年人的口腔吹入肺部。

（2）吹氣的時候，養老護理師要用一只手將老年人的鼻孔捏緊（防止吹入的氣體從老年人的鼻孔排出）。

（3）吹氣的時候，養老護理師要將嘴唇嚴密地包住老年人的嘴唇（不留空隙），以防漏氣。

（4）吹氣後，養老護理師要鬆開捏鼻孔的手指。

（5）吹氣時，養老護理師要觀察老年人的胸部有沒有起伏，如果有，說明氣道暢通，吹氣是有效的。

（6）每次吹氣之前養老護理師要先深吸一口氣。

（7）胸外按壓與人工呼吸的比例為30：2，即做30次胸外心臟按壓之後要進行2次人工呼吸。

（八）判斷心肺復甦效果

每30次胸外心臟按壓配2次人工呼吸，這是一個循環。養老護理師做完5個循環之後，要去判斷心肺復甦是否有效。判斷心肺復甦效果的指標有如下幾點：

（1）瞳孔。養老護理師看老年人的瞳孔是否由大變小。

（2）頸動脈。養老護理師按照之前識別心臟驟停的方法觸摸頸動脈，看頸動脈是否恢復搏動。

（3）面色。養老護理師觀察老年人的面色、嘴唇和甲床是否由紫紺轉為紅潤。

（4）神志。眼球活動、睫毛反射或對光反射是否可見。

（5）呼吸。養老護理師用識別心臟驟停的方法來判斷老年人是否恢復自主呼吸。

## 第二節　老年人燙傷、跌倒後的處理方法

### 一、老年人燙傷後的處理方法

1. 一度燙傷（表皮燙傷）
(1) 表現：可見皮膚發紅，表面乾燥，有刺痛感，沒有水泡。
(2) 處理方法：老年人可將創面放入冷水中浸泡或者用冰毛巾進行冷敷。

2. 二度燙傷（真皮燙傷）
(1) 表現：燙傷處會起水泡，皮膚表面遭到破壞，帶有強烈的疼痛感與燒灼感。
(2) 處理方法：老年人用冷水將燙傷的部位冷卻，不要將水泡弄破，及時去看醫生。

3. 三度燙傷（皮膚全層）
(1) 表現：燙傷部位皮膚表面蒼白，皮膚表面帶有針刺般的疼痛感。
(2) 處理方法：老年人要防止燙傷創面感染，不能在燙傷部位塗抹藥膏，保持創面清潔，及時去看醫生。

### 二、老年人跌倒後的處理方法

（一）讓老年人跌倒的因素
(1) 年紀偏大（65歲及以上）。
(2) 身旁沒有照顧者。
(3) 曾發生過跌倒。
(4) 走路不穩。
(5) 貧血或體位性低血壓疾病。
(6) 營養不良、頭暈、體弱乏力。
(7) 意識障礙。
(8) 睡眠質量不佳，如失眠、多夢。
(9) 服用安眠藥、降壓藥、降糖藥等。

（二）老年人跌倒的表現
1. 頭部先著地跌倒
若為頭部先著地跌倒，老年人可能會出現頭部外傷，發生顱內血腫，會出現神志的改變、噴射性嘔吐、耳道及鼻腔出血。有的老年人在跌倒發生的當時沒有任何異常表現，但在數天甚至數月後才出現劇烈頭痛、嘔吐、抽搐甚至是昏迷。

## 2. 臀部先著地跌倒

若為臀部先著地跌倒,老年人容易發生髖部及腰椎的骨折。老年人會感到局部劇烈疼痛,而有些對疼痛不敏感的老年人,由於骨折兩端成角相嵌,甚至還能爬起來行走,但走路不穩,一瘸一拐。

## 3. 向前撲倒跌倒

若為向前撲倒跌倒,那麼老年人的四肢容易骨折,會出現局部疼痛及腫脹,甚至會有創口。

### (三) 老年人跌倒的正確處理方法

(1) 當發現有老年人跌倒時,養老護理師不要急著去將老年人扶起。例如,因腦血管出血而發生跌倒的老年人,若被立即扶起,會加重其出血的症狀。老年人跌倒後還容易發生骨折,如果養老護理師勉強將其扶起,可能會使老年人的病情加重,尤其是發生脊椎骨折的時候,搬動姿勢不當可能損傷脊髓導致截癱。

(2) 養老護理師要初步檢查老年人的全身情況,看老年人的意識是否清醒,詢問老年人有無疼痛感,測量老年人的血壓、呼吸、脈搏是否正常,並詢問和尋找老年人摔倒的原因。如果是心絞痛發作導致的跌倒,養老護理師應先協助老年人服下隨身攜帶的急救藥品。如果跌倒的老年人出現意識喪失及大動脈搏動消失症狀,應視為心臟驟停,養老護理師要立即給老年人實施心肺復甦術,並迅速撥打119急救電話,有除顫儀在旁的要盡早除顫。

## 第三節 老年人發生異物卡喉的急救措施

### 一、老年人噎食的表現

(1) 面色發紫,表情痛苦。
(2) 突然不能說話。
(3) 用手按住頸部或胸前,並用手指口腔。
(4) 咳嗽劇烈,肢體發生抽搐。
(5) 嚴重者呼吸停止。

### 二、海姆立克的操作方法

#### 1. 自救法

自救法主要用於意識清醒的老年人。自救法主要有咳嗽法、腹部手拳衝擊法和上腹部傾壓椅背法。

(1) 咳嗽法：適用於異物造成的不完全性的呼吸道梗阻，此時老年人還能發聲、說話。

(2) 腹部手拳衝擊法：老年人的一只手握拳並放在自己的上腹部肚臍上兩橫指處，另一只手緊緊握住該拳，一起快速、連續地向內和向上用力做衝擊動作。

(3) 上腹部傾壓椅背法：老年人自己將上腹部快速傾壓在椅背、桌角、扶手鐵杆和其他硬物上，然後快速用力地向前傾壓衝擊上腹部。

2. 他救法

(1) 神志清楚的老年人：老年人取站立位，養老護理師站在老年人的身後，雙手環抱其腰部，一只手握拳放於上腹部劍突下、肚臍上兩橫指處，拇指貼近上腹部，另一只手緊握該拳，快速向內、向上衝擊上腹部。

(2) 神志不清的老年人：養老護理師將老年人放平，使其取仰臥位，後仰頭部，打開氣道。養老護理師將一只手的手掌跟放在老年人的上腹部劍突下、肚臍上兩橫指處，將另一只手交叉重疊在前一只手的上面，然後借助自身身體的重量，向內、向上快速衝擊老年人的腹部。

## 第四節　老年人發生低血糖的急救措施

一、低血糖的表現

(1) 輕度低血糖。老年人只有饑餓感，並伴隨虛軟、乏力的症狀。

(2) 中度低血糖。在輕度低血糖的症狀上，老年人開始出現噁心、嘔吐、頭暈、心慌、出冷汗、面色蒼白、皮膚濕冷、情緒不穩定等症狀。

(3) 重度低血糖。老年人出現意識障礙、抽搐，甚至死亡。

二、低血糖的處理措施

(1) 意識清楚的老年人。養老護理師應及時給老年人補充含糖量高的食物，如巧克力、糖塊、葡萄糖等，然後每 15min 為其監測血糖一次。若血糖濃度仍低於 2.8mmol/L 時，老年人要繼續補充以上食物。

(2) 意識不清楚的老年人。養老護理師要立即呼救，有條件的應立即為老年人靜脈注射濃度為 50% 的葡萄糖溶液，並且要嚴密監測老年人的血糖濃度。千萬不能經口腔進食，否則很容易造成誤吸。病人清醒後應進食米、面等食物，以防再度昏迷。

## 第五節　協助老年人吸氧

### 一、老年人缺氧的表現

（1）輕度缺氧。此時老年人沒有明顯的呼吸困難症狀，嘴唇、面部等部位僅有輕度的紫紺。

（2）中度缺氧。此時老年人的嘴唇、面部等部位會出現明顯的紫紺，並且老年人會出現明顯的呼吸困難，還會有煩躁不安的表現。

（3）重度缺氧。此時老年人的嘴唇、面部等部位紫紺顯著，老年人失去正常活動的能力，意識呈昏迷或半昏迷狀態。

### 二、安全使用氧氣筒的注意事項

（1）養老護理師嚴格按照氧氣筒使用的操作規程進行操作，氧氣筒要遠離油性物質、熱源和火源，至少距離明火 5m、距離暖氣 1m。氧氣筒要置於陰涼處（見圖 16-3）。在搬運時，養老護理師一定要防止震盪和傾倒氧氣筒。

（2）氧氣筒內的氧氣不能全部用完，筒內的壓力至少要保留 0.5MPa，這是為了防止筒內的壓力過小，灰塵進入筒內，導致再次充氧時發生爆炸。

（3）對沒有使用過和已經用完的氧氣筒，養老護理師要分別貼上「空」或「滿」字樣的標示，便於提醒他人和及時更換。

（4）老年人吸氧時使用的濕化瓶應保持清潔。養老護理師每日更換一次濕化瓶裡面的蒸餾水，並且要每個星期消毒 1 次濕化瓶。

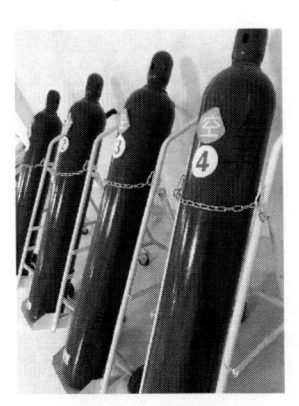

圖 16-3　氧氣筒

### 三、協助老年人吸入氧氣的操作方法

（1）養老護理師核對醫囑信息。

（2）養老護理師帶齊吸氧所用的物品到老年人床邊，核對老年人床號、姓名、年齡。

（3）養老護理師用濕棉簽清潔老年人的雙側鼻腔，並檢查鼻腔裡面的情況。

（4）養老護理師將氧氣壓力表和濕化瓶安裝在氧氣筒上。

（5）養老護理師連接鼻導管與濕化瓶的接口。

（6）養老護理師打開氧氣筒的總開關，通過調節氧流量開關來調節氧流量。一般而言，1~2L/min 為低流量，3~4L/min 為中流量，5~8L/min 為高流量。

（7）養老護理師用溫水濕潤鼻導管的前端。

（8）養老護理師將鼻導管插入老年人的鼻孔。

（9）養老護理師將鼻導管環繞老年人雙側耳部再向下放置，並調節鼻導管的鬆緊度。

（10）養老護理師對老年人和家屬進行安全教育，告知嚴禁菸火和禁止私自調節氧流量。

（11）養老護理師記錄老年人吸氧的起止時間、氧流量以及老年人的反應。

（12）停用氧氣時，養老護理師先將鼻導管和老年人分離，再關氧氣筒的開關；中途改變氧流量時，養老護理師應該先將氧氣和鼻導管分離，調節好氧流量後再連接。

## 第六節　為老年人吸痰

### 一、老年人的吸痰指徵

（1）因痰液黏稠，老年人無力咳出痰液，出現了明顯的呼吸費力、嘴唇紫紺、血氧飽和度下降等症狀。

（2）養老護理師聽診老年人的雙肺時，痰鳴音明顯。

（3）老年人發生誤吸而且不能自主咳出。

（4）老年人的胸片結果提示需要為其吸痰。

### 二、為老年人吸痰的操作方法（經口鼻）

（1）養老護理師核對醫囑信息。

（2）養老護理師帶齊為老年人吸痰的所有用物到老年人的床旁，核對老年人的床號、姓名、年齡。

（3）養老護理師接通電源，打開負壓吸引器的開關，檢查負壓吸引器的性能是否完好，再調節好負壓的範圍。

（4）養老護理師檢查老年人的口腔和鼻腔黏膜是否有破損，有假牙的要取出假牙。

（5）養老護理師將老年人的頭部轉向一側，使其面向自己。

（6）養老護理師戴好手套。

（7）養老護理師連接吸痰管和負壓吸引器上的大膠管，並在無菌治療碗中試吸少量的滅菌注射用水。

（8）養老護理師用一只手彎折吸痰管末端，用另一只手持吸痰管前端，插入老年人的口咽部（10～15cm），然後放鬆吸痰管末端，先吸口咽部的分泌物，再吸氣管內的分泌物。

（9）養老護理師取出吸痰管後，再次在無菌治療碗中抽吸滅菌注射用水。

（10）養老護理師觀察老年人的氣道是否通暢，嘴唇和面色是否正常，測量老年人的呼吸、心跳和血壓等是否正常。

（11）養老護理師協助老年人取舒適的臥位，並為老年人整理好床鋪。

（12）養老護理師分類處理好所用的物品。

（13）養老護理師洗手後記錄所吸出痰液的顏色、性質、量以及老年人的反應。

## 第七節　老年人外傷後的急救措施

### 一、止血法

（一）少、中、大量出血的臨床表現

（1）出血量小於或等於400ml：老年人僅有輕度的頭昏或者沒有症狀。

（2）出血量為400～800ml：意識清楚，老年人有口渴感，皮膚蒼白，皮膚溫度正常或較涼。

（3）出血量為800～1,600ml：意識雖然清楚，但表情淡漠，老年人會感到口渴、發冷，臉色蒼白，心跳增快。

（4）出血量大於或等於1,600ml：意識模糊，老年人感到非常口渴，皮膚蒼白明顯，四肢冰冷，身體肢端青紫，少尿或者無尿。

（二）常用的止血法

1. 指壓止血法

指壓止血法是用手指、手掌或者拳頭來壓迫出血口近心端的動脈血管，以阻斷血液的流通，達到止血的目的。此方法主要適用於中動脈或比較大的動脈的出血，還有危及範圍較大的靜脈和毛細血管出血。

2. 加壓包紮止血法

加壓包紮止血法的具體操作是：養老護理師將沒有清潔的紗布或敷料覆蓋在出血傷口上，再用紗布、繃帶進行加壓包紮。包紮的鬆緊程度要以剛好能夠把血止住為宜，不能過鬆，也不能過緊。此方法主要適用於身體表面及四肢的小動脈、小靜脈、中靜脈和毛細血管的出血。

3. 填塞止血法

填塞止血法是用無菌敷料填塞出血的傷口，再用繃帶、三角巾等物品進行包紮的方法。此方法主要適用於傷口比較深的出血，如肌肉、骨端等部位的出血。此種方法止血不徹底且易增加感染機會。

4. 止血帶止血法

止血帶止血法是指在出血傷口的近心端肢體上綁止血帶。在綁止血帶之前，養老護理師一定要先用棉墊、乾淨的衣服或者毛巾等作為襯墊，也就是說止血帶與肢體之間不能直接接觸，中間要墊有物品。綁止血帶的鬆緊程度同樣是以剛好能夠把血止住為宜。綁止血帶的時間不能太長，養老護理師應該每間隔 30～40min 放鬆止血帶 1 次，每次放鬆 3～4min。綁好止血帶之後，養老護理師在出血傷口周圍做明顯標誌，要在標誌上註明綁止血帶的時間。

## 二、包紮法

（一）包紮的原則

包紮的方向是從傷口的遠心端到近心端，以促進靜脈血液的回流。包紮的鬆緊程度要適宜，不能過鬆，也不能過緊。包紮的範圍應該大於傷口創面邊緣的 5～10cm。養老護理師應該在肢體外側打結，並且還要避開傷口及骨隆突處。

（二）常用的包紮方法

（1）繃帶環形包紮法。

繃帶環形包紮法是繃帶包紮中最常用的一種方法，適用於粗細均勻的肢體部位的傷口包紮。包紮方法：將繃帶做環形環繞，包紮的圈數看情況而定。包紮完後，養老護理師要用膠布來固定繃帶末端部分。

（2）繃帶回返包紮法。

繃帶回返包紮法適用於包紮有頂端的傷口部位，如頭頂部、指端、截肢殘端。包紮方法：先將繃帶以環形法纏繞數周，由 1 人在後面將繃帶固定住，然後將繃帶由後部經肢體頂端或肢體殘端反折向前，再由另 1 人在前面將繃帶固定住，再反折向後，如此反覆包紮，每一來回均覆蓋前一次的 1/3～1/2，直至包住整個傷口頂端，最後再將繃帶環繞數周。

（3）繃帶「8」字包紮法。

繃帶「8」字包紮法適用於直徑不一致的部位或者屈曲的關節部位，如肩部、髖部、膝部等。包紮時，養老護理師最好選用彈力繃帶。包紮方法：將繃帶在傷口處自下而上，再自上而下，重複做「8」字形旋轉纏繞，每一週覆蓋上一週的 1/3～1/2。

（4）螺旋包紮法。

螺旋包紮法適用於包紮直徑基本相同的部位，如上臂、手指、軀幹、大腿。包紮方法：環形纏繞數周後，稍微傾斜繃帶，再螺旋向上纏繞。每一週覆蓋上一週的 1/3～1/2。

（5）蛇形包紮法。

蛇形包紮法適用於固定夾板，或用於簡單固定。包紮方法：先用繃帶以環形法纏繞數周，再以每週繃帶的寬度為間隔進行纏繞，互不掩蓋，斜形上纏。

（三）包紮的注意事項

（1）有條件時，養老護理師盡量戴上醫用手套，因為有可能接觸到老年人的血液。

（2）養老護理師要防止老年人的傷口被污染。

（3）包紮時的動作要輕柔、迅速，包紮的部位要準確，包紮要牢固，鬆緊程度適宜。

（4）養老護理師不要對嵌有異物的傷口或骨折斷端刺破皮膚形成的傷口進行包紮。

（5）養老護理師不要在傷口上使用任何消毒劑或消毒粉。

## 三、固定法

（一）骨折的種類

（1）閉合性骨折：骨折部位的皮膚完好，斷端與外界不相通。

（2）開放性骨折：骨折斷端刺破皮膚表面露出體表，與外界相通。

（3）復合性骨折：骨折斷端將周圍的血管、神經或者其他臟器損傷，或是伴有關節脫位等。

（4）不完全性骨折：骨的完整性和連續性沒有被完全中斷。

（5）完全性骨折：骨的完整性和連續性被完全中斷。

（二）骨折固定的方法

1. 肱骨（上臂）骨折固定法

養老護理師將兩塊夾板分別放在老年人的上臂的內、外兩側，如果只有 1 塊夾板時，則放在上臂的外側，並用繃帶或三角巾等將上下兩端固定。肘關節屈曲 90°，前臂用小懸臂帶懸吊。

2. 小腿骨折固定方法

養老護理師將兩塊與大腿中部到足跟的長度相近的夾板放在受傷肢體的內、外兩側進行固定。如果只有 1 塊夾板時，養老護理師可將其放在小腿後托住骨部位做固定，使腳與小腿固定成直角。

3. 大腿骨折固定法

老年人呈仰臥位，受傷的腿伸直，沒有受傷的腿靠近傷腿，兩條腿並列，兩只腳對齊。養老護理師在關節與夾板之間的空隙處放置保護襯墊，用 5 到 7 條三角巾或者是布條將兩腿固定在一起，固定的時候先固定骨折部位的上端和下端，再用三角巾將腳「8」字形固定，使腳與小腿呈直角。

(三) 骨折固定注意事項

(1) 如果是開放性骨折，暴露的骨折斷端不能直接固定並送回至傷口內。

(2) 固定所選的夾板，其長度和寬度要適宜。下肢骨折固定用的夾板，其長度必須超過骨折部位的上、下兩個關節。

(3) 骨折固定的夾板不能直接與皮膚接觸，夾板與皮膚之間需要放置襯墊。

(4) 固定時的鬆緊程度要適宜，既要牢固可靠又不能影響血液循環。四肢骨折固定時，養老護理師應該將老年人的手指端或腳趾端暴露出來，以便觀察血液循環。

# 第十七章　觀察與記錄

## 學習目標

**知識目標**
1. 掌握測量老年人生命體徵的方法。
2. 熟悉各類護理文件的記錄方法。
3. 瞭解常見的測量設備。

**技能目標**
為老年人測量生命體徵並做好記錄。

## 案例導學與分析

**案例導學**

柳奶奶，75歲，晨起由養老護理師測得體溫為36.7℃，血壓為152/90mmHg，復測血壓為154/92mmHg。養老護理師將柳奶奶的體溫記錄及血壓記錄報知醫生，並請醫生為柳奶奶做診療。

**分析：**
1. 血壓的測量方法是什麼？
2. 作為養老護理師，你如何為老年人測量生命體徵？

## 第一節　觀察與記錄

### 一、意識、面容與表情、瞳孔的觀察

**（一）意識的觀察**

意識的觀察主要是觀察有意識障礙的老年人。意識障礙是指人對周圍環境及自身狀態的識別覺察能力出現障礙，可表現為嗜睡、意識模糊、昏睡和譫妄，嚴重的意識障礙為昏迷。

1. 嗜睡

嗜睡是最輕的意識障礙，是一種病理性倦睡。嗜睡的症狀是老年人陷入持續的睡眠狀態，可被喚醒並能正確回答問題和做出各種反應，但撤去刺激後很快又再入睡。

2. 意識模糊

意識模糊是指意識水準輕度下降，是較嗜睡更為嚴重的一種意識障礙。意識模糊的老年人能進行簡單的精神活動，但對時間、地點、人物的定向能力出現障礙。

3. 昏睡

昏睡是接近於不省人事的意識狀態。昏睡的老年人處於熟睡狀態，不易被喚醒，雖在強烈刺激下（如搖動身體）可被喚醒，但很快又再入睡。昏睡的老年人醒來時，答話含糊或答非所問。

4. 譫妄

譫妄是指一種以興奮性增高為主的高級神經中樞急性活動失調狀態，其臨床表現為意識模糊、定向能力喪失、感覺錯亂（出現幻覺、錯覺）、躁動不安、言語雜亂。需要注意的是，老年人由於自身機能下降，急性感染性疾病和一些神經衰弱性疾病往往以譫妄為首發症狀。

5. 昏迷

昏迷指嚴重的意識障礙，表現為意志持續中斷或完全喪失。按其程度的不同，昏迷可分為三個階段。

（1）輕度昏迷：意識大部分喪失，無自主運動，對聲、光刺激無反應，對疼痛刺激尚可出現痛苦的表情或者肢體退縮等防禦反應。角膜反射、瞳孔對光反射、眼球運動、吞咽反射等存在。

（2）中度昏迷：對周圍事物及各種刺激均無反應，對於劇烈刺激可出現防禦反應。角膜反射減弱，瞳孔對光反射遲鈍，眼球無轉動。

（3）深度昏迷：全身肌肉鬆弛，對各種刺激全無反應。深、淺反射均消失。

(二）面容與表情的觀察

面容與表情是評價個體情緒狀態和身體狀況的重要指標。正常人表情自然、神態安怡。情緒與疾病可致痛苦、憂慮、疲憊等面容，某些疾病發展到一定程度時，還會出現一些特徵性的面容。臨床常見的典型面容如下：

（1）慢性病容：面容憔悴，面色晦暗或蒼白，目光暗淡，表情憂鬱。慢性病容多見於患慢性消耗性疾病的病人，如腫瘤、肝硬化、嚴重結核病的病人。

（2）急性病容：面色潮紅，興奮不安，鼻翼扇動，口唇疱疹，表情痛苦。急性病容多見於患急性感染性疾病的病人，如患肺炎球菌肺炎、瘧疾的病人。

（3）貧血面容：面色蒼白，唇舌色淡，表情疲憊。貧血面容多見於各類貧血病人。

（4）甲狀腺功能亢進面容：面容驚愕，眼裂增寬，眼球凸出，目光炯炯，興奮不安，煩躁易怒。甲狀腺功能亢進面容見於患甲狀腺功能亢進症的病人。

（5）二尖瓣面容：兩面頰紫紅，口唇發紺。二尖瓣面容見於患風濕性心臟病的病人。

（三）瞳孔的觀察

瞳孔是眼睛中虹膜中央的孔洞，正常直徑為 2~5mm，雙側等大等圓。雙側瞳孔大小不等，常提示顱腦病變，如腦外傷、腦腫瘤、中樞神經梅毒、腦疝等。

瞳孔對光反射包括直接對光反射和間接對光反射。直接對光反射是指用手電筒直接照射瞳孔並觀察其動態反應。正常人，當眼受到光線刺激後瞳孔立即縮小，移開光源後瞳孔迅速復原。間接對光反射是指光線照射一眼時，另一眼瞳孔立即縮小，移開光源，瞳孔擴大。檢查間接對光反射時，應以一只手擋住光線以免被檢查眼受照射而形成直接對光反射。瞳孔對光反射遲鈍或消失，見於昏迷的老年人。

## 二、生命體徵的測量

（一）體溫的測量

體溫包括體核溫度和體表溫度兩部分。我們通常所說的體溫是指體核溫度，即機體內部胸腔、腹腔等處的溫度，體核溫度高於體表溫度。正常情況下，人的體溫是恒定在某個範圍的，恒定的體溫是人體進行新陳代謝及一切生命活動的必要條件。由於機體內部的溫度不易測量，我們通常用從腋窩、口腔和直腸三處測得的溫度來代表體溫。其中，直腸的溫度最接近人體內部的溫度。但綜合考慮其便利性及可操作性性，腋下和口腔是最為常見的測量部位。不同的測量部位，其溫度正常範圍也不相同。體溫計有水銀體溫計、電子體溫計和紅外線體溫計（見圖17-1、圖17-2、圖17-3）。

1. 腋測法

養老護理師將消毒後的體溫計的頭端放置於老年人的腋窩深處，囑咐老年人用上臂把體溫計夾緊，於 10min 後讀數。正常值為 36℃~37℃。使用該法時，老年人的腋窩處不能

有致熱或者降溫的物質，且養老護理師應該將老年人腋窩處的汗液擦乾，以免影響測定結果。該方法簡便、安全且不易交叉感染，為最常用的體溫測定方法。

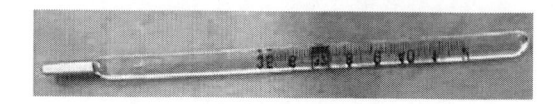

圖 17-1　水銀體溫計

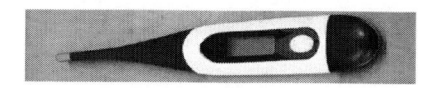

圖 17-2　電子體溫計

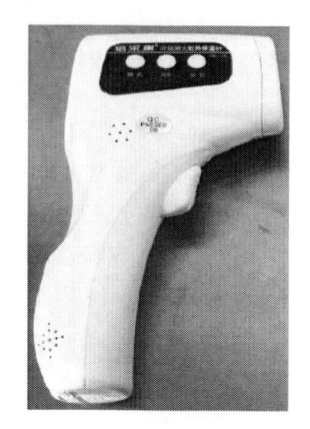

圖 17-3　紅外線體溫計

2. 口測法

養老護理師將消毒後的體溫計的頭端置於老年人的舌下，讓其緊閉口唇 5min 後讀數。正常值為 36.3℃～37.2℃。測量前 10min，老年人禁飲熱水或冰水，以免影響測量結果。該法結果較為準確，但不能用於神志不清者。

3. 肛測法

老年人取側臥位，養老護理師將體溫計的頭端塗以潤滑劑後，緩緩插入老年人的肛門內，深度為體溫計長度的一半，並於 5min 後讀數。正常值為 36.5℃～37.7℃。該法測值穩定，多用於神志不清者。

（二）脈搏的測量

脈搏，即動脈搏動。測量時，養老護理師可選擇橈動脈、肱動脈、股動脈、頸動脈及足背動脈等，測量時需對兩側脈搏情況進行對比。正常情況下，兩側脈搏差異很小，一般

不易察覺。在測量脈搏時，養老護理師應注意脈率、脈律、脈搏的強弱及動脈壁情況。

1. 脈搏測量應注意的方面

(1) 脈率。

脈率指每分鐘動脈搏動的次數。健康成人在安靜、清醒的狀態下脈律為 60~100 次/min。脈率受年齡、性別、活動、飲食、情緒變化等的影響。例如，老年人的脈率偏慢，女性的脈率稍快；各種生理、病理情況或者藥物影響也可使脈率增快或者減慢。此外，除脈率快慢外，養老護理師還應該觀察脈率是否與心率一致。脈率是心率的指示，當脈率減弱時，應測量心率的變化。

(2) 脈律。

脈律是指脈搏的節律性，它反應了左心室的收縮情況。正常的脈律均勻規則、間隔時間相等、跳動力量均勻。

(3) 脈搏的強弱及動脈壁情況。

養老護理師評估脈搏時還應關注脈搏的強弱及動脈壁的情況。正常的脈搏強弱均勻，動脈壁光滑、柔軟，富有彈性。

2. 脈搏的測量方法

(1) 測量部位。

皮膚淺表處的大動脈均可作為測量脈搏的部位。我們常選橈動脈，其次為頸動脈、肱動脈、足背動脈等。

(2) 測量方法。

老年人伸展手腕，將手臂放於舒適的位置。養老護理師將食指、中指、無名指的指端以合適的壓力（以能清楚測得脈搏搏動為宜）按壓在橈動脈搏動處。正常情況下，脈搏測量不應少於 30s，必要時持續 1min。若養老護理師發現老年人的脈搏短促，應由兩名養老護理師同時測量，1 人聽心率，1 人測脈率，由聽心率者發出開始或者停止的口令，計時 1min。

(三) 呼吸的測量

呼吸是機體和外界進行氣體交換的過程，是機體新陳代謝的重要環節。在呼吸過程中，機體不斷地從外界環境中攝取氧氣，並把自身產生的二氧化碳排出體外。正常成年人安靜時的呼吸頻率為 16~20 次/min，節律規則，呼吸運動均勻無聲且不費力。呼吸與脈搏的次數比為 1∶4。

呼吸的測量：養老護理師協助老年人採取舒適的體位，將手放在老年人的橈動脈處測量脈搏，用眼睛觀察老年人胸部或者腹部的起伏，並注意觀察其呼吸頻率、深度、節律、聲音、形態的變化及有無呼吸困難。計數老年人呼吸次數的方法是：一起一伏為 1 次呼吸。對正常呼吸者計數 30s，並將結果乘以 2；對異常呼吸者計數 1min。

### （四）血壓的測量

血壓是血液流動時對單位面積血管壁的側壓力。我們通常所說的血壓為動脈血壓。心室收縮時，動脈血壓上升達到的最高值稱為收縮壓。心室舒張時，動脈血壓下降的最低值稱為舒張壓。收縮壓與舒張壓的差值稱為脈壓。正常成人安靜狀態下的血壓範圍較穩定，以肱動脈為例，其正常範圍：收縮壓 90～139mmHg，舒張壓 60～89mmHg，脈壓 30～40mmHg。

1. 異常血壓

異常血壓指血壓高於或者低於正常值範圍。異常血壓有高血壓和低血壓。

（1）高血壓。

成年人在安靜、清醒和未使用降壓藥的條件下，以 3 次非同日測定的血壓為基準，收縮壓≥140mmHg 和（或）舒張壓≥90mmHg 時可診斷為高血壓。收縮壓與舒張壓分屬不同級別時，以較高的分級為準；單純收縮期高血壓也可按照收縮壓水準分為 1 級、2 級、3 級。血壓的具體分級見表 17-1。

表 17-1　血壓分級

| 分級 | | 收縮壓/mmHg | 舒張壓/mmHg |
|---|---|---|---|
| 正常血壓 | | <120 | <80 |
| 正常高值 | | 120～139 | 80～89 |
| 高血壓 | 1 級 | 140～159 | 90～99 |
| | 2 級 | 160～179 | 100～109 |
| | 3 級 | ≥180 | ≥110 |
| 單純收縮期高血壓 | | ≥140 | <90 |

（2）低血壓。

收縮壓低於 90mmHg，舒張壓低於 60mmHg 稱為低血壓。低血壓常見於大量失血、休克、急性心力衰竭等病人。

常用的血壓計有臺式水銀血壓計（見圖 17-4）、表式血壓計（見圖 17-5）、電子血壓計（見圖 17-6）等。

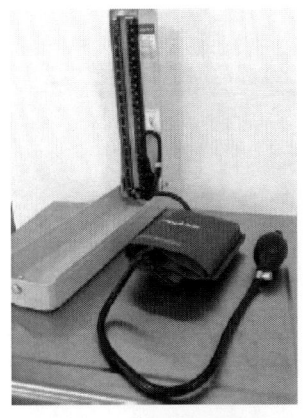

圖 17-4　臺式水銀血壓計　　圖 17-5　表式血壓計

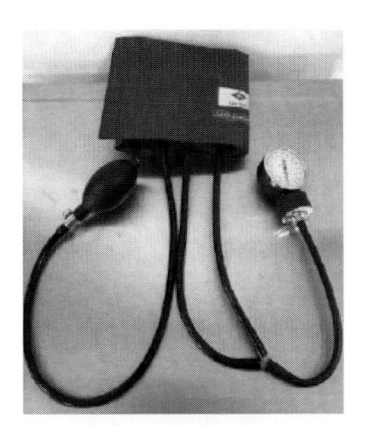

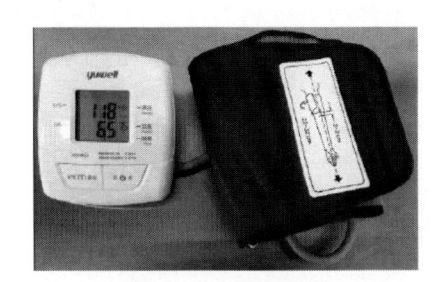

圖 17-6　電子血壓計

2. 測量方法

（1）養老護理師準備好經過事先檢查的血壓計、聽診器、紙和筆。

（2）老年人如果剛進行過運動，需要坐著休息至少 10min，使情緒平穩、心情放鬆，否則緊張的情緒會導致測出的數值偏高。

（3）養老護理師協助老年人取舒適體位，如坐位或仰臥位，使被測肢體肱動脈與心臟處於同一水準。若為偏癱老年人測量血壓，養老護理師應選擇健側上臂測量。老年人充分暴露上臂，使手掌面向上，手肘伸直，上臂外展 45°。

（4）養老護理師放平血壓計，打開血壓計的水銀開關，驅盡袖帶內的空氣，將袖帶平整地纏於老年人的上臂中部，使袖帶下緣在肘窩上方 2~3cm，鬆緊以能插入 1 指為宜，如圖 17-7 所示。

（5）養老護理師帶好聽診器，用手觸摸肱動脈搏動處，將聽診器的聽筒放於肱動脈處，稍加固定。切不可貪圖方便省事而將其塞到袖帶裡面，這樣會使測出的血壓值比實際值高。養老護理師用另一只手關閉氣門並向袖帶內充氣，充氣時應使水銀柱平穩上升，高

度以動脈搏動音消失後再升高 20~30mmHg 為宜,如圖 17-8 所示。

圖 17-7　袖帶的部位　　圖 17-8　血壓的測量

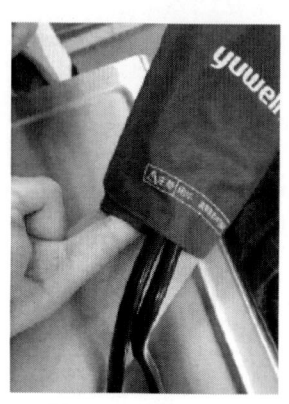

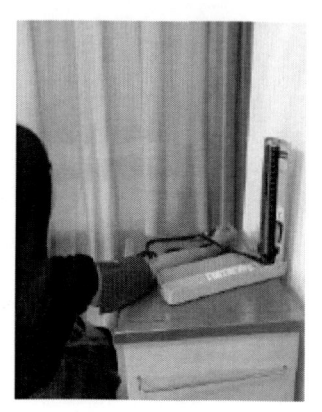

　　(6) 養老護理師鬆開氣門,緩慢平穩地放氣,使水銀柱緩慢下降,速度以 4mmHg/s 為宜。放氣的時候,養老護理師仔細聆聽動脈搏動音,同時雙眼平視血壓計的水銀柱所指示的刻度,當出現第一聲動脈搏動音時,此時水銀柱所指的刻度為收縮壓;繼續放氣,搏動音繼續存在並增大,當動脈搏動音突然減弱或者消失時,水銀柱所指的刻度為舒張壓。
　　(7) 養老護理師測量完畢,取下袖帶,協助老年人穿好衣服,並恢復原來的舒適體位;關閉水銀槽開關,整理血壓計及其他物品、記錄數據。

## 第二節　觀察與記錄的實訓操作

### 一、觀察意識、面容與表情、瞳孔

(一) 觀察意識
　　學員兩人一組,角色扮演。熟悉嗜睡、意識模糊、昏睡、譫妄、昏迷的表現。
(二) 觀察面容與表情
　　養老護理師應注意觀察老年人是否出現疲憊、哀愁的面容,憂慮、煩躁的表情,或出現某些疾病的特徵性面容。
(三) 觀察瞳孔
　　養老護理師觀察老年人瞳孔的大小、形狀、對稱性和對光反射,判斷其是否出現顱內疾病、藥物中毒、昏迷等病情變化。

## 二、記錄生命體徵

養老護理師準備生命體徵記錄單，詳細記錄老年人的生命體徵。

（一）體溫的記錄

（1）練習使用水銀溫度計測量老年人的腋溫，使用紅外線溫度計測量老年人的耳尖或額頭體溫。熟悉正常人的腋溫參考值。

（2）記錄老年人的體溫、脈搏、呼吸及其他情況，如出入院、轉科、死亡時間、大便、小便、出入量、血壓、體重等。住院期間的體溫單排列在病歷的最前面。出院時的體溫單排在最後面。用藍色鋼筆填寫姓名、科別、病室、住院號及日期等項目。填寫「日期」欄時，每頁體溫單的第1日應填年、月、日，其餘6日只寫日。但是，如果在6日中遇到新的年度或月份，則應填年、月、日或月、日。

（3）「住院日數」從入院第1日開始用藍色鋼筆填寫，直至出院。用紅色鋼筆在40℃~42℃橫線之間相對應的時間格內填寫入院、轉入、出院、死亡時間。時間應使用24小時制。

（4）體溫曲線的繪製：口溫以藍「●」表示，腋溫以藍「×」表示，肛溫以藍「○」表示；相鄰溫度用藍線相連，在同一水準線上可不連接；體溫不升時，可將「不升」二字寫在35℃線以下；物理降溫半小時後測量的體溫以紅「○」表示，劃在物理降溫前溫度的同一縱格內，並用紅色虛線將其與降溫前的溫度相連；下一次測得的溫度仍與降溫前的溫度相連。

（5）體溫若與上次溫度差異較大或與病情不符時，應重複測試，確認無誤後在原體溫符號上方用藍色鋼筆寫上英文字母「v」（verified，核實）。

（二）脈搏的記錄

脈搏曲線的繪製方法如下：脈搏符號用紅「●」表示，相鄰的脈搏用紅線相連。脈搏符號與體溫符號重疊時，先劃體溫符號，再用紅色鋼筆在體溫符號外劃「○」。脈搏短絀時，心率用紅「○」表示，相鄰的心率用紅線相連，在脈搏和心率兩曲線間用紅色鋼筆劃直線填滿。

（三）呼吸的記錄

用紅色鋼筆在呼吸欄內以阿拉伯數字表示每分鐘的呼吸次數，免寫計量單位。如果每日記錄的呼吸次數超過2次，則應上下錯開記錄，且第1次呼吸應當記錄在上方。

（四）血壓的記錄

血壓的記錄以mmHg為單位。對新入院的老年人應及時記錄，對住院的老年人每週至少記錄1次；每日連續測量時，上午測量的血壓寫在前半格，下午測量的血壓寫在後半格。

## 三、其他

其他記錄可根據老年人的需要進行填寫，如記錄老年人的身高、體重、大便次數、尿量等。

（1）身高：以 cm 計算填寫。對新入院的老年人應及時測量和記錄。

（2）體重：以 kg 計算填寫。對新入院的老年人應及時測量和記錄，對住院的老年人每週記錄 1 次。

（3）大便次數：記錄前 1 日的大便次數。未解大便記「0」，大便失禁記「※」，人工肛門記「☆」，灌腸後大便記「E」。例如，1/E 表示灌腸後大便 1 次。

（4）尿量：記錄前 1 日的排尿總量。

## 思考題

1. 意識障礙的分級是什麼？
2. 如何為老年人測量脈搏和血壓？

# 第十八章　老年運動

## 學習目標

**知識目標**
1. 掌握適宜老年人的運動方式。
2. 熟悉老年人的運動安全知識。
3. 熟悉適宜老年人的手工及休閒娛樂活動項目。

**技能目標**
1. 能指導老年人進行各種常見運動。
2. 能教會並帶領老年人進行手工及文體娛樂活動。

## 案例導學與分析

**案例導學**

謝奶奶，79歲，子女長居國外，本人入住養老護理機構。謝奶奶患有腦梗死、高血壓，寡言，喜安靜，不喜歡外出鍛鍊，活動範圍小。

**分析：**
1. 作為養老護理師，你如何解決謝奶奶活動問題？
2. 謝奶奶在活動過程中有什麼注意事項？

## 第一節　老年人的運動及安全

### 一、老年人適宜的運動方式

運動能改善機體的新陳代謝，延緩細胞老化，已成為當下老年人增進健康的重要途徑。

（一）運動時間

（1）初次運動的老年人應遵循循序漸進的運動原則，且應有 6 周的運動適應期，以確保安全。

（2）老年人的鍛鍊時長應隨老年人的身體機能和身體素質的變化而變化。若以主觀運動強度來決定運動時間，老年人以稍感費力為度，每週 3 次，每次 20~60min 為佳。若以健身為目的，老年人可安排中等強度的運動，每週 3~4 次，每次 20~30min。

（3）準備活動期的時長以 5~10min 為宜。老年人可活動肌肉群和關節，伸展肌肉，感受牽拉動作，每個牽拉動作維持 15~30s。持續活動期是鍛鍊的關鍵期，一般需持續 20~60min 才能達到鍛鍊效果。放鬆活動期為 5~10min。老年人可進行小強度活動，促進乳酸排泄，放鬆肌肉群，恢復心率和血壓。

（二）運動頻率

老年人的運動頻率以每週 3~4 次為宜，每次的運動時間為 20~30min。

（三）運動強度

老年人訓練強度閾值是 60%的最大心率，其適宜心率為 110~130 次/min。

（四）運動項目

老年人的運動方式以有氧運動及興趣運動為主，如登山、慢跑、步行、走樓梯、打太極拳、練啞鈴、踏石等。

1. 登山

山上有很多負離子空氣，大氣壓低。登山有助於哮喘病老年人預防哮喘發作，能降血糖，增高貧血患者的血紅蛋白和紅細胞數，增加肺活量、腦血流量，促進血液循環，降低血壓。

2. 慢跑

慢跑能鍛鍊心肺，改善肺功能，降體重，降膽固醇與甘油三酯，防治心血管病。慢跑被越來越多的老年人選用，但急性肺炎、心絞痛、心肌梗死的老年人不宜慢跑。

老年人慢跑應注意下列事項：

（1）忌雨天、雨後、雪後、霧中慢跑及迎風跑。

（2）慢跑中，老年人不要攀比速度，應量力而行。

（3）老年人應選擇平坦柔軟的地面進行鍛鍊。

（4）患有高血壓、心臟病、冠心病、支氣管炎的老年人不宜跑步，因跑步會增加耗氧量，導致機體缺氧，誘發心肌梗死或腦血管出血。

（5）患隱匿性疾病的老年人不宜跑步，以免觸發潛在疾病。例如，膽結石患者，慢跑可能使結石落在膽囊頸部，引起絞痛。

3. 步行

步行是最安全、最佳的運動及減肥形式。快步走是最簡便、最有效的有氧代謝運動。老年人常走路有助於預防智力衰退；促進和提高神經細胞產生激素水準，增加大腦的供血量；增強心肺功能，提高睡眠質量。

4. 走樓梯

走樓梯是有氧健身運動，有利於鍛鍊肌肉及全身耐力，增加下肢關節的靈活性，對增強下肢力量、改善心血管和呼吸系統功能有益。但要注意，患膝關節疾病的老年人不宜走樓梯。

5. 打太極拳

打太極拳通過養、蓄、運、使四個方面來練氣、養生，能養蓄宗氣、運行營氣、培補元氣、開發衛氣，達到保健的目的。

6. 練啞鈴

練啞鈴適合老年人進行力量鍛鍊。練啞鈴也能延緩老年人肌肉萎縮的進程，增加肌肉對各關節穩定性的保護力度。

7. 踏石

60歲以上的老年人，每天在圓滑鵝卵石小路上行走0.5h，刺激足底，能促進全身血液循環，堅持數月能明顯降血壓，身體平衡能力和協調性也會明顯提高。但患寒涼性疾病的老年人不宜赤腳踏石；患足部疾病的老年人不宜走鵝卵石路；有骨質疏鬆症和骨節退行性病變的老年人應控制走鵝卵石的時間；腳步有外傷的老年人不宜走鵝卵石，以防感染。

（五）運動注意事項

1. 老年人不宜在早晨運動

（1）早晨6:00—8:00，人體各項機能均處在較低水準，老年人在此時進行體育鍛鍊難以到達理想效果。

（2）經過整晚的睡眠，老年人基本沒有進水，血液黏度相對較高，影響血流速度，這會導致運動時腦供血不足。

（3）早晨的空氣中，二氧化碳濃度高而氧氣少，密集的樹林裡更是如此，加之缺少陽光中紫外線的殺菌作用，所以經過整晚聚集的空氣含有害成分較白天多。

2. 不宜「飯後百步走」

吃飽飯對有心血管疾病的老年人來講是一種負荷。餐後運動對老年人的心血管健康有明顯的負性作用。因此，老年人餐後 2 h 內應避免運動。

3. 鍛鍊要持之以恒

運動能延緩人體衰老，增強人體免疫力，使生理年齡低於實際年齡。如果運動間隔時間太長，鍛鍊的效果就不能持續。由此可見，持之以恒的鍛鍊對健康有積極的影響。

## 二、老年人的運動安全

（一）如何避免運動損傷

骨質疏鬆容易造成老年人骨折、骨裂，甚至會引發其他疾病。因此，老年人要根據自身情況，做足準備工作，瞭解注意事項，避免發生運動損傷及其他安全事故。

1. 合理安排運動量

不經常運動的老年人切不可進行持續時間較長的劇烈運動，可選擇強度適中的運動項目，並常做短暫休息。

2. 調整身體狀態

老年人要在能夠進行正常活動的基礎上進行鍛鍊。如果老年人在疲勞、生病時運動，會增加身體負擔，引發疾病。

3. 綜合訓練

老年人盡量避免單一的訓練方式。過多重複的動作，容易使經常運動的部位發生損傷。因此，老年人要繁簡搭配，調動全身，進行綜合訓練。

4. 提高自我保護意識

老年人應密切關注自身情況，如有不適，要立即採取合理的應對措施。例如，及時糾正錯誤的動作，避免進行錯誤的鍛鍊，以免發生運動損傷。

5. 營造良好的運動環境

老年人應注意運動環境的營造和維護。良好的運動環境不僅可以減少意外發生，如滑倒、絆倒等，還能使老年人保持愉悅的心情。

（二）如何處理運動中的損傷

1. 頭部損傷

頭皮中含有血管，受撞擊後可能出血。養老護理師用乾淨的棉織品擠壓傷口進行止血，然後用酒精等消毒藥品對傷口消毒，如出血不止應及時將老年人送往醫院。另外，發生短暫昏迷的老年人，在清醒後最好去醫院做相關檢查，避免遺留隱患。

2. 脊椎損傷

運動時，外界物體的撞擊和自身平衡能力的下降經常導致老年人的脊椎受損。常見的脊椎損傷有腰椎間盤突出、關節綜合徵、腰椎峽部骨折、腰背筋膜炎等。

（1）腰椎間盤突出。

腰椎間盤突出屬於老年人的常見病之一。發病初期，老年人可進行腰部按摩，病情加重後應到醫院就診，接受手術。早治療、早發現是預防此病的關鍵。平時，老年人應加強對腰背肌肉的鍛鍊，增強肌肉的柔韌性，運動之前則應做足準備工作。

（2）關節綜合徵。

關節綜合徵多發生於老年人群。運動時，脊椎關節間會產生相對的衝擊和擠壓，使關節發生異變，從而引發關節綜合徵，且該病通常發病較突然。其症狀為腰部下側有明顯疼痛並有活動障礙。其預防措施是老年人在活動前做好熱身運動，如扭腰、扭胯等。

（3）腰椎峽部骨折。

在腰部屈伸運動中，連續的損傷可能造成腰椎峽部骨折。症狀為腰部疼痛劇烈並伴有輕微的神經性症狀。其預防措施是老年人應做充分的熱身運動，並加強腰部柔韌性的練習，如彎腰、扭腰等。

（4）腰背筋膜炎。

在運動中，腰部、背部肌肉用力不均容易導致腰背筋膜損傷，產生的一系列症狀統稱腰背筋膜炎。主要症狀為腰背肌肉處疼痛明顯，運動過後疼痛加劇。老年人通常採用局部熱療法並配合口服止痛藥物減輕症狀，嚴重者須手術治療。預防措施是運動前，老年人做好熱身運動，運動時注意身體肌肉的整體性和連貫性。

3. 上肢損傷

上肢容易發生的幾種損傷：拇指根部骨折、腕關節扭傷、前臂骨折、橈骨下端骨折、肱骨內髁骨折和肩關節脫位。

（1）拇指根部骨折。

拇指根部骨折是指人倒地時，手掌下意識地支撐地面而承受不住身體重量導致的損傷。損傷部位明顯腫脹，拇指出現功能障礙。老年人應及時接受手術治療，術後6周左右可恢復。

（2）腕關節扭傷。

腕關節扭傷即腕部韌帶發生損傷，不同的扭傷部位會有不同的症狀表現。通常採用物理療法治療。

（3）前臂骨折。

在單杠運動中，老年人經常發生前臂骨折。例如，動作不恰當導致前臂遠端骨折。

（4）橈骨下端骨折。

上肢撐地於身體前方導致橈骨下端骨折，造成嚴重的腕關節活動障礙。

（5）肱骨內髁骨折。

肱骨內髁骨折屬最常見的上肢損傷之一，因運動中力量突然發生改變而導致。例如，老年人快速跑步時猛然被絆倒。損傷部位腫脹、疼痛，並出現局部功能障礙。

（6）肩關節脫位。

肩關節脫位多由間接外力引起。肩關節受傷時有明顯聲響，損傷部位腫脹、疼痛，出現功能障礙。肩關節脫位可通過牽拉引伸復位，肩關節經 6 周左右固定即可恢復。

4. 下肢損傷

下肢容易發生的幾種損傷：大腿肌肉拉傷、股骨頭骨骺炎等。

（1）大腿肌肉拉傷。

大腿肌肉拉傷常發生於劇烈運動中。護理方法是先對大腿進行局部熱療，後以石膏固定。如果發生肌肉斷裂，老年人應盡快接受手術治療。

（2）股骨頭骨骺炎。

股骨頭骨骺炎指骨骺發育不良導致股骨頭異常，進而引起股部關節發生功能性障礙。股骨頭骨骺炎較少發生。

## 第二節　老年人的手工及休閒娛樂活動

### 一、老年人適宜的手工活動

適宜的手工活動能改善老年人的不良情緒，促進身心健康，提高生活品質，豐富生活。手工活動耗力小，易操作，廣受老年人的喜愛。

（一）編製

（1）適用對象：適用於肢體靈活、意識清楚、視力清晰的老年人。

（2）物品準備：竹簽，毛線。

（3）操作方法：老年人將毛線的開端在竹簽上打結，緊接著將毛線繞圈 30 針，然後用第二支竹簽先織上針，再織下針，以此類推。

（二）繪畫

（1）適用對象：適用於下肢活動能力較差、有意識障礙的老年人。

（2）物品準備：彩筆，畫紙。

（3）操作方法：養老護理師在畫紙上描出圖形，然後用彩筆幫助老年人塗上其喜歡的顏色。

（三）串珠

（1）適用對象：適用於有生活自理能力的老年人。

（2）物品準備：彩珠，線，剪刀。

（3）操作方法：養老護理師按照教程，指導老年人串成相應的小物件。

（四）捏黏土

（1）適用對象：適用於有生活自理能力的老年人。

(2) 物品準備：黏土。

(3) 操作方法：養老護理師設定一個物體模型，讓老年人發揮想像力並塑形。

## 二、老年人適宜的休閒娛樂活動

適宜的休閒娛樂活動能改善和豐富老年人的身心生活。

（一）模擬保齡球

(1) 適用對象：模擬保齡球適用於肢體靈活、意識清楚、視力清晰的老年人。模擬保齡球對活動肢體及改善協調性有益。

(2) 操作方法：養老護理師將飲料瓶擺成三角形。老年人站在一定距離外，通常約3m，滾動皮球以撞擊飲料瓶，最後看擊倒的飲料瓶數量。

（二）拋球

(1) 適用對象：拋球適用於上肢靈活、意識清楚、視力清晰的老年人。拋球對活動上肢肌力和開展定向鍛鍊有益。

(2) 操作方法：通常6~8位老年人圍成一個圈，其中一位老年人將球拋給圈中的任意一位老年人。

（三）套圈奪寶

(1) 適用對象：套圈守寶適用於上肢靈活、定向力較好的老年人。套圈守寶對鍛鍊老年人的身體協調性有益。

(2) 操作方法：養老護理師通常擺6排5列的小物件。老年人在物件畫線的外側投圈，目的是將物件套中。

（四）折紙

(1) 適用對象：折紙適用於上肢靈活的老年人。折紙對鍛鍊老年人的精細動作有益。

(2) 操作方法：老年人在養老護理師的帶領下，根據折紙教程折疊物品形狀。

（五）成語接龍

(1) 適用對象：成語接龍適用於有一定文化基礎、意識清楚的老年人。成語接龍對鍛鍊老年人的記憶力和反應能力有益。

(2) 操作方法：老年人在養老護理師的帶領下選出一個成語，下個老年人以該成語的末尾一個字為開頭，說出對應的成語，以此類推。

（六）數字九宮格

(1) 適用對象：數字九宮格適用於有一定文化基礎、意識清楚的老年人。數字九宮格對鍛鍊老年人的思維能力有益。

(2) 操作方法：老年人在9×9的方格中，使用1~9填滿整個格子。數字的位置不限，但每一行、每一列、每3×3的格子都用到數字1~9。

（七）拼遊圖戲

（1）適用對象：拼圖遊戲適用於頭腦靈活、注意力集中的老年人。拼圖游戲對訓練老年人的耐力和專注力有益。

（2）操作方法：老年人按照所選圖案，找出各小圖片所在位置並填充，最後完成圖案。

（八）猜燈謎

（1）適用對象：猜燈謎適用於有一定文化基礎、意識清楚的老年人。猜燈謎對訓練老年人的記憶力和聯想力有益。

（2）操作方法：養老護理師提供謎語，指導老年人思考各個謎語的謎底，並記錄。

## 思考題

1. 簡述老年人運動時的注意事項。
2. 簡述老年人如何避免運動損傷。

# 第十九章　養老護理師職位認知

## 學習目標

**知識目標**
1. 掌握養老護理師的服務禮儀。
2. 掌握養老護理師的工作內容和職業規範。
3. 掌握養老護理師的個人防護相關知識。

**技能目標**
能做好個人防護。

## 案例導學與分析

**案例導學**
　　門爺爺，75歲，性格內向，脾氣古怪，不願與人交談，有多種慢性疾病，如高血壓、糖尿病、B型肝炎等。養老護理師小張對其進行照顧。

**分析：**
1. 作為養老護理師，小張應遵循哪些服務禮儀及職業規範？
2. 在服務過程中，小張應該怎樣做好職業防護？

## 第一節　養老護理師的服務禮儀

### 一、養老護理師的衛生、著裝禮儀

1. 養老護理師的衛生要求

（1）日常衛生。

養老護理師要養成良好的衛生習慣，每天刷牙，每晚泡腳，經常沐浴，保持口腔、身體無異味。

（2）頭髮衛生。

養老護理師的頭髮要經常清洗，要修剪整齊，劉海不過眉，頭髮長度不過肩。如果留長髮，養老護理師要用頭花將長髮束在腦後，避免頭髮、頭屑掉在老年人的飯菜上。

（3）面部衛生。

養老護理師可以略施淡妝，保持面部潔淨，使精神煥發，避免口、鼻、眼有分泌物，禁濃妝豔抹。

（4）雙手衛生。

養老護理師要常用「7步法」洗雙手。養老護理師飯前便後要洗手；清理便器後要洗手；整理老年人用品後要洗手；護理老年人後要洗手。養老護理師每週剪1次指甲，不留長指甲，不塗指甲油，甲下不存污垢。

（5）其他衛生。

養老護理師要注意全身衛生，需要每天換洗內衣、內褲，保持內衣、內褲乾燥，還要注意經期衛生，以避免異味和感染。

2. 養老護理師著裝要求

（1）乾淨整齊。

養老護理師的工作裝要乾淨整齊，樸素大方，領口、袖口簡單利落，扣子整齊不缺，褲角在腳跟以上平腳面處。

（2）色彩淡雅。

養老護理師的工作裝要色彩淡雅，忌大紅、大黃、大紫以避免刺激老年人的眼睛，忌黑色以避免沉悶。上衣、褲子的搭配要合理，圍裙、袖套要相配。

（3）協調得體。

養老護理師的工作裝要合體，符合時令，優雅，不能過小、過緊，也不能過大、過鬆。女性養老護理師的著裝忌短、忌露、忌透。夏季女性養老護理師所穿裙裝要在膝蓋以下，忌僅穿內衣、睡衣和短褲進行工作。

（4）鞋襪輕便。

養老護理師的鞋襪搭配要考究。鞋子要求軟底、輕便，襪子要和膚色相近。養老護理師不宜穿涼鞋或靴子，更不宜光腳或穿拖鞋。

（5）飾物點綴。

巧妙地佩戴飾品能給女士增添色彩。養老護理師可以點綴一些不會對老年人造成傷害的布藝飾品。但是，嚴禁養老護理師在工作時間佩戴戒指。

**二、養老護理師的工作禮儀**

1. 養老護理師的服務態度

（1）主動熱情。

養老護理師見到老年人、家屬或來訪者，要主動打招呼，微笑著問一聲：「您好！」「您需要我幫助嗎？」為了表示尊重，必要時可以行15°鞠躬禮。

（2）耐心周到。

養老護理師為老年人服務時，要想老年人所想，急老年人所急，耐心為老年人解釋，細心觀察老年人沒注意到的問題，及時周到地為老年人解決，讓老年人和家屬體會到養老護理師的愛心。

（3）文明禮貌。

養老護理師要有微笑的面容、真誠的眼神、優雅的肢體語言。養老護理師要講普通話，使用禮貌用語「您好」「請」「謝謝」「對不起」「沒關係」「請原諒」「再見」等，不罵人，不講粗話，不大聲喧嘩，不使性發脾氣。

（4）尊重老年人和家屬。

養老護理師要尊重老年人和家屬，具體表現在對老年人和家屬的關心和體貼上；表現在對老年人的健康狀況的熟悉和瞭解上；表現在微笑和貼心的服務上。養老護理師要經常換位思考：「假如我也老得需要別人照顧」「假如我也躺在這張床上」「我希望養老護理師怎樣對待我？」

文明服務是表達尊重的最好方式，同時文明也帶來尊重。讓老年人和家屬感受到養老護理師的崇高禮遇，養老護理師就會贏得他們的尊重，有利於順利開展養老護理工作。

2. 養老護理師的語言禮儀

語言禮儀是人們交談時表現禮貌的重要方式。養老護理師與老年人和家屬交談時要和顏悅色，態度誠懇，音調平和，語速適中，謙虛親切，迴避隱私，不言人惡。遇到矛盾，養老護理師要做到不急不躁，不慍不火，不推卸責任。「與其理直氣壯不如理直氣柔」更容易得到人們的喜愛。

3. 養老護理師的舉止禮儀

養老護理師面對老年人、家屬和來訪者，要使用好肢體語言，如微笑、鞠躬、握手、

招手、鼓掌、右行禮讓、起立回答問題等；要做到站有站相，坐有坐相。交談時，養老護理師要正視對方，認真傾聽，或側耳聆聽，不能東張西望、看書、看報、挖耳朵、摳鼻子、剪指甲、上下抓撓、左右搖擺。

（1）站姿。

養老護理師站立時，身體要與地面垂直，重心放在兩個前腳掌上，挺胸、收腹、抬頭，雙肩放鬆，兩腿並攏，雙臂自然下垂或在體前交叉，眼睛平視，面帶微笑，不要歪脖、扭腰、屈腿等。

（2）坐姿。

養老護理師坐下時，腰背挺直，肩放鬆，兩膝並攏並大致彎曲成直角，雙足平放在地面上，雙肘自然彎曲，雙手手心向下，互相重疊，自然放在一側大腿上。養老護理師與老年人談話時，入座要輕柔和緩，起座要穩重端莊。養老護理師不要隨便坐老年人的床鋪，不要斜倚在老年人的床頭，更不要大大咧咧地蹺著「二郎腿」或抖腿。

（3）走姿。

養老護理師行走時要輕而穩，胸要挺，頭要抬，肩放鬆，兩眼平視，面帶微笑，自然擺臂。養老護理師為老年人端飯菜、端飲料等，要曲肘，用雙手將物品平端在胸前並穩步前行。養老護理師不要低頭含胸、左搖右晃、腳掌拖地。遇到緊急情況，養老護理師可以小步快走，但要保持鎮定，不要大步流星地快跑，避免製造緊張氣氛。

## 第二節　養老護理師的工作內容和職業規範

### 一、養老護理師的工作內容

養老護理師是指對老年人的生活進行照料、護理的服務人員。養老護理的基本任務是根據老年人的生理和心理特點及社會需要，為老年人提供日常生活照料、疾病護理、心理護理等常用護理技術。

**二、養老護理師的職業規範**

（一）養老護理師的職業守則

1. 尊老敬老，以人為本

養老護理師在工作中要處處為老年人著想，在實際行動中體現「以老人為本」的服務理念，使老年人從養老護理師的工作中感受到尊敬與關懷。

2. 服務第一，愛崗敬業

養老護理師的工作對象是老年人，因此為老年人服務是第一位的。老年人的需要就是對養老護理師的要求。養老護理師要時時處處為老年人著想，急老年人所急，想老年人所想，全心全意為老年人服務。養老護理師只有樹立「服務第一」的思想，將其作為工作的指導，並落到實處，才能贏得信任和社會讚譽。

3. 遵章守法，自律奉獻

養老護理師首先要樹立嚴格的法制觀念，認真學習和遵守國家的法律、法規，特別是有關尊老、敬老和維護老年人權益的法律、法規，使自己的一言一行都符合法律、法規的要求，做遵章守法的好公民。其次，養老護理師要遵守社會公德，遵守社會活動中最簡單、最起碼的公共生活準則。最後，養老護理師要遵守職業道德和工作須知，愛老、敬老，熱忱地為老年人服務，不斷提高養老護理工作的質量。

（二）養老護理師的工作須知

1. 老年人生活困難較多，照顧時要有耐心

（1）保持老年人的個人衛生。一些高齡、患病的老年人在日常生活中不能保持個人的清潔衛生，需要養老護理師的幫助。

（2）每日護理。養老護理師早晚要幫助老年人洗臉、刷牙；對於戴有活動假牙的老年人，要注意假牙的護理；每晚睡前要為老年人洗腳，天氣熱時還要為老年人擦身或洗澡。

（3）每週護理。養老護理師每週要為老年人洗頭、洗澡1~2次，換洗內衣、床單1~2次。衣服、被褥若被打濕或弄髒要及時更換，以保持皮膚的清潔衛生。

（4）對於自己不能活動或長期臥床的老年人，養老護理師要保持床鋪平整、清潔，要定時協助老年人更換臥位，一般每隔2h翻身1次。

（5）協助老年人翻身後，養老護理師要觀察老年人的皮膚有無褥瘡。

（6）對肢體癱瘓、大小便失禁的老年人，養老護理師要隨時協助其更換床單、被褥，以保持老年人身體的清潔和舒適，避免發生褥瘡。

（7）老年人的衣著要合體保暖。

（8）老年人外出時要戴帽子。冬季可避免受涼，夏季可遮擋陽光。

（9）老年人的鞋襪要舒適。老年人在夏季適宜穿輕便、寬鬆的軟牛皮便鞋，在冬季適宜穿保暖性能好、輕便、防滑的棉鞋。老年人的襪子應為寬口的棉製品。

2. 對老年人的飲食照顧要周到

(1) 飲食照顧要周到。老年人由於牙齒鬆動或缺失，無法咀嚼較硬的食物，吃飯慢，食量少，常常飯沒吃完就涼了。養老護理師要及時發現，並將飯菜重新加熱。食物應煮得軟爛、可口。

(2) 設法滿足老年人營養需要。有的老年人味覺與嗅覺功能減退，常感到食物沒有味道，影響食欲和進食量，但老年人又不能吃過多的鹽及糖類，此時養老護理師不但要滿足老年人的營養需求，還要設法使老年人增加進食量，感受到進食的愉悅情緒。

(3) 注意進食的安全。對不能自理的老年人，養老護理師要幫助其進食。

3. 對老年人排泄的照顧要熟練、耐心

老年人活動少，腸蠕動減慢，再加上平時進食、飲水不足，食物過於精細，容易發生便秘；有些老年人因飲食不當或疾病導致腹瀉；個別老年人因衰老、疾病或肛門、尿道括約肌的神經功能失調造成大小便失禁等。因此，養老護理師在照顧老年人排泄時應熟練、耐心。

4. 老年人易發生睡眠障礙，需仔細觀察和照顧

(1) 老年人的睡眠時間要充足。健康的老年人每天需要有 8h 以上的睡眠，70~80 歲的老年人每天應睡眠 9h 以上，80~90 歲的老年人每天應睡眠 10h 以上。

(2) 及時發現老年人的睡眠障礙。睡眠障礙是老年人經常發生的健康問題，如失眠、早醒、入睡難等。

5. 老年人感官系統的功能下降，需要特殊照顧

老年人的視力、聽力減退，使老年人與外界溝通困難。長此以往，這會對老年人的身心健康造成不良影響。養老護理師要設法幫助老年人克服因視力、聽力減退帶來的困難。

6. 老年人的安全保護

(1) 注意環境的安全設施。養老護理師在布置老年人的室內及室外環境時，應注意老年人的安全，如室內家具及物品的擺放等，要從老年人的需要考慮，以防造成老年人的損傷。養老護理師要強化安全意識，對自理困難的老年人要避免其墜床，使用熱水袋的老年人要防止其燙傷。

(2) 瞭解老年人的心理狀態。有的老年人不服老或是怕麻煩別人，在生活中，堅持自己的事情自己去做，如爬高取放物品而發生跌倒、摔跤。因此，養老護理師在照顧老年人時，應根據具體情況給予照顧。

(3) 做好老年人活動時的安全照顧。經常在室內和戶外活動有益於老年人的身心健康。老年人要在天氣晴朗時外出活動，外出時間不要太長，每次外出 0.5~1h，每日 2 次，以防疲勞。養老護理師提醒外出老年人走路要慢，注意安全，並一直陪伴在其身邊，以防發生意外。

(4) 進食中預防嗆咳、誤吸。老年人在進食、飲水時易發生嗆咳、噎食或誤吸等，養

老護理師要特別注意，要在老年人進食、飲水時做好指導。老年人進食時應採取坐位或半臥位。對不能坐起的老年人，養老護理師要將其上半身抬高再進行餵食，以防嗆咳、誤吸。

7. 要注意預防感染

老年人的免疫力下降，易患感染性疾病，尤其是呼吸系統與泌尿系統感染性疾病。因此，在對老年人的照顧中，養老護理師要注意預防感染。

（1）養老護理師要注意做好老年人的保暖工作。
（2）老年人要重視口腔及身體各部位的清潔衛生。
（3）養老護理師要經常對老年人的生活環境進行清潔。
（4）老年人要注意飲食衛生。
（5）養老護理師指導老年人不要隨地吐痰，要經常洗手。
（6）養老護理師要鼓勵能自理的老年人鍛鍊身體，以增強抗病能力，預防疾病。
（7）養老護理師在照顧老年人前後也要認真洗手。

8. 隨時注意觀察老年人的身體狀況

老年人的反應能力下降，加之老年人患病後常沒有典型的臨床症狀，使得老年人患病不易被及時發現，也容易被忽略或誤診，從而使老年人不能及時得到治療，延誤了病情。因此養老護理師應隨時注意觀察老年人的身體狀況，如發現異常，即使是最細微的異常，都應引起重視。

## 第三節　養老護理師的個人防護

為了順利完成養老護理工作，養老護理師在工作中要注意個人防護。需要防護的內容主要有摔跤、肌肉拉傷、腰部扭傷、流行性感冒、胃腸炎和來自老年人及老年人家屬的傷害等。

### 一、預防摔跤

（一）鞋子合腳

養老護理師應穿低跟、防滑的軟底鞋，且鞋子要合腳，不能太大也不能太小。

（二）照明充足

養老護理師在進行工作時，要保證工作場所的照明亮度。

（三）地面清潔

養老護理師要始終保持工作場所地面的清潔和乾燥，有溢出物或者油漬時，必須立即擦掉，這是衛生的需要，也是安全的需要。

（四）雜物清理

養老護理師隨時清除工作場所的障礙物。

（五）加強合作

高空取物、搬運重物或者護理體重過重的老年人時，養老護理師要與同事協作配合，共同完成工作。

## 二、預防肌肉拉傷

（一）合理安排運動

養老護理師平日要注意合理安排有規律的運動，以鍛鍊肌肉，增強機體的平衡性和反應的靈活性。

（二）做好準備活動

養老護理師在工作前應充分做好準備活動，要注意加強對容易損傷的部位的肌肉力量和柔韌性的鍛鍊，如肩臂部、腰部和腿部。

（三）注意局部保護

養老護理師為老年人服務時，手臂要靈活，腳跟要站穩，不要急拉、急拽；搬運重物時，不要急轉身，要盡量找同事幫忙，或者利用推車等工具。

（四）肌肉拉傷後的處理

1. 休息

養老護理師感覺身體疼痛或不適時，應立即停止工作。休息可避免更嚴重的傷痛。必要時，養老護理師應到醫院就醫。

2. 冷敷

若受傷的區域發生疼痛或腫脹，養老護理師要在72h內冷敷，每2h冷敷1次，每次至少冷敷10min，可減輕肌肉痙攣，緩解疼痛，同時收縮血管，限制傷處的血液供應，減輕腫脹。

3. 抬高患肢

如果四肢受傷，養老護理師可以抬高患肢，以減少傷處的血液供應，減輕腫脹。

4. 熱敷

熱敷一般在受傷72h後進行。熱敷可舒緩緊張的肌肉，加速局部的血液供應，促進康復。

## 三、預防腰部扭傷

（一）注意身體鍛鍊

養老護理師應堅持適當的體育鍛鍊，以促進血液循環，使身體筋骨強健有力，預防腰部扭傷。

## （二）避免腰部受寒

寒冷是危害身體的一個因素。腰部是最容易受寒的部位。如果腰部受涼，那麼即使是輕微的動作也會使養老護理師扭傷腰部。

## （三）避免潮濕

潮濕能使血管收縮，造成局部組織血液供應不足，使肌肉收縮時產生的代謝產物瀦留，刺激神經產生腰痛。潮濕不直接引起腰痛，但是容易引起受涼，進而引起腰痛。因此，養老護理師要及時更換潮濕的衣服，經常開窗通風，保持室內乾燥。

## （四）避免久坐

久坐時，養老護理師挺直腰背，使骨盆和關節長時間負重，使椎間盤和棘間韌帶長時間處於緊張、僵硬狀態。時間久了，養老護理師便會腰背疼痛和腰背僵硬，不能俯仰和轉身。下肢血液循環受到影響，兩腿出現麻木。

## （五）避免勞累過度

養老護理師在日常工作中，不要長時間保持一個姿勢。單一的或長時間不變的姿勢容易導致肌肉的勞損。因此，在為老年人服務時，養老護理師要注意勞逸結合，避免用力過度造成軟組織損傷或腰部扭傷。

## （六）腰部扭傷後的處理

1. 休息

腰部扭傷後，養老護理師應該立即停止工作，注意休息，一般要堅持臥硬板床 3 日以上，以保證損傷的組織有充分修復的時間，避免遺留慢性腰痛病。

2. 治療

養老護理師應根據醫生的建議進行相應的治療。在受傷早期，養老護理師不宜自行進行推拿、按摩、熱療等處理。

## 四、預防流行性感冒

### （一）流行性感冒的常見症狀

流行性感冒是一種由流感病毒引起的急性呼吸道傳染病，流感病毒的傳播方式主要為空氣飛沫傳播和直接接觸傳播。潛伏期一般為 1~3 天。流行性感冒的症狀如下：起病突然，流感病毒經口鼻入侵後，在黏膜上皮細胞中繁殖並達到一定數量，可使人的體溫迅速上升，達到 39℃~40℃，繼而使人出現高熱、頭痛、肌痛、眼球痛等全身不適的症狀，體溫一般 3~5 天後可自行消退。上呼吸道症狀不明顯，少數病人有咽痛、咽干、咳嗽等。病人可伴有胃腸道症狀等。一般情況下，病人在 7~10 天可恢復健康。

### （二）預防

1. 社會性預防措施

在流感流行季節，社會團體減少或暫停參加養老機構組織的集會和集體活動；發現周

圍患呼吸道疾病的人數突然增加時，及時向有關人員報告。

2. 居室內的預防措施

經常開窗通風換氣是防治呼吸道傳染病最簡便易行且效果很好的措施。這種措施雖不能殺滅病原體，但能使居室內的病原體數量和病原微生物數量下降。

3. 個人預防措施

（1）養老護理師平時要規律地生活，不嗜菸酒，堅持鍛鍊身體，保持飲食均衡，有良好的衛生習慣，經常換洗衣服，勤洗手。

（2）定期接種流感疫苗是預防流感的積極、有效手段。流感病毒每年都發生變異，當年生產的疫苗只對當年的流行毒株有效，因此，養老護理師每年都要按時接種。疫苗接種時間應在 9~11 月。在接種流感疫苗之前，養老護理師應向疫苗銷售和接種部門詳細瞭解疫苗接種的禁忌。

### 五、預防胃腸炎

（一）胃腸炎的症狀

胃腸炎一般在進食後幾分鐘或幾小時內發生，常有噁心、嘔吐、腹痛、腹瀉等症狀，有時伴有發熱。

（二）胃腸炎的預防

1. 良好的衛生習慣

養老護理師要養成良好的衛生習慣，注意個人衛生。

2. 食用安全食品

養老護理師要注意，不食用無標籤或非正規廠家生產的食品，不食用過期變質的食品和病死的禽、畜肉，不吃無衛生保障的生冷食品，不喝生水。

3. 瓜果要洗淨

養老護理師吃瓜果時要洗淨，不隨便吃野菜、野果。

4. 食品選料要新鮮

養老護理師食用魚、蝦、肉、蛋、奶等食品時必須保證選料新鮮、乾淨，不吃隔夜變味的飯、菜。剩飯、剩菜要徹底加熱後才可食用。腐敗變質的食品應扔掉，加熱後也不能食用，因為腐敗變質的食品裡有大量細菌繁殖，加熱只會殺死細菌，而不能破壞細菌毒素。養老護理師進食這些食品會引起食物中毒。

5. 堅持規律飲食

養老護理師應堅持一日三餐，做到規律進食，不暴飲暴食，不長期空腹，以免胃黏膜受損，降低防禦功能，給細菌以可乘之機，導致胃腸炎。

### 六、預防來自老年人的傷害

**（一）加強防範**

因為部分老年人患有老年痴呆症或者存在心理障礙，所以這類老年人在煩躁時可能出現摔東西、打人等情況，養老護理師在護理這樣的老年人前，首先應做好評估，加強防範，避免自己受到傷害。

**（二）注意危險物品**

發現老年人有摔東西和打人的現象時，養老護理師應注意不要在老年人房間存放熱水瓶、玻璃製品、棍棒、金屬製品和其他容易造成自傷或他傷的物品。

**（三）察言觀色**

在為老年人服務前，養老護理師應首先觀察老年人的情緒，如果發現其有抵觸情緒，盡量避免激怒對方，要好言相勸，爭取老年人配合。如果老年人異常煩躁，養老護理師可以暫時停止服務，並報告醫生處理，待老年人情緒穩定時再繼續完成護理工作。

**（四）安全制動**

必要時，對有打人習慣的老年人，養老護理師可適當對其進行手腳安全制動，制動後再進行生活照料服務。

### 七、預防來自老年人家屬的傷害

**（一）保持冷靜**

一旦與老年人的家屬發生衝突，為了避免家屬出口傷人或者出手傷人，養老護理師要冷靜應對，不要與家屬爭吵，不要與家屬發生肢體衝突，應與家屬保持一定距離或暫時離開現場，以防事態擴大。

**（二）報告主管**

養老護理師迅速召集同事一起處理問題，並盡快報告有關負責人，由領導出面幫助解決。

**（三）撥打「110」電話**

如果家屬不聽勸阻，打架鬥毆，損壞物品，養老護理師在必要時撥打「110」報警電話，向警察人員求助。打電話時，養老護理師要注意講清事故地點和求助人姓名。

**（四）保護現場**

如果發生損害行為，養老護理師要保護好現場，等候警察的到來，並維持現場秩序，阻止其他人圍觀。

**（五）如實反應問題**

警察到達後，養老護理師要實事求是地回答與案情有關的問題，並向警察提供自己掌握的情況和線索，配合警方解決衝突。

# 養老護理師實務

作　　者：隋國輝 編
發 行 人：黃振庭
出 版 者：財經錢線文化事業有限公司
發 行 者：財經錢線文化事業有限公司
E-mail：sonbookservice@gmail.com
粉 絲 頁：https://www.facebook.com/sonbookss/
網　　址：https://sonbook.net/
地　　址：台北市中正區重慶南路一段六十一號八樓815室
Rm. 815, 8F., No.61, Sec. 1, Chongqing S. Rd., Zhongzheng Dist., Taipei City 100, Taiwan (R.O.C)
電　　話：(02)2370-3310
傳　　真：(02) 2388-1990

總 經 銷：紅螞蟻圖書有限公司
地　　址：台北市內湖區舊宗路二段121巷19號
電　　話：02-2795-3656
傳　　真：02-2795-4100
印　　刷：京峯彩色印刷有限公司（京峰數位）

- 版權聲明 -
本書版權為西南財經大學出版社所有授權崧博出版事業有限公司獨家發行電子書及繁體書繁體字版。若有其他相關權利及授權需求請與本公司聯繫。

定　　價：490元
發行日期：2020年9月第一版
◎本書以POD印製

**國家圖書館出版品預行編目資料**

養老護理師實務 / 隋國輝編 . -- 第一版 . -- 臺北市：財經錢線文化，2020.09
　　面；　公分
POD版
ISBN 978-957-680-467-0( 平裝 )
1. 老年護理
417.72　　109011875

官網

臉書